中医特色护理
技术规范

●技术规范
●风险管控

◎主　审　崔应麟　张勤生　王　红

◎主　编　王红霞　姚玉红　韩炎艳

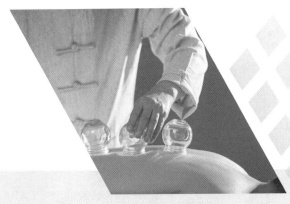

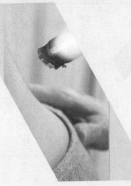

U0340521

郑州大学出版社

图书在版编目(CIP)数据

中医特色护理技术规范／王红霞，姚玉红，韩炎艳主编. — 郑州：郑州大学出版社，2023.3(2024.3 重印)

ISBN 978-7-5645-9339-1

Ⅰ.①中… Ⅱ.①王… ②姚…③韩… Ⅲ.①中医学－护理学－技术操作规程 Ⅳ.①R248-65

中国版本图书馆 CIP 数据核字(2022)第 251154 号

中医特色护理技术规范

ZHONGYI TESE HULI JISHU GUIFAN

策划编辑	张 霞	封面设计	王 微
责任编辑	张 霞 董 珊	版式设计	苏永生
责任校对	薛 晗	责任监制	李瑞卿

出版发行	郑州大学出版社	地 址	郑州市大学路 40 号(450052)
出版人	孙保营	网 址	http://www.zzup.cn
经 销	全国新华书店	发行电话	0371-66966070
印 刷	河南龙华印务有限公司		
开 本	787 mm×1 092 mm 1 / 16		
印 张	24	字 数	585 千字
版 次	2023 年 3 月第 1 版	印 次	2024 年 3 月第 2 次印刷

书 号	ISBN 978-7-5645-9339-1	定 价	128.00 元

编委名单

　　中医特色护理技术在中医临床护理工作中占有重要的地位,具有简、便、廉、验的特点,深受广大患者的欢迎。为了发挥中医护理特色优势,提高中医护理质量,保障患者安全,推动中医护理工作扎实开展,特编写本书。

　　本书共包含三章内容。第一章为绪论,包括中医特色护理技术发展历史、理论基础;第二章为63项中医特色护理技术规范,包括相关理论知识、操作流程、评分标准等内容;第三章为中医特色护理技术风险管控,包括中医特色护理技术准入、难度分级、应急预案、防控用具等内容。

　　本书编者均为临床护理专家和骨干,具有丰富的中医护理管理、教学和临床实践经验。部分内容参考了国家中医药管理局印发的《护理人员中医技术使用手册》、52个病种"中医护理方案"、相关文献资料等。编委们经反复研讨、修改,力求做到创新、实用。本书内容来源于临床实践,并与临床护理工作紧密结合,为规避临床操作中的各种风险提供参考,具有较强的实用性和推广价值。

　　我们将会随着中医特色护理技术的不断发展,结合临床实践,积极探索中医特色护理技术规范化、标准化的研究,不断地创新和发展中医特色疗法,大力推广中医特色护理技术,更好地为患者服务。

　　由于编者水平有限,书中难免会有不足之处,敬请广大护理同仁提出宝贵意见。

王　红

2022 年 11 月

目 录

第一章

绪　论

中医特色护理技术是中医学发展史中不可分割的重要组成部分,是经过长期临床实践逐渐发展和建立起来的颇具特色的治疗方法,其历史悠久,源远流长,是祖国医学宝库中重要的财富之一。

一、中医特色护理技术的发展历史

远古时代,人们在自然界的生产生活中用手压迫止血、按揉减轻疼痛、砭石放血、草茎敷裹伤口及热熨疗病等都是自然形成的一种条件反射。追溯中医特色护理技术的发展历程,中医特色护理技术萌芽于先秦时代,奠基于两汉时期,发展于晋至隋唐,丰富于宋、金、元时期,成熟于明清,提高完善于现代。

中医特色护理技术最早记载于《山海经》和《周礼》。《山海经》载有熏草等7种药物,"佩之,可以已疠(疠)"。东汉郑玄注《周礼》所述疗疡"五毒"时云:"今医人有五毒之药……烧之三日三夜,其烟上著,以鸡羽扫取之以注创,恶肉破骨则尽出。"西汉时期的《五十二病方》中,已有关于敷贴、药浴、烟熏、熨、砭、灸、按等中医特色护理技术的记载。成书于汉代的《黄帝内经》记载的中医特色护理技术有砭石、导引、灸焫、九针、按摩、吹耳、灸、熨、蒸、渍、浴、涂等,并开创了膏药的先河。医圣张仲景在《金匮要略》中就记述了导引、针灸、火熏、塞耳、灌鼻、润导、吐纳、膏摩等疗法,对药物在中医特色护理技术中的应用有了更丰富的论述,如用于治疗中暍的脐疗法等,该书记载的中医特色护理技术涉及内科、外科、妇科、儿科等多个领域。

魏晋时期至隋唐时期,国力鼎盛,前代医学经验得到了很好的继承,与此同时中外医学交流频繁,客观上促进了中医特色护理技术的发展。《敦煌卷子医书》有大量坐药、膏摩、磁疗、药浴、盐熨、灌肠等中医特色护理技术用于养生保健领域的记载。东晋葛洪《肘后方》中记载有被猛兽毒虫抓伤、咬伤、蜇伤的救治方法和治疗霍乱的脐疗方药。唐代孙思邈《千金方》涉及内、外、妇、儿各科,所用中医特色护理技术更是达50种之多。

宋、金、元时期,中国社会战乱不断。宋朝政府多次大规模搜集、编校医籍,为中医特色护理技术的传承做出了重大贡献,为后世继承发展中医特色护理技术奠定了坚实的基础。宋代的《太平圣惠方》就记载有淋浴、贴熁、膏摩等法。

明清时代,中医特色护理技术趋于成熟并广泛应用。清代中医特色护理技术的代表论著是《串雅外篇》《验方新编》《急救广生集》。清代医家广泛收集整理前代传承下来的药物外治疗法,升华了外治疗法理论体系。清代吴师机认为"外治之理,即内治之理",他的《理瀹骈文》理、法、方、药俱全,创立了"三焦分治"的药物外治辨证体系,完善了中医外治法的理论体系,促进了中医特色护理技术的进一步发展与完善。

　　随着现代医学的不断发展,以及现代科技在中医学领域的应用,中医特色护理技术得到了长足的进步。这不但体现于现代医学对传统中医特色护理技术的作用机制、作用效果等方面的科学研究,亦体现于中医特色护理技术方法的不断创新与发展。中医特色护理技术至今仍以其简、便、验及副作用小的优势在医学领域发挥着重要作用。

二、中医特色护理技术的特点及理论基础

　　中医特色护理技术是中医学中不可缺少的治疗手段。中医特色护理技术是在中医基础理论的指导下,以脏腑学说为基础,经络学说为核心,遵循整体观念、辨证施治的原则,通过在人体体表、孔窍、穴位等进行药物的敷贴、熏洗、熨烫,或对经络及患处施以灸法、砭法以及推拿、点穴、疏通手法等,以调和气血、扶正祛邪、调和阴阳,激发相应脏腑器官的功能,达到治疗和预防疾病目的的一种方法。

　　经络腧穴是中医特色护理技术操作平台。经络是人体气血运行的通道,沟通表里,贯穿上下,联络脏腑,把人体有机地连成一个整体。腧穴是脏腑经络之气输注出入的特殊部位,腧,又作"俞",通"输",有输注、转输之意;穴,即孔隙的意思。腧穴在《内经》中又有"节""会""气穴""气府""骨空"等名称;《针灸甲乙经》称"孔穴",《太平圣惠方》称穴道,《铜人腧穴针灸图经》通称"腧穴",《神灸经纶》则称为"穴位"。腧穴归于经络,经络属于脏腑,腧穴与经络脉气相通。《素问·调经论》指出"五藏之道,皆出于经隧,以行气血";《灵枢·海论》认为"夫十二经脉者,内属脏腑,外络于支节",明确阐明了脏腑、经络、腧穴之间的关系。《千金翼方·针灸下》进一步指出:"凡孔穴者,是经络所行往来,引气远入抽病也。"说明如果在体表的腧穴施以针、砭、灸、药,就能够"引气远入"而治疗病症。腧穴中医特色护理技术的刺激点,也是疾病的反应点。脏腑病变可以从经络反应到相应的腧穴。脏腑经络腧穴理论贯穿于中医的生理、病理、诊断和治疗等各个方面,对中医特色护理技术的临床实践有重要的指导意义。

　　中医特色护理技术在临床实践过程中,将其研究对象"人"看作一个有机的整体,重视人体五脏六腑之间的完整统一性,注重人与自然环境和社会环境的统一,注重把人的局部病变与机体整体病理变化统一起来,重视自然环境对人的影响,并根据四时气候、地理环境、居住条件及一天中昼夜晨昏变化等各方面的因素,制定出适宜的中医特色技术方案。辨证施术是中医学辨证论治在中医特色护理技术的具体体现,运用四诊收集患者的病史、症状、体征,通过分析、综合,辨清疾病的原因、性质、部位及邪正关系,进而概括、判断为某种性质的证,根据辨证结果确立施术的原则与方法。在辨证施

术时要正确看待病、证、症三者之间的关系，"病是疾病的总称；证是机体疾病发展过程中某一阶段的病理概括，反映疾病发展过程中某一阶段病理变化的本质；症是指症状"。在临床实践中可见同一种病包含几种不同的证，或不同的病出现相同的证，在辨证施术的指导下采取"同病异术"或"异病同术"的方法。

中医特色护理技术应注重以人为本的人文优势，强调天人相应，个体差异。《灵枢·逆顺肥瘦》中指出："年质壮大，血气充盈，肤革坚固，因加以邪，刺此者，深而留之。"又云："瘦人者，皮薄色少，肉廉廉然，薄唇轻言，其血清气滑，易脱于气，易损于血，刺此者，浅而疾之。婴儿者，其肉脆、血少、气弱，刺此者，以毫针浅刺而疾发（别本作拔）针，日再可也。"这就说明在进行针刺时，体质强壮之人可深刺，而体质虚弱、婴幼儿则以浅刺，充分体现了以人为本、个性化的人文主义思想。中医特色护理技术的选择和实施，都必须因人、因时、因地制宜，从而做到护病求本，达到"以人为本"的目的。

中医特色护理技术具有操作简便、适用范围广泛、疗效确切、容易掌握、易于普及和推广等优点，对减轻患者痛苦，提高患者生存质量以及治疗疑难病症方面具有显著的作用，极大地迎合了患者的需求，体现了以"安全、优质、高效、低耗、创新发展"为一体的特有的护理模式，注重人、自然、社会之间的和谐，全面提高人们适应自然、适应社会的能力，提高抗病能力和健康水平，更能适应生物-心理-社会医学模式的需要。千百年来，中医特色护理技术为人民群众的健康和卫生保健事业做出了巨大的贡献。

第二章 中医特色护理技术

1 穴位贴敷

一、技术基础

穴位贴敷是以中医的经络学为理论依据,将药物辨证组方打粉后,加入赋形剂制成一定的剂型,或将中药汤剂熬制成膏,直接贴敷在选定的穴位上,通过经络刺激与药物的作用,调理脏腑阴阳,疏通经络气血,从而达到通经活络、清热解毒、活血化瘀、消肿止痛、行气消痞、扶正强身作用的一种疗法。

(一)适应证

1. 消化系统疾病:功能性胃肠病(胃食管反流病、功能性消化不良、肠易激综合征、功能性便秘)、慢性胃肠炎、溃疡性结肠炎、慢性肝炎、慢性胆病、脂肪肝等。

2. 呼吸系统疾病:上呼吸道感染、支气管炎、支气管哮喘等。

3. 循环系统疾病:原发性高血压、冠心病等。

4. 代谢疾病和营养疾病:糖尿病、高脂血症、肥胖症等。

5. 五官科疾病:慢性鼻炎、过敏性鼻炎等。

6. 妇科疾病:月经失调、痛经、慢性盆腔炎、附件炎等。

7. 儿科疾病:婴幼儿消化不良、小儿厌食症、小儿遗尿症等。

8. 骨科疾病:颈椎病、腰椎病、膝关节病等。

9. 外科疾病:疮疡肿毒、跌打损伤等。

10. 激发人体正气,增强抗病能力,起到防病保健的作用。

(二)禁忌证

1. 颜面部慎用有刺激性的药物贴敷。严防有强烈刺激性的药物及有毒药物误入口、鼻、眼内。

2. 对于可引起皮肤发疱、溃疡的药物需注意:①糖尿病患者应慎用或禁用。②孕妇及瘢痕体质者禁用。③眼、口唇、会阴部、小儿脐部等部位禁用。

3. 过敏体质者或对药物、敷料成分过敏者慎用。

4. 贴敷部位皮肤有创伤、溃疡者禁用。

二、技术操作要求

(一)评估要点

1. 评估病室环境及温湿度。

2. 患者基本情况、诊断、证型、临床表现、既往史、过敏史等。

3. 患者的体质、目前主要临床表现、局部皮肤情况。

4. 女性患者是否处于妊娠期、月经期。

5. 患者认知能力、目前心理状况、依从性等。

(二)操作要点

1. 贴法:将已制备好的药物直接贴敷于穴位,然后外覆医用胶布固定;或先将药物置于医用胶布粘面正中,再对准穴位粘贴。

2. 敷法:将已制备好的药物直接涂擦于穴位,外覆医用防渗水敷料贴,再以医用胶布固定。使用膜剂者可将膜剂固定于穴位上或直接涂于穴位上成膜。使用水(酒)浸渍剂时,可用棉垫或纱布浸蘸,然后敷于穴位上,外覆医用防渗水敷料贴,再以医用胶布固定。

3. 填法:将药膏或药粉填于脐中。外覆纱布,再以医用胶布固定。

4. 熨贴法:将熨贴剂加热,趁热外敷于穴位。或先将熨贴剂贴敷穴位上,再用艾火或其他热源在药物上温熨。

5. 贴敷时间:严格掌握贴敷时间,视患者年龄、部位、病情而定,如果药物刺激性弱,敷贴时间可以长些,如果药物刺激性很强,则应适度缩短敷贴时间。同时考虑患者的个人体质和耐受能力,一般以患者能够耐受为度,患者如自觉贴药处有明显不适感,可自行取下(常规贴敷时间在 4~6 h,根据所选药物不同建议遵医嘱使用)。

(三)注意事项

1. 治疗前清洁皮肤,以防感染。

2. 刺激性强、毒性大的药物,贴敷腧穴不宜过多,面积不宜过大,贴敷时间不宜过长,以免刺激过大或发生药物中毒。幼儿、久病、体弱者不宜贴敷此药贴。

3. 治疗不宜空腹进行,贴药时注意休息,饮食不宜吃生冷、海鲜、辛辣等刺激性食物。

4. 敷药治疗后尽量减少出汗,注意局部防水。

5. 本疗法会出现局部皮肤色素沉着、潮红、微痒、烧灼感、疼痛、轻微红肿、轻度水疱等反应,可自行吸收,无须特殊处理。

6. 贴敷后部分患者可能会出现范围较大、程度较重的皮肤红斑、水疱、瘙痒现象,应立即停药,进行对症处理。

7. 贴敷部位出现水疱或溃疡者,待皮肤愈后再行治疗。

8. 极少数过敏体质者,对某种药物出现全身性皮肤过敏症状,应及时到医院就诊。

9. 外敷药物须妥善保管,谨防儿童误食中毒。

（四）操作后处置

1. 穴位贴敷治疗后,轻轻擦拭贴敷部位皮肤,观察患者局部皮肤情况。

2. 用物按《医疗机构消毒技术规范》处理:胶布、纱布应一人一用一丢弃,一次性使用。

3. 床单、枕巾等直接接触患者的用品应每人次更换,亦可选择使用一次性床单。一次性治疗巾应一人一用一更换。每次治疗前后,医务人员须按相关要求做好手卫生。

4. 职业防护:医务人员应遵循标准预防原则。

5. 记录:患者的一般情况和穴位贴敷局部皮肤情况;贴敷时患者的反应及病情变化;异常情况、处理措施及效果等。

（五）评价

1. 流程合理、技术熟练。

2. 患者能否理解穴位贴敷的目的,并主动配合。

3. 贴敷部位是否准确,贴药时及贴药后患者的体位安排是否合理舒适。

4. 贴敷后局部皮肤情况;患者是否觉得舒适,症状缓解。

5. 患者对此操作的心理感受和生理感受。

6. 疗效评价标准见《中医护理方案》各病种护理效果评价表。

（六）技术风险点及处理措施

1. 药物过敏:多表现为初起局部皮肤红肿、瘙痒,继之全身出现斑疹或风团,严重者可伴心慌、胸闷、气短。常见于首次贴敷后,也有患者在多次贴敷后出现,多在贴敷后数分钟至数小时发生。

2. 胶布过敏:使用医用胶布固定后,可能出现皮肤红疹、瘙痒等情况,必要时可使用防过敏胶布或纱布替代。

3. 皮损感染:贴敷部位皮肤破溃,起大水疱,直径可达数厘米,严重者合并感染甚至化脓。注意揭取药贴片或胶布时,动作要轻柔。

4. 变应性接触性皮炎:均为再次敷药时发生,将贴敷取掉约 6~12 h 后贴敷处红斑逐渐增厚,高出周围皮肤,边界分明,继之起大疱糜烂渗出,伴周围皮肤奇痒,2~4 d 后症状逐渐减轻,5~7 d 后结痂,随之痒感消失。

若贴敷部位出现剧烈的瘙痒、灼热、疼痛、身体发热等不适症状,说明是异常现象,要立刻取下局部的膏药,注意皮肤的清洁卫生,同时避免抓挠局部皮肤。大的水疱应以消毒针具刺破,排尽疱内液体,涂以碘伏等消毒,覆盖消毒敷料,防止感染。同时立即报告医师,遵医嘱予以进一步处理。

三、操作流程及考核评分标准

穴位贴敷操作流程

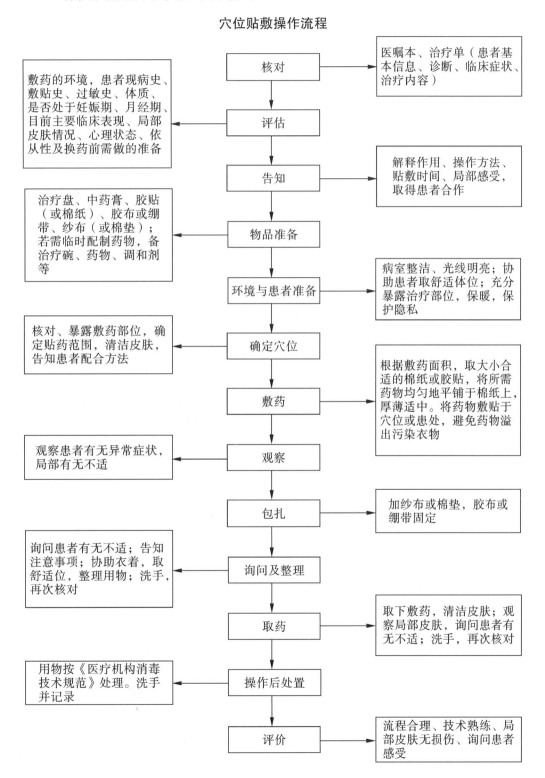

敷药的环境，患者现病史、敷贴史、过敏史、体质、是否处于妊娠期、月经期、目前主要临床表现、局部皮肤情况、心理状态、依从性及换药前需做的准备

治疗盘、中药膏、胶贴（或棉纸）、胶布或绷带、纱布（或棉垫）；若需临时配制药物，备治疗碗、药物、调和剂等

核对、暴露敷药部位，确定贴药范围，清洁皮肤，告知患者配合方法

观察患者有无异常症状，局部有无不适

询问患者有无不适；告知注意事项；协助衣着，取舒适位，整理用物；洗手，再次核对

用物按《医疗机构消毒技术规范》处理。洗手并记录

核对

评估

告知

物品准备

环境与患者准备

确定穴位

敷药

观察

包扎

询问及整理

取药

操作后处置

评价

医嘱本、治疗单（患者基本信息、诊断、临床症状、治疗内容）

解释作用、操作方法、贴敷时间、局部感受，取得患者合作

病室整洁、光线明亮；协助患者取舒适体位；充分暴露治疗部位，保暖，保护隐私

根据敷药面积，取大小合适的棉纸或胶贴，将所需药物均匀地平铺于棉纸上，厚薄适中。将药物敷贴于穴位或患处，避免药物溢出污染衣物

加纱布或棉垫，胶布或绷带固定

取下敷药，清洁皮肤；观察局部皮肤，询问患者有无不适；洗手，再次核对

流程合理、技术熟练、局部皮肤无损伤、询问患者感受

穴位贴敷操作考核评分标准

项目	分值	技术操作要求	评分等级 A	B	C	D	评分说明
仪表	2	仪表端庄、戴表	2	1	0	0	一项未完成扣1分
核对	2	核对医嘱	2	1	0	0	未核对扣2分;内容不全面扣1分
评估	5	临床症状、既往史、药物及敷料过敏史、是否妊娠期或月经期	4	3	2	1	一项未完成扣1分
		敷药部位皮肤情况	1	0	0	0	一项未完成扣1分
告知	4	解释作用、简单的操作方法、敷贴时间,取得患者配合	4	3	2	1	一项未完成扣1分
用物准备	6	洗手,戴口罩	2	1	0	0	未洗手扣1分;未戴口罩扣1分
		备齐并检查用物	4	3	2	1	少备一项扣1分;未检查一项扣1分,最高扣4分
环境与患者准备	10	病室整洁、光线明亮	2	1	0	0	未进行环境准备扣2分;环境准备不全扣1分
		协助患者取舒适体位	2	1	0	0	未进行体位摆放扣2分;体位不舒适扣1分
		充分暴露治疗部位,保暖,保护隐私	6	4	2	0	未充分暴露治疗部位扣2分;未保暖扣2分;未保护隐私扣2分
操作过程 敷药	41	核对医嘱	2	1	0	0	未核对扣2分;内容不全面扣1分
		清洁局部皮肤,观察局部皮肤情况	4	3	2	0	未清洁扣2分;清洁不彻底扣1分;未观察扣2分
		根据敷药面积,取大小合适的棉纸或薄胶纸,将所需药物均匀地平摊于棉纸或胶贴上,厚薄适中	12	8	4	0	棉质敷料大小不合适扣4分;摊药面积过大或过小或溢出棉质敷料外扣4分;药物过厚或过薄扣4分
		将药物敷贴于穴位或患处,避免药物溢出污染衣物	10	6	4	0	部位不准确扣6分;药液外溢扣4分
		使用敷料或棉垫覆盖,固定牢固	4	2	0	0	未使用敷料或棉垫覆盖扣2分;固定不牢固扣2分
		询问患者有无不适	1	0	0	0	未询问扣1分
		告知注意事项	2	1	0	0	未告知扣2分;告知不全面扣1分
		协助患者取舒适体位,整理床单位	4	2	0	0	未安置体位扣2分;未整理床单位扣2分
		洗手,再次核对	2	1	0	0	未洗手扣1分;未核对扣1分
取药	8	取下敷药,清洁皮肤	2	1	0	0	未清洁扣2分;清洁不彻底扣1分
		观察局部皮肤,询问患者有无不适	4	2	0	0	未观察皮肤扣2分;未询问扣2分
		洗手,再次核对	2	1	0	0	未洗手扣1分;未核对扣1分
操作后处置	6	用物按《医疗机构消毒技术规范》处理	2	1	0	0	处置方法不正确扣1分/项,最高扣2分
		洗手	2	0	0	0	未洗手扣2分
		记录	2	1	0	0	未记录扣2分;记录不完全扣1分

项目	分值	技术操作要求	评分等级				评分说明
			A	B	C	D	
评价	6	流程合理、技术熟练、局部皮肤无损伤、询问患者感受	6	4	2	0	一项不合格扣2分,最高扣6分
理论提问	10	穴位敷贴的适用范围	5	3	0	0	回答不全面扣2分/题;未答出扣5分/题
		穴位敷贴的注意事项	5	3	0	0	
得　分							

2 天 灸

一、技术简介

天灸又称敷灸发疱法、药物敷贴法,是用某些对皮肤有刺激性的药物,贴敷于穴位或患处,使局部充血、起疱,从而达到类似灸法作用的一种治疗方法。因其不用艾火,用药后局部皮肤充血、起疱,犹如灸疮,有类似艾灸的反应,且作用相似,故名天灸。所用药物多为单味中药,也可用复方。临床上常用复方白芥子敷灸在三伏天治疗呼吸道疾病等。

(一)适应证

1. 心血管疾病:如冠心病、高血压等。
2. 呼吸系统疾病:如慢性支气管炎、过敏性鼻炎、哮喘等。
3. 消化系统疾病:如慢性胃炎、功能性消化不良、慢性肠炎等。
4. 风湿免疫疾病:如风湿、类风湿、关节炎等。
5. 妇科疾病:如妇科炎症、慢性盆腔炎、月经不调、痛经等。
6. 亚健康、免疫力低下者。

(二)禁忌证

1. 感染性疾病、皮肤过敏者、局部皮肤有水疱及丘疹者禁用。
2. 有出血倾向者禁用。
3. 妇女妊娠期禁用。
4. 3 岁以内小儿不宜应用。
5. 糖尿病、血液病、发热、恶性高血压、肝肾功能障碍者慎用。

二、技术操作要求

(一)评估要点

1. 临床表现、既往史及过敏史。
2. 贴敷部位的皮肤情况。
3. 患者认知能力、目前心理状况、依从性等。

(二)操作要点

1. 暴露贴敷部位,检查局部皮肤情况,注意保暖及保护隐私。
2. 膏药的摊制薄厚要均匀,一般以 0.2 ~ 0.3 cm 为宜,并保持一定的湿度。

3.贴敷后观察患者局部皮肤情况,如出现轻微灼热疼痛为正常现象,如局部皮肤严重灼痛、发红、瘙痒,起丘疹、水疱等情况,及时报告医生进行处理。

4.操作完毕后,记录贴敷的部位、时间及患者感受等。

(三)注意事项

1.药物宜现用现配,以防蒸发变干。

2.刺激性强、毒性大的药物,贴敷穴位不宜过多,贴敷面积不宜过大,贴敷时间不宜过长,以免发疱过大或发生药物中毒,贴敷时间 1~3 h 为宜,若发疱后局部有色素沉着,可自行消退。

3.对久病体弱及有严重心脏病、肝脏疾病等患者使用药量不宜过大,贴敷时间不宜过久,贴敷期间注意病情变化及有无不良反应。

4.小儿贴敷时,要严格看护,防止小儿搔抓、误服外贴药。

5.固定要牢靠,防止药物脱落。

6.贴敷期间避免洗浴,忌食辛辣、生冷食物。

(四)操作后处置

1.用物按《医疗机构消毒技术规范》处理:胶布、纱布应一人一用一丢弃。

2.直接接触患者的用品应每人次更换,亦可选择使用一次性物品。

3.每次治疗前后,医务人员须按要求做好手卫生。

4.职业防护:医务人员应遵循标准预防原则。

5.记录:患者的一般情况和贴敷穴位皮肤情况;贴敷时患者的反应及病情变化;异常情况、处理措施及效果等。

(五)评价

1.流程合理、技术熟练。

2.患者能否理解贴敷的目的,并主动配合。

3.穴位选择是否准确,体位安排是否合理舒适。

4.患者是否安全,贴敷部位有无发疱或有过敏反应等。

5.疗效评价标准见《中医护理方案》各病种护理效果评价表。

(六)技术风险点及处理措施

过敏反应:若皮肤出现红疹、瘙痒、水疱等过敏现象,停止使用,立即报告医师,遵医嘱予以处理。

三、操作流程及考核评分标准

天灸操作流程

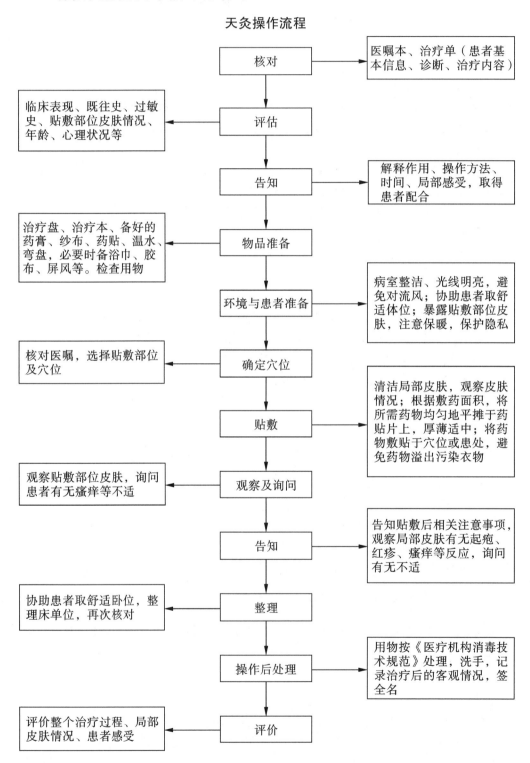

```
核对 ──────► 医嘱本、治疗单（患者基本信息、诊断、治疗内容）

临床表现、既往史、过敏 ◄────── 评估
史、贴敷部位皮肤情况、
年龄、心理状况等

告知 ──────► 解释作用、操作方法、时间、局部感受，取得患者配合

治疗盘、治疗本、备好的 ◄────── 物品准备
药膏、纱布、药贴、温水、
弯盘，必要时备浴巾、胶
布、屏风等。检查用物

环境与患者准备 ──────► 病室整洁、光线明亮，避免对流风；协助患者取舒适体位；暴露贴敷部位皮肤，注意保暖，保护隐私

核对医嘱，选择贴敷部位 ◄────── 确定穴位
及穴位

贴敷 ──────► 清洁局部皮肤，观察皮肤情况；根据敷药面积，将所需药物均匀地平摊于药贴片上，厚薄适中；将药物敷贴于穴位或患处，避免药物溢出污染衣物

观察贴敷部位皮肤，询问 ◄────── 观察及询问
患者有无瘙痒等不适

告知 ──────► 告知贴敷后相关注意事项，观察局部皮肤有无起疱、红疹、瘙痒等反应，询问有无不适

协助患者取舒适卧位，整 ◄────── 整理
理床单位，再次核对

操作后处理 ──────► 用物按《医疗机构消毒技术规范》处理，洗手，记录治疗后的客观情况，签全名

评价整个治疗过程、局部 ◄────── 评价
皮肤情况、患者感受
```

天灸操作考核评分标准

项目	分值	技术操作要求	评分等级				评分说明
			A	B	C	D	
仪表	2	仪表端庄、戴表	2	1	0	0	一项未完成扣1分
核对	2	核对医嘱	2	1	0	0	未核对扣2分;内容不全面扣1分
评估	7	临床症状、既往史、药物及敷料过敏史、是否妊娠、出血性疾病等	4	3	2	1	一项未完成扣1分
		贴敷部位皮肤情况	3	2	1	0	未观察扣3分
告知	3	解释作用、操作方法、局部感受,取得患者配合	3	2	1	0	一项未完成扣1分
用物准备	5	洗手,戴口罩	2	1	0	0	未洗手扣1分;未戴口罩扣1分
		备齐并检查用物	3	2	1	0	少备一项扣1分;未检查一项扣1分,最高扣3分
环境与患者准备	7	病室整洁、光线明亮,避免对流风	2	1	0	0	未进行环境准备扣2分;准备不全扣1分
		协助患者取舒适体位	2	1	0	0	未进行体位摆放扣2分;体位不舒适扣1分
		暴露贴敷部位皮肤,注意保暖,保护隐私	3	2	1	0	未充分暴露贴敷部位扣1分;未保暖扣1分;未保护隐私扣1分
操作过程	52	核对医嘱,选择贴敷穴位或部位	10	6	4	0	未核对扣2分;穴位不准确一处扣4分,最高扣10分
		清洁局部皮肤,观察皮肤情况	4	3	2	0	未清洁扣4分;未观察扣3分
		根据敷药面积,将所需药物均匀地平摊于药贴片上,厚薄适中	12	8	4	0	摊药面积过大或过小或溢出棉质敷料外扣4分;药物过厚或过薄扣4分
		将药物敷贴于穴位或患处,避免药物溢出污染衣物	12	8	4	0	部位不准扣6分;药液外溢扣4分
		询问患者有无不适,观察局部皮肤有无红疹、瘙痒等过敏反应	4	3	2	1	未询问扣2分,未观察皮肤扣2分
		告知注意事项	4	3	2	1	未告知扣3分;告知不全面扣2分
		协助患者取舒适体位,整理床单位	4	3	2	1	未安置体位扣2分;未整理床单位扣2分
		洗手,再次核对	2	1	0	0	未洗手扣1分;未核对扣1分
操作后处置	6	用物按《医疗机构消毒技术规范》处理	2	1	0	0	处置方法不正确扣1分/项,最高扣2分
		洗手	2	0	0	0	未洗手扣2分
		记录	2	1	0	0	未记录扣2分;记录不完全扣1分
评价	6	流程合理、技术熟练、患者皮肤情况良好、询问患者感受	6	4	2	0	一项不合格扣2分,最高扣6分

项目	分值	技术操作要求	评分等级				评分说明
			A	B	C	D	
理论提问	10	天灸的禁忌证	5	3	0	0	回答不全面扣2分/题;未答出扣5分/题
		天灸的注意事项	5	3	0	0	
		得　分					

3 耳穴贴压

一、技术简介

(一)定义

耳穴贴压是指用硬而光滑的药物种子、药丸、磁珠或特殊材质的物品等置于胶布上,贴于耳郭上的穴位或反应点,用手指按压刺激,通过经络传导,达到防治疾病目的的一种外治疗法。

(二)适应证

1. 广泛应用于内、外、妇、儿、神经、五官、皮肤等各科疾病。
2. 可用于各种疼痛性疾病、各种炎症性病症、妇科疾病、内分泌紊乱及功能紊乱性疾病、过敏及变态反应性病症。
3. 预防感冒、晕车、晕船,以及预防和处理输血输液反应。
4. 用于戒烟酒、戒毒等戒断综合征,用于减肥、美容、养生、保健等。

(三)禁忌证

1. 耳郭有湿疹、溃疡、冻疮、炎症时不宜贴压。
2. 习惯性流产史的孕妇应慎用。

二、技术操作要求

(一)评估要点

1. 患者基本情况、诊断、证型、临床表现、既往史、过敏史等。
2. 耳穴贴压部位的皮肤情况。
3. 对疼痛的耐受程度。
4. 女性患者是否处于妊娠期。
5. 患者认知能力、目前心理状况、依从性等。

(二)操作要点

1. 在耳郭上进行探测(观察法、按压法、电阻测定法等),寻找阳性反应点,结合临床症状进行分析辨证,确定治疗方法及选穴配方。
2. 消毒耳郭,用75%酒精棉球消毒耳郭前后,注意消毒三角窝、耳甲艇、耳甲腔等凹陷处,以及耳屏、对耳屏内外侧。彻底去除油污,以保证贴压效果。

3. 按摩耳郭:贴压前按摩耳郭,使耳郭充血,经络气血循环旺盛,增强贴压物治疗效果。

4. 贴压方法:左手固定耳郭,右手持蚊式血管钳,根据耳穴所在耳郭解剖位置及耳穴分布规律特性选择贴压部位方向。对准耳穴贴压,按耳穴走行方向给予一定压力,询问有无酸、胀、痛等"得气感"(属正常现象),根据患者体质和疾病虚实情况,选择刺激强度,以能耐受为度。

5. 可根据病情及具体情况行单耳或双耳贴压,每贴压一次保留3～7 d,初诊患者、痛症患者可放置3～4 d更换;病情好转或巩固疗效者,可放置5～7 d更换。贴压期间嘱患者每日自行按压2～3次。

(三)注意事项

1. 治疗前告知患者操作方法、局部感受,取得患者配合。

2. 协助患者取坐位或适合操作的卧位:充分暴露耳部皮肤,使患者舒适持久,方便术者操作。注意保暖,保护隐私。

3. 治疗期间防止胶布潮湿,贴敷张力降低和皮肤感染。对胶布过敏,局部出现粟粒样丘疹或痒感、红肿时,立即取下胶布和贴压物。

4. 夏季贴压时,因多汗,贴压时间不宜过长。

5. 对酒精过敏者可使用生理盐水棉球清洁皮肤。

6. 侧卧时若感觉贴压处疼痛较甚,可将胶布稍放松或将胶布取下,或改变体位、移动位置即可。

7. 孕妇做耳穴贴压,宜用轻刺激手法,对习惯性流产史的孕妇则应慎用。

8. 耳郭贴压穴位不宜过多,肩背部、腰腿部病变选用耳背穴位效果更佳。

9. 贴压后患者自行按压时,切勿揉搓,以免搓破皮肤造成耳部皮肤感染。

(四)操作后处置

1. 用物按《医疗机构消毒技术规范》处理:胶布、耳豆等应一人一用一丢弃,一次性使用。

2. 止血钳(镊子)、探棒用75%酒精擦拭。

3. 记录患者的一般情况和耳部皮肤情况;贴压后患者的反应及病情变化;异常情况、处理措施及效果等。

(五)评价

1. 流程合理、技术熟练。

2. 患者能否理解贴压的目的,并主动配合。

3. 耳穴部位是否准确,体位安排是否合理舒适。

4. 患者耳部是否觉得温热、舒适,症状缓解。

5. 患者是否掌握正确的按压方法。

6. 疗效评价标准见《中医护理方案》各病种护理效果评价表。

(六)技术风险点及处理措施

1. 过敏:若发生过敏,应立即取下胶布和贴压物。

2. 疼痛:对疼痛不能耐受者可取下贴压物,终止治疗。

三、操作流程及考核评分标准

耳穴贴压操作流程

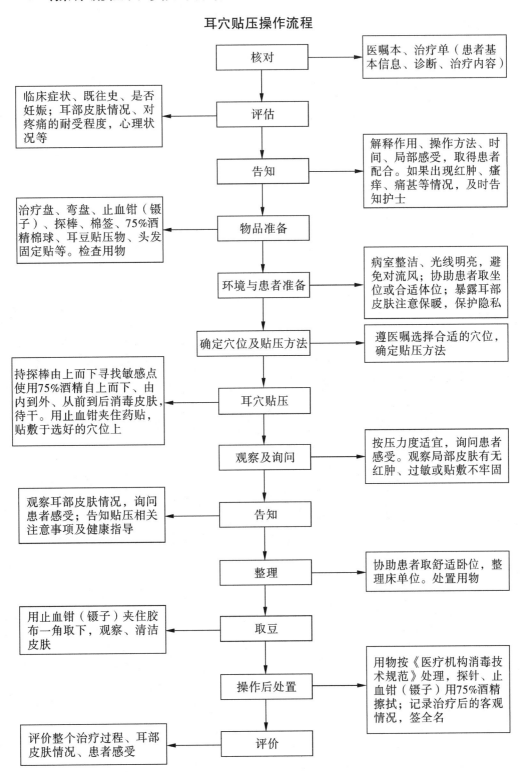

核对 → 医嘱本、治疗单（患者基本信息、诊断、治疗内容）

临床症状、既往史、是否妊娠；耳部皮肤情况、对疼痛的耐受程度，心理状况等 ← 评估

告知 → 解释作用、操作方法、时间、局部感受，取得患者配合。如果出现红肿、瘙痒、痛甚等情况，及时告知护士

治疗盘、弯盘、止血钳（镊子）、探棒、棉签、75%酒精棉球、耳豆贴压物、头发固定贴等。检查用物 ← 物品准备

环境与患者准备 → 病室整洁、光线明亮，避免对流风；协助患者取坐位或合适体位；暴露耳部皮肤注意保暖，保护隐私

确定穴位及贴压方法 → 遵医嘱选择合适的穴位，确定贴压方法

持探棒由上而下寻找敏感点使用75%酒精自上而下、由内到外、从前到后消毒皮肤，待干。用止血钳夹住药贴，贴敷于选好的穴位上 ← 耳穴贴压

观察及询问 → 按压力度适宜，询问患者感受。观察局部皮肤有无红肿、过敏或贴敷不牢固

观察耳部皮肤情况，询问患者感受；告知贴压相关注意事项及健康指导 ← 告知

整理 → 协助患者取舒适卧位，整理床单位。处置用物

用止血钳（镊子）夹住胶布一角取下，观察、清洁皮肤 ← 取豆

操作后处置 → 用物按《医疗机构消毒技术规范》处理，探针、止血钳（镊子）用75%酒精擦拭；记录治疗后的客观情况，签全名

评价整个治疗过程、耳部皮肤情况、患者感受 ← 评价

耳穴贴压操作考核评分标准

项目		分值	技术操作要求	评分等级				评分说明
				A	B	C	D	
仪表		2	仪表端庄、戴表	2	1	0	0	一项未完成扣1分
核对		2	核对医嘱	2	1	0	0	未核对扣2分;内容不全面扣1分
评估		5	临床症状、既往史、是否妊娠	3	2	1	0	一项未完成扣1分
			耳部皮肤情况、对疼痛的耐受程度	2	1	0	0	一项未完成扣1分
告知		3	解释作用、操作方法、局部感受,取得患者配合	3	2	1	0	一项未完成扣1分
用物准备		6	洗手,戴口罩	2	1	0	0	未洗手扣1分;未戴口罩扣1分
			备齐并检查用物	4	3	2	1	少备一项扣1分;未检查一项扣1分,最高扣4分
环境与患者准备		6	病室整洁、光线明亮	2	1	0	0	未进行环境准备扣2分;环境准备不全扣1分
			协助患者取舒适体位	2	1	0	0	未进行体位摆放扣2分;体位不舒适扣1分
			暴露耳部皮肤	2	0	0	0	未充分暴露耳部皮肤扣2分
操作过程	贴豆	48	核对医嘱	2	1	0	0	未核对扣2分;内容不全面扣1分
			持探棒由上而下寻找敏感点	6	4	2	0	动作生硬扣2分;穴位不准确扣2分/穴位,最高扣6分
			消毒方法:使用75%酒精自上而下、由内到外、从前到后消毒皮肤,待干	6	4	2	0	消毒液使用不规范扣2分;消毒顺序不正确扣2分;未待干扣2分
			用止血钳(镊子)夹住药贴,贴敷于选好的穴位上	10	8	6	4	贴敷穴位不准确扣2分/穴位,最高扣6分;贴敷不牢固扣2分/穴位,最高扣4分
			按压力度适宜,询问患者感受	8	6	4	2	按压力度过轻或过重扣2分/穴位,最高扣4分;未询问患者感受扣4分
			观察局部皮肤有无红肿、过敏或贴敷不牢固	6	3	0	0	未观察皮肤扣3分;贴敷不牢固扣3分
			告知相关注意事项:按压方法、疼痛难忍或药贴脱落及时通知护士	4	2	0	0	未告知扣2分/项
			协助患者取舒适体位,整理床单位	4	2	0	0	未安置体位扣2分;未整理床单位扣2分
			洗手,再次核对	2	1	0	0	未洗手扣1分;未核对扣1分
	取豆	6	用止血钳或镊子夹住胶布一角取下	2	1	0	0	未使用止血钳(镊子)扣1分;使用不当扣1分
			观察、清洁皮肤	2	1	0	0	未观察扣1分;未清理扣1分
			洗手,再次核对	2	1	0	0	未洗手扣1分;未核对扣1分

项目	分值	技术操作要求	评分等级				评分说明
			A	B	C	D	
操作后处置	6	整理用物：止血钳（镊子）、探棒用75%酒精擦拭	2	1	0	0	消毒方法不正确扣1~2分
		洗手	2	0	0	0	未洗手扣2分
		记录	2	1	0	0	未记录扣2分；记录不完全扣1分
评价	6	流程合理、技术熟练、询问患者感受	6	4	2	0	一项不合格扣2分
理论提问	10	耳穴贴压的禁忌证	5	3	0	0	回答不全面扣2分/题；未答出扣5分/题
		耳穴贴压的注意事项	5	3	0	0	
得　分							

4 耳穴放血

一、技术简介

耳穴放血技术是采用适宜的放血器具在耳穴或耳郭脉络上进行点刺、划割放血,以达到预防和治疗疾病目的的一种方法。

(一)适应证

本法具有活血化瘀、泄热开窍、镇静止痛、清热消肿等功效。适用于实证、热证以及瘀血阻络所致的多种病证。

1. 耳轮穴位放血:消炎、退热、止痛作用,常用于治疗头面五官炎症,如扁桃体炎、咽喉炎,以及发热、高血压等。

2. 耳尖放血:退热、消炎、镇静、止痛作用,常用于治疗急性结膜炎、高热惊厥、高血压、肝昏迷等。

3. 结节放血:平肝潜阳、消炎止痛作用,常用于治疗高血压、眩晕、慢性肝炎、肝昏迷等。

4. 屏尖放血:退热、消炎、镇静、止痛作用,常用于治疗慢性炎症。

5. 耳背放血:消炎、消肿、止痛、止痒作用,常用于治疗皮肤病,也可用于治疗咽喉部急性炎症、急性结膜炎等。

(二)禁忌证

1. 孕妇、出血性疾病和凝血功能异常者禁忌放血。

2. 耳郭皮肤感染、瘢痕、脓肿、溃破、冻疮、不明原因肿块部位的耳穴不宜放血。

3. 危重性传染病如艾滋病、乙肝及心、肝、肾功能严重损害者禁忌放血。

4. 体质虚弱者出血宜少或慎用。

5. 耳背静脉多次放血者应从远心端开始,勿在中央割划。

二、技术操作要求

(一)评估要点

1. 患者基本情况、诊断、证型、临床表现、既往史、过敏史等。

2. 放血部位的皮肤情况。

3. 对疼痛的耐受程度及心理状况。

4. 女性患者是否处于妊娠期、月经期。

5. 患者认知能力、目前心理状况、依从性等。

(二)操作要点

1. 放血器具

(1)毫针的选择:①宜选择一次性无菌粗毫针。②针具规格宜选用直径 0.38 ~ 0.45 mm、针身长度 13 ~ 25 mm 的粗毫针。

（2）三棱针的选择：①宜选择一次性无菌三棱针。②针具规格宜选择小号三棱针，规格为 1.6 mm×65 mm。

（3）采血针的选择：宜选择一次性无菌采血针。

（4）注射针头的选择：宜选择一次性无菌注射针头。

2.体位：为方便耳穴刺络放血，临床多采取坐位；年老体弱、精神紧张者应采取卧位。

3.耳郭按摩：为顺利完成耳穴刺络放血，先对拟放血的耳郭进行揉搓按摩，使之充血。对于特殊放血的耳穴着重按摩使之充分充血。

4.选穴后，严格按照无菌技术原则进行消毒，防止感染。

（三）注意事项

1.治疗前告知患者操作方法、局部感受，取得患者配合。

2.协助患者取坐位或适合操作的卧位，方便术者操作。

3.耳穴放血期间，告知患者不要随意改变体位，以免出现偏差。

4.严格消毒，防止感染。刺血针具使用一次性器具，使用一次性治疗巾。

5.施术前充分按摩耳郭，可使血出顺利，提高疗效。

6.点刺放血要做到准、快、轻、浅，根据病情及证型决定出血量；身体虚弱者，放血量及次数均不宜过多。

7.操作过程中，应时刻注意患者血压、心率的变化，谨防晕针和晕血的发生。

8.耳背静脉需多次放血者，应从静脉远心端开始放血。

9.放血完毕，需用无菌棉球按压，不可揉擦，避免皮下瘀血。避免汗液或水湿污染伤口。

10.放血过程中术者做好防护，避免接触患者血液。

（四）操作后处置

1.用物按《医疗机构消毒技术规范》处理：一次性针具一人一用一废弃，放入耐刺、防渗漏的专用利器盒中，集中处置。

2.一次性使用的治疗巾：应一人一用一更换。

3.职业防护：医务人员应遵循标准预防原则，每次治疗前后，医务人员须按相关要求做好手卫生，戴手套或指套。

4.记录：患者的一般情况和放血穴位皮肤情况；以及患者的反应及病情变化；异常情况、处理措施及效果等。

（五）评价

1.流程合理、技术熟练。

2.患者能否理解耳穴放血疗法的目的，并主动配合。

3.放血部位是否准确，体位安排是否合理舒适。

4.放血后患者是否觉得舒适，症状缓解。

5.患者是否安全，有无皮肤瘀血现象。

6.疗效评价标准见《中医护理方案》各病种护理效果评价表。

（六）技术风险点及处理措施

晕针、晕血：若发生晕针或晕血，应立即停止放血，采取卧位，注意保暖，轻者一般休息片刻或饮温开水后即可恢复；重者可掐按人中、内关、足三里等穴；严重时按晕厥处理。

三、操作流程及考核评分标准

耳穴放血操作流程

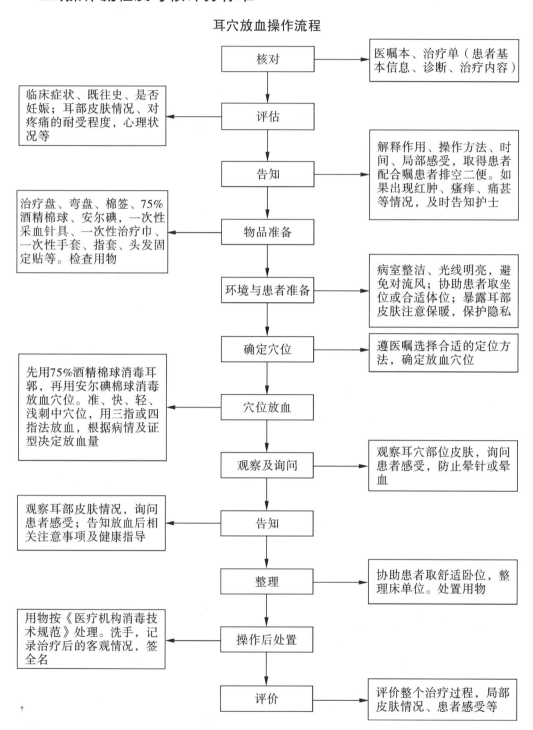

耳穴放血操作考核评分标准

项目	分值	技术操作要求	评分等级 A	B	C	D	评分说明
仪表	2	仪表端庄、戴表	2	1	0	0	一项未完成扣1分
核对	2	核对医嘱	2	1	0	0	未核对扣2分;内容不全面扣1分
评估	5	临床症状、既往史、是否妊娠	3	2	1	0	一项未完成扣1分
		耳部皮肤情况、对疼痛的耐受程度	2	1	0	0	一项未完成扣1分
告知	3	解释作用、操作方法、局部感受,取得患者配合	3	2	1	0	一项未完成扣1分
用物准备	6	洗手,戴口罩	2	1	0	0	未洗手扣1分;未戴口罩扣1分
		备齐并检查用物	4	3	2	1	少备一项1分;未检查一项1分,最高扣4分
环境与患者准备	6	病室整洁、光线明亮	2	1	0	0	未进行环境准备扣2分;环境准备不全扣1分
		协助患者取舒适体位	2	1	0	0	未进行体位摆放扣2分;体位不舒适扣1分
		暴露耳部皮肤	2	0	0	0	未充分暴露耳部皮肤扣2分
操作过程 放血	54	核对医嘱	2	1	0	0	未核对扣2分;内容不全面扣1分
		按照标准取穴方法取穴,固定同侧头发,一次性治疗巾垫于肩部	6	4	2	0	动作生硬扣2分;穴位不准确扣2分/穴位,最高扣6分
		消毒方法:使用75%酒精自上而下、由内到外、从前到后消毒皮肤,安尔碘棉球再次消毒,待干	6	4	2	0	消毒液使用不规范扣2分;消毒顺序不正确扣2分;未待干扣2分
		准、快、轻、浅刺中穴位,用三指或四指法放血,根据病情及证型决定放血量	14	8	6	4	放血穴位不准确扣2分/穴位,最高扣6分;手法不熟练扣2分/穴位,最高扣4分,未掌握出血量扣2分
		挤压力度适宜,询问患者感受	8	6	4	2	挤压力度过轻或过重扣2分/穴位,最高扣4分;未询问患者感受扣4分
		观察局部耳部皮肤有无红肿、瘀血,有无污染	6	3	0	0	未观察皮肤扣3分;污染扣3分
		告知相关注意事项:避免触碰放血穴位,避免汗液或水液污染,如有不适及时通知护士	4	2	0	0	未告知扣2分/项
		协助患者取舒适体位,整理床单位	4	2	0	0	未安置体位扣2分;未整理床单位扣2分
		观察、清洁皮肤	2	1	0	0	未观察扣1分;未清理扣1分
		洗手,再次核对	2	1	0	0	未洗手扣1分;未核对扣1分

项目	分值	技术操作要求	评分等级				评分说明
			A	B	C	D	
操作后处置	6	整理用物:所有一次性用物按医疗废物处理	2	1	0	0	处理方法不正确扣1~2分
		洗手	2	0	0	0	未洗手扣2分
		记录	2	1	0	0	未记录扣2分;记录不完全扣1分
评价	6	流程合理、技术熟练、询问患者感受	6	4	2	0	一项不合格扣2分
理论提问	10	耳穴放血的禁忌证	5	3	0	0	回答不全面扣2分/题;未答出扣5分/题
		耳穴放血的注意事项	5	3	0	0	
得　分							

5 四缝放血

一、技术简介

四缝穴为经外奇穴,四缝放血疗法是中医儿科特色外治法,同时是中医临床适用技术之一,采用采血针点刺四缝穴,挤出黏液或血液,具有调和肠胃、健胃助运、通调腑气、祛痰导滞的作用,以及"简、效、便、验"的临床特色。

(一)适应证

1. 消化系统疾病:厌食症、胃脘痛、胃胀、小儿疳积、小儿腹泻、便秘等。
2. 呼吸系统疾病:小儿慢性咳嗽、小儿反复呼吸道感染、小儿哮喘、小儿支气管肺炎、急性扁桃体炎等。
3. 神经系统疾病:小儿惊风、神经衰弱、失眠等。
4. 其他:腺样体肥大、小儿慢性肠系膜淋巴结炎、贫血、蛔虫病、多动症、荨麻疹等。

(二)禁忌证

1. 体质虚弱者应当慎用。
2. 局部皮肤有创伤、溃疡、瘢痕时禁止使用。
3. 患有出血性疾病禁止使用。
4. 急性传染性疾病禁止使用。
5. 严重心脏病、肝病禁止使用。

二、技术操作要求

(一)评估要点

1. 患儿临床症状、诊断、证型、既往史、过敏史等。
2. 患儿体质及穴位皮肤情况。
3. 患儿及家长接受度和配合度、当前心理状态等。
4. 放血环境。

(二)操作要点

1. 患儿需要采取坐位进行治疗,在治疗前要再次对医嘱进行核对,确保针刺部位的准确性,如果患儿不配合治疗,请家长抱住患儿进行治疗。
2. 操作者戴手套后左手握紧患儿示、中、无名、小指四指,家长协助握紧患儿手腕,消毒针刺部位两遍,右手持针直刺四缝穴位皮肤,深度 0.1~0.3 mm,出针后用双手轻轻挤压针刺穴位局部皮肤,挤出黏液或血液,每穴位挤出血液 4~5 滴,用无菌棉球擦拭干净。

3.再次消毒穴位后,用无菌棉球压迫止血。

(三)注意事项

1.严格执行无菌操作,防止感染。

2.针刺放血时应注意进针不宜过深,以免损伤其他组织。

3.如果操作后局部出现小块青紫,一般不必处理,可以自行消退。

4.手法的刺激强度以患者能耐受为度,以防刺激过强而导致晕针。

5.操作者应态度和蔼,细心耐心,取穴准确,手法熟练,操作认真。

6.室内应空气流通,安静整洁,室温适宜,放血后注意手部卫生,建议 6 h 以后再洗手、洗澡,避免感染。

(四)操作后处置

1.按《医疗机构消毒技术规范》处理:一次性针具一人一用一废弃,放入耐刺、防渗漏的专用利器盒中,集中处置。

2.每次治疗前后,医务人员须按相关要求做好手卫生。

3.职业防护:医务人员应遵循标准预防原则,诊疗中正确使用防护用品,熟知利器伤害事件处理报告流程等。

4.记录:患儿的一般情况和局部皮肤情况;放血时患儿的反应及病情变化;异常情况、处理措施及效果等。

(五)评价

1.流程合理、技术熟练。

2.患儿家长能否理解四缝放血的目的,并主动配合。

3.选穴是否准确,手法是否熟练,体位安排是否合理。

4.患儿皮肤有无血肿、放血颜色及血量、病情有无变化。

5.疗效评价标准见《中医护理方案》儿科疾病护理效果评价表。

(六)技术风险点及处理措施

1.感染:严格执行无菌操作,局部可贴敷消炎膏药,严重者可口服消炎药,严禁在感染部位和该血管附近再进行刺络放血。

2.局部血肿:若微量的皮下出血出现局部小块青紫时,一般不必处理,可以自行消退。若局部肿胀疼痛较剧,青紫面积大而且影响活动功能时,需立即进行冷敷,用干毛巾包裹冰袋局部冷敷,时间以 30 min 为宜,加快皮下血管收缩,缓解血管炎症反应,其间询问患儿感受,并进行试温,避免冻伤。如返家 24 h 后出现皮下血肿,则需选择热毛巾湿敷进行缓解,提高皮下组织对血肿的吸收效率。

三、操作流程及考核评分标准

四缝放血操作流程

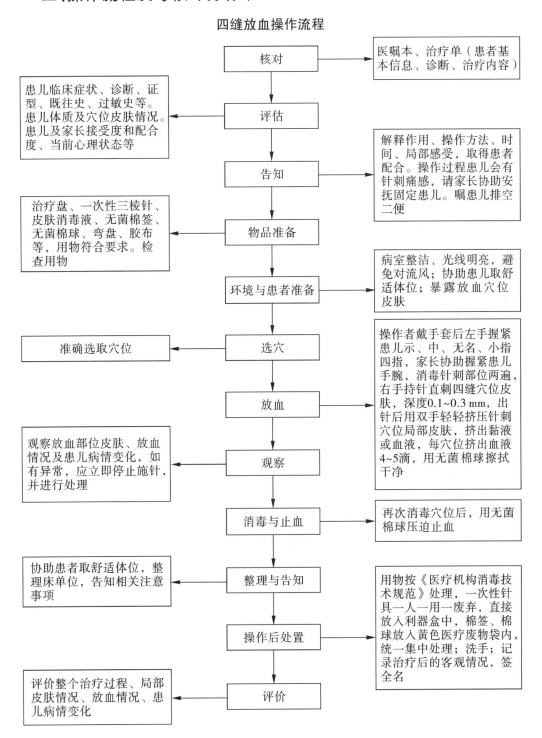

核对 → 医嘱本、治疗单（患者基本信息、诊断、治疗内容）

患儿临床症状、诊断、证型、既往史、过敏史等。患儿体质及穴位皮肤情况。患儿及家长接受度和配合度、当前心理状态等 ← 评估

告知 → 解释作用、操作方法、时间、局部感受，取得患者配合。操作过程患儿会有针刺痛感，请家长协助安抚固定患儿。嘱患儿排空二便

治疗盘、一次性三棱针、皮肤消毒液、无菌棉签、无菌棉球、弯盘、胶布等，用物符合要求。检查用物 ← 物品准备

环境与患者准备 → 病室整洁、光线明亮，避免对流风；协助患儿取舒适体位；暴露放血穴位皮肤

准确选取穴位 ← 选穴

放血 → 操作者戴手套后左手握紧患儿示、中、无名、小指四指，家长协助握紧患儿手腕，消毒针刺部位两遍，右手持针直刺四缝穴位皮肤，深度0.1~0.3 mm，出针后用双手轻轻挤压针刺穴位局部皮肤，挤出黏液或血液，每穴位挤出血液4~5滴，用无菌棉球擦拭干净

观察放血部位皮肤、放血情况及患儿病情变化，如有异常，应立即停止施针，并进行处理 ← 观察

消毒与止血 → 再次消毒穴位后，用无菌棉球压迫止血

协助患者取舒适体位，整理床单位，告知相关注意事项 ← 整理与告知

操作后处置 → 用物按《医疗机构消毒技术规范》处理，一次性针具一人一用一废弃，直接放入利器盒中，棉签、棉球放入黄色医疗废物袋内，统一集中处理；洗手；记录治疗后的客观情况，签全名

评价整个治疗过程、局部皮肤情况、放血情况、患儿病情变化 ← 评价

四缝放血操作考核评分标准

项目	分值	技术操作要求	评分等级 A	B	C	D	评分说明
仪表	2	仪表端庄、戴表	2	1	0	0	一项未完成扣1分
核对	2	核对医嘱	2	1	0	0	未核对扣2分;内容不全面扣1分
评估	6	临床症状、诊断、证型、既往史、过敏史等	4	3	2	1	一项未完成扣1分
		体质及穴位皮肤情况。患儿及家长接受度和配合度、当前心理状态等	2	1	0	0	一项未完成扣1分
告知	8	解释作用、操作方法、时间、局部感受,取得患者配合	4	3	2	1	一项未完成扣1分
		操作过程患儿会有针刺痛感,请家长协助安抚固定患儿	2	1	0	0	一项未完成扣1分
		操作前嘱其排空二便	2	1	0	0	一项未完成扣1分
用物准备	4	洗手、戴口罩	2	1	0	0	未洗手扣1分;未戴口罩扣1分
		治疗盘、一次性三棱针、皮肤消毒液、无菌棉签、无菌棉球、弯盘、胶布等,用物符合要求。检查用物	2	1	0	0	少备一项扣1分;未检查一项扣1分;最高扣3分
环境与患者准备	6	病室整洁、光线明亮,避免对流风	3	2	1	0	未进行环境准备扣2分;准备不全扣1分
		协助患儿取舒适体位;暴露放血穴位皮肤	3	2	1	0	体位不舒适扣1分;暴露不充分扣2分
操作过程	48	核对医嘱	4	2	1	0	未核对扣2分;内容不全面扣1分;最高扣4分
		遵医嘱准确选取穴位	5	4	3	2	穴位不准确扣2分/每穴;最高扣5分
		操作者戴手套后左手握紧患儿示、中、无名、小指四指,家长协助握紧患儿手腕,消毒针刺部位两遍,右手持针直刺四缝穴位皮肤,深度0.1~0.3 mm,出针后用双手轻轻挤压针刺穴位局部皮肤,挤出黏液或血液,每穴位挤出血液4~5滴,用无菌棉球擦拭干净	20	10	5	0	手法不正确扣5分;消毒不合格扣10分;进针角度、过深、过浅扣5分;最高扣20分
		观察放血部位皮肤、放血情况及患儿病情变化,如有异常,应立即停止施针,并进行处理	8	2	0	0	未观察皮肤情况、放血情况、病情变化扣2分;最高扣8分
		再次消毒穴位后,用无菌棉球压迫止血	5	3	0	0	未消毒或未按压止血扣3分;最高扣5分
		协助患者取舒适体位,整理床单位,告知相关注意事项	4	1	0	0	未安置体位扣1分;未整理床单位扣1分;注意事项内容少一项扣1分;最高扣4分
		洗手,再次核对	2	1	0	0	未洗手扣1分;未核对扣1分

项目	分值	技术操作要求	评分等级				评分说明
			A	B	C	D	
操作后处置	8	用物按《医疗机构消毒技术规范》处理,一次性针具一人一用一废弃,直接放入耐刺、防渗漏的专用利器盒中,棉签、棉球放入黄色医疗废物袋内,统一集中处理	4	2	0	0	处置方法不正确扣2分/项;最高扣4分
		洗手	2	0	0	0	未洗手扣2分
		记录	2	1	0	0	未记录扣2分;记录不完全扣1分
评价	6	流程合理、技术熟练、局部皮肤情况、放血情况、患儿病情变化	6	4	2	0	一项不合格扣2分;最高扣6分
理论提问	10	四缝放血的适应证	5	3	0	0	回答不全面扣2分/题;未答出扣5分/题
		四缝放血的禁忌证	5	3	0	0	
得　分							

6 刺络拔罐

一、技术简介

刺络拔罐又叫针刺放血疗法,是指用针具叩刺人体一些特定的穴位和身体特定的部位来放出少量的血液,然后在局部配合拔罐拔出毒素,以达到防病治病目的的一种治疗方法。

(一)适应证

1. 清热解毒,消炎止痛:如急性淋巴结炎、急性扁桃体炎、丹毒、爆发性火眼、急性腮腺炎、疖肿痈毒、毒蛇咬伤等。
2. 通络止痛,祛瘀消肿:如坐骨神经痛、神经性头痛、三叉神经痛、扭挫伤痛、肩周炎、肢体麻木、舌体肿大、象皮肿等。
3. 活血祛风,消斑平痤:如牛皮癣、荨麻疹、神经性皮炎、痤疮、黄褐斑、风湿、类风湿等。

(二)禁忌证

1. 血小板减少症、血友病等出血倾向的疾病禁用。
2. 妇女月经期、妊娠期禁用。
3. 中医辨证为虚证,尤其是血虚或阴液亏损患者禁用。
4. 体质虚弱、贫血、晕针、晕血者、重大病症患者禁用。
5. 传染病、皮肤有创伤、溃疡面、过度饥饿、过于紧张、过度疲劳、大汗、大泄之后等患者不宜进行刺络拔罐。

二、技术操作要求

(一)评估要点

1. 主要临床表现、既往史及凝血机制。
2. 刺血拔罐部位的皮肤情况。
3. 对疼痛的耐受程度。
4. 患者年龄、体质及心理状况。
5. 女性患者是否处于月经期、妊娠期。

(二)操作要点

1. 常规消毒后,用左手拇、示指向针刺部位上下推按,使局部充血,然后右手持针,拇、示二指挟持针柄、中指紧贴针体下端,裸露针尖,对准所刺部位迅速刺入2~3 mm,随即将针迅速退出,吸附火罐,利用负压排出瘀血少许,随时观察出血量。留罐时间5~15 min。
2. 起罐后用无菌纱布擦拭局部血渍,严格消毒后盖以无菌纱布,胶布固定。

3.协助患者取舒适体位,整理用物,洗手,记录签名,嘱其治疗部位保持局部干燥,防止感染。

4.注意观察患者反应,避免不良事件发生。

（三）注意事项

1.严格执行无菌技术操作原则,以免感染。

2.操作过程中严密观察火罐内出血量,出血量大时随即拔除火罐。

3.防止烧烫伤患者。

4.根据治疗部位,选择合适的防火布(或防火毯)。

（四）操作后处理

1.按《医疗机构消毒技术规范》处理:一次性针具一人一用一废弃,放入耐刺、防渗漏的专用利器盒中,集中处置。

2.罐具应一人一用一清洗一消毒,使用专用水池。罐具消毒方法首选由消毒供应中心集中处置。条件不具备者,罐内的血液、体液、分泌物等,先去除污染,再将罐具置于流动水下冲洗后,用医用酶洗液浸泡刷洗、清水冲洗。清洗后的罐具完全浸泡于有效氯2000 mg/L 的含氯消毒液或其他同等作用且合法有效的消毒剂中,加盖,浸泡时间大于 30 min,再用清水冲洗干净,干燥保存备用。

3.燃烧后的酒精棉球应正确处置,可插入小口瓶内或投入水中,彻底熄灭,以防复燃发生火灾。

4.一次性使用的治疗巾应一人一用一更换,头面部、下肢及足部应区分使用。每次治疗前后,医务人员须按相关要求做好手卫生。

（五）评价

1.流程合理,技术熟练。

2.患者能否理解刺络拔罐的目的,并主动配合。

3.刺络拔罐部位是否准确,体位安排是否合理舒适。

4.刺络拔罐手法正确,吸附力强、针刺符合要求。

5.刺络拔罐后皮肤无烫伤、无水疱、患者无特殊不适感。

6.疗效评价标准见《中医护理方案》各病种护理效果评价表。

（六）技术风险点及处理措施

1.烫伤:如果起罐后留罐处皮肤出现小水疱,无须处理,会自行吸收;如果水疱较大,可用无菌注射器抽去疱内液体,保持干燥,防止感染。

2.晕罐:在施术过程中,如果出现头晕、心慌、恶心、呕吐等晕罐现象,应先松解患者的衣扣,给予温热糖水,注意保暖;上述未缓解者,立即起罐,去枕平卧位,揉按合谷、内关穴或针刺人中、十宣穴等。

3.晕针晕血:如患者施术过程中出现晕针晕血时,立即给予平卧,喝少量糖水或温开水,必要时给予吸氧。

三、操作流程及考核评分标准

刺络拔罐操作流程

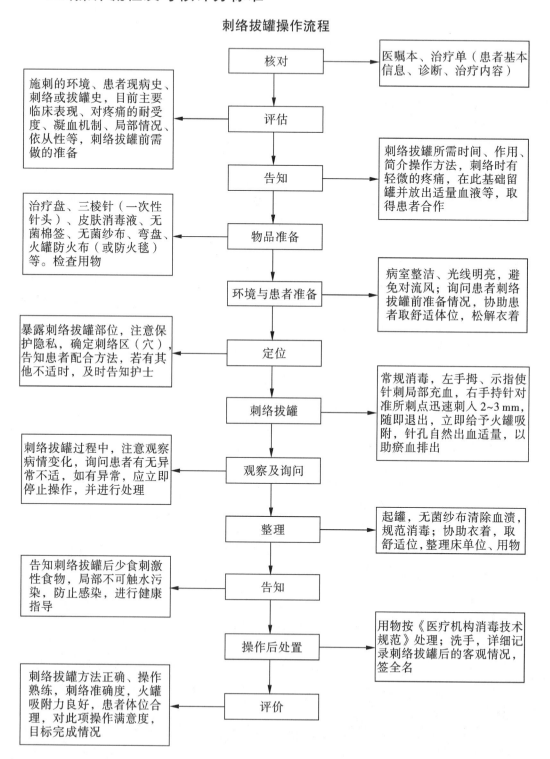

核对 → 医嘱本、治疗单（患者基本信息、诊断、治疗内容）

施刺的环境、患者现病史、刺络或拔罐史、目前主要临床表现、对疼痛的耐受度、凝血机制、局部情况、依从性等，刺络拔罐前需做的准备 ← 评估

告知 → 刺络拔罐所需时间、作用、简介操作方法，刺络时有轻微的疼痛，在此基础留罐并放出适量血液等，取得患者合作

治疗盘、三棱针（一次性针头）、皮肤消毒液、无菌棉签、无菌纱布、弯盘、火罐防火布（或防火毯）等。检查用物 ← 物品准备

环境与患者准备 → 病室整洁、光线明亮，避免对流风；询问患者刺络拔罐前准备情况，协助患者取舒适体位，松解衣着

暴露刺络拔罐部位，注意保护隐私，确定刺络区（穴），告知患者配合方法，若有其他不适时，及时告知护士 ← 定位

刺络拔罐 → 常规消毒，左手拇、示指使针刺局部充血，右手持针对准所刺点迅速刺入2~3 mm，随即退出，立即给予火罐吸附，针孔自然出血适量，以助瘀血排出

刺络拔罐过程中，注意观察病情变化，询问患者有无异常不适，如有异常，应立即停止操作，并进行处理 ← 观察及询问

整理 → 起罐，无菌纱布清除血渍，规范消毒；协助衣着，取舒适位，整理床单位、用物

告知刺络拔罐后少食刺激性食物，局部不可触水污染，防止感染，进行健康指导 ← 告知

操作后处置 → 用物按《医疗机构消毒技术规范》处理；洗手，详细记录刺络拔罐后的客观情况，签全名

刺络拔罐方法正确、操作熟练，刺络准确度，火罐吸附力良好，患者体位合理，对此项操作满意度，目标完成情况 ← 评价

刺络拔罐操作考核评分标准

项目	分值	技术操作要求	评分等级 A	B	C	D	评分说明
仪表	2	仪表端庄、戴表	2	1	0	0	一项未完成扣1分
核对	2	核对医嘱	2	1	0	0	未核对扣2分;内容不全面扣1分
评估	7	临床症状、既往史、出血性疾病、凝血机制等	4	3	2	1	一项未完成扣1分
		刺络部位皮肤情况、对疼痛的耐受程度	3	2	1	0	一项未完成扣1分
告知	3	解释作用、操作方法、刺络时有轻微疼痛,取得患者配合	3	2	1	0	一项未完成扣1分
用物准备	5	洗手,戴口罩	2	1	0	0	未洗手扣1分;未戴口罩扣1分
		备齐并检查用物	3	2	1	0	少备一项扣1分;未检查一项扣1分,最高扣3分
环境与患者准备	7	病室整洁、光线明亮,避免对流风	2	1	0	0	未进行环境准备扣2分;准备不全扣1分
		协助患者取舒适体位	2	1	0	0	未进行体位摆放扣2分;体位不舒适扣1分
		暴露治疗部位皮肤,注意保暖,保护隐私	3	2	1	0	未充分暴露施刺部位扣1分;未保暖扣1分;未保护隐私扣1分
操作过程	52	核对医嘱	2	1	0	0	未核对扣2分;内容不全面扣1分
		确定刺络区(穴)部位,告知患者配合方法,若有不适,及时告知护士	4	2	0	0	未确定施刺部位扣4分;穴位不准确扣2分
		常规消毒刺络部位	4	0	0	0	消毒方法不符合无菌原则扣4分
		左手拇、示指使针刺局部充血,右手持针对准所刺点迅速刺入2~3 mm,随即退出	10	8	6	4	手法不正确扣4分;深浅不符合要求扣4分
		立即给予火罐吸附	10	8	6	4	吸附力不强扣4分;烧烫伤患者扣10分
		刺络过程中注意观察病情变化,询问患者有无异常不适,及时观察出血量,避免单个火罐出血过多	4	3	2	1	未观察出血量扣2分;未询问患者感受扣1分
		刺毕,一手起罐,一手用无菌纱布清除血渍,消毒局部,无菌纱布按压止血,消毒局部	4	2	0	0	起罐方法不正确扣2分;未消毒皮肤扣2分
		协助患者取舒适体位,整理床单位	4	2	0	0	未安置体位扣2分;未整理床单位扣2分
		观察患者局部皮肤,询问患者感受	4	2	0	0	施刺后未观察皮肤扣2分;未询问患者感受扣2分
		告知相关注意事项,酌情开窗通风	4	3	2	1	注意事项内容少一项扣1分,最高扣2分;未酌情开窗扣2分
		洗手,再次核对	2	1	0	0	未洗手扣1分;未核对扣1分

项目	分值	技术操作要求	评分等级				评分说明
			A	B	C	D	
操作后处置	6	用物按《医疗机构消毒技术规范》处理	2	1	0	0	处置方法不正确扣1分/项,最高扣2分
		洗手	2	0	0	0	未洗手扣2分
		记录	2	1	0	0	未记录扣2分;记录不完全扣1分
评价	6	流程合理、技术熟练、刺络准确度、询问患者感受对此项操作满意度,目标完成情况	6	4	2	0	一项不合格扣2分,最高扣6分;出现烫伤扣6分
理论提问	10	刺络拔罐的禁忌证	5	3	0	0	回答不全面扣2分/题;未答出扣5分/题
		刺络拔罐的注意事项	5	3	0	0	
得　分							

7 拔 罐

一、技术简介

拔罐法古称角法,又名吸筒法,是以罐为工具,利用燃烧的热力、抽吸、蒸汽等方法,排除罐内空气形成负压,使之吸附于腧穴或应拔部位的体表,使被拔部位的皮肤充血、瘀血,以达到平衡阴阳、温通经络、祛风散寒、消肿止痛、吸毒排脓、防治疾病等目的的一种技术操作。

(一)适应证

1. 内科病症:感冒、咳嗽、头痛、痹症、面瘫、胃痛、泄泻、便秘、癃闭、阳痿、肥胖症等。
2. 外科病症:痛证、疖肿、乳痈、落枕、颈椎病、背痛、腰痛、关节痛等。
3. 妇科病症:月经不调、痛经、带下病、产后缺乳、更年期综合征、子宫脱垂(阴挺)等。
4. 儿科病症:痄腮、百日咳、厌食、遗尿、小儿泄泻等。
5. 皮肤科病症:风疹、痤疮、带状疱疹等。

(二)禁忌证

1. 急性严重疾病、接触性传染病、心脏病、心力衰竭禁用。
2. 皮肤高度过敏、传染性皮肤病、皮肤肿瘤(肿块)、皮肤溃烂部位禁用。
3. 血小板减少性紫癜、白血病、血友病等出血性疾病禁用。
4. 心尖区、大动脉搏动处、静脉曲张处禁用。
5. 精神分裂症、抽搐、高度神经质及不能配合者禁用。
6. 急性外伤性骨折、中度和重度水肿部位禁用。
7. 瘰疬、疝气及活动性肺结核禁用。
8. 眼、耳、口、鼻等五官孔窍部禁用。
9. 有水疱、瘢痕和伤口的部位禁用。
10. 婴幼儿慎用,妊娠妇女腹部、腰骶部禁用。

二、技术操作要求

(一)评估要点

1. 患者基本情况、诊断、证型、临床表现、既往史、过敏史等。
2. 施罐部位的皮肤情况。
3. 对热、疼痛的耐受程度。
4. 女性患者是否处于妊娠期、月经期。
5. 患者认知能力、目前心理状况、依从性等。

(二)操作要点

1. 操作前检查罐口是否平滑,有无裂痕。

2. 一手用止血钳夹取95%酒精棉球点燃，一手持罐具底及体部，将燃烧的棉球绕罐内1～2周迅速退出，立即把罐口叩在选定部位上，待吸稳后松手。

（三）注意事项

1. 拔罐前应充分暴露应拔部位，有毛发者宜剃去，操作部位应注意防止感染。

2. 选好体位，嘱患者体位应舒适，局部宜舒展、松弛；拔罐过程中勿变换体位，以防罐具脱落。

3. 老年、儿童、体质虚弱及初次接受拔罐者，拔罐数量宜少，留罐时间宜短。

4. 注意遮挡患者，保护患者隐私。

5. 拔罐手法熟练，动作要轻、快、稳、准。点火用的酒精棉球要夹紧，酒精棉球拧干，以防脱落烫伤患者皮肤。

6. 燃火伸入罐内的位置，以罐口和罐底的外1/3与内2/3交界为宜。

7. 治疗过程中应有专人负责，密切观察患者皮肤情况，询问患者有无不适，保证安全。

8. 治疗结束后，嘱患者缓慢坐起，饮适量温开水，休息片刻再外出，注意避风保暖。

（四）操作后处置

1. 用物按《医疗机构消毒技术规范》处理。

2. 罐具应一人一用一清洗一消毒，使用专用水池。罐具消毒方法首选由消毒供应中心集中处置。条件不具备者，流动水下清洗罐具，再将清洗后的罐具完全浸泡于有效氯500 mg/L的含氯消毒液加盖（罐内如存有血液、体液、分泌物等，应先去除污染，流动水下冲洗后，用医用酶洗液浸泡刷洗、清水冲洗，浸泡于有效氯2000 mg/L的含氯消毒液或其他同等作用且合法有效的消毒剂中），浸泡时间大于30 min，再用清水冲洗干净，干燥保存备用。

3. 直接接触患者的用品应每人次更换，亦可选择使用一次性床单。一次性使用的治疗巾应一人一用一更换。每次治疗前后，医务人员须按相关要求做好手卫生。

4. 记录：患者的一般情况和拔罐部位皮肤情况；施罐时患者的反应及病情变化；异常情况、处理措施及效果等。

（五）评价

1. 流程合理、技术熟练。

2. 患者能否理解拔罐的目的，并主动配合。

3. 施罐部位是否准确，体位安排是否合理舒适。

4. 施罐后局部皮肤是否紫红；火罐吸附力度是否合适，有无脱落等；患者是否觉得温热、舒适，症状缓解。

5. 患者是否安全，有无皮肤烫伤。

6. 疗效评价标准见《中医护理方案》各病种护理效果评价表。

（六）技术风险点及处理措施

1. 晕罐：若发生晕罐，应立即取下罐，使患者头低位平卧，注意保暖，轻者一般休息片刻，或饮温开水后即可恢复；重者可掐按人中、内关、极泉等穴；严重时按晕厥处理。

2. 烫伤：如果出现小水疱，无须处理，会自行吸收；如果水疱较大，可用无菌注射器抽去疱内液体，涂氧化锌油，覆盖无菌纱布，保持干燥，防止感染。

3. 疼痛：应及时起罐或适当放气。

三、操作流程及考核评分标准

拔罐操作流程

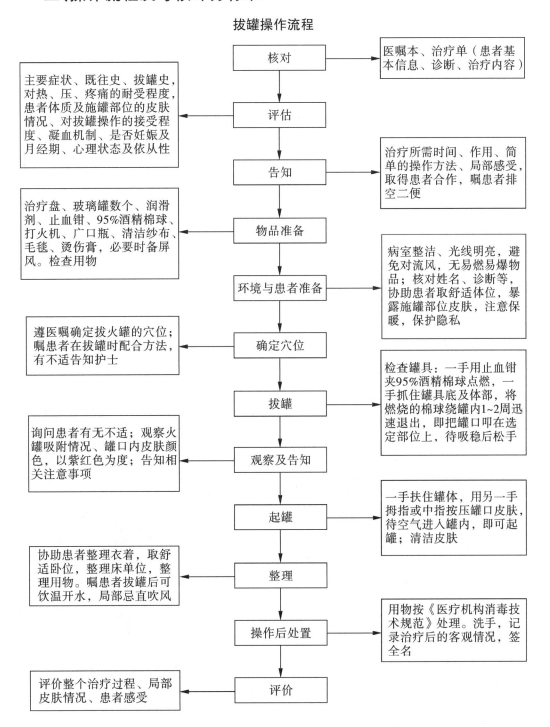

核对	医嘱本、治疗单（患者基本信息、诊断、治疗内容）
评估	主要症状、既往史、拔罐史，对热、压、疼痛的耐受程度，患者体质及施罐部位的皮肤情况、对拔罐操作的接受程度、凝血机制、是否妊娠及月经期、心理状态及依从性
告知	治疗所需时间、作用、简单的操作方法、局部感受，取得患者合作，嘱患者排空二便
物品准备	治疗盘、玻璃罐数个、润滑剂、止血钳、95%酒精棉球、打火机、广口瓶、清洁纱布、毛毯、烫伤膏，必要时备屏风。检查用物
环境与患者准备	病室整洁、光线明亮，避免对流风，无易燃易爆物品；核对姓名、诊断等，协助患者取舒适体位，暴露施罐部位皮肤，注意保暖，保护隐私
确定穴位	遵医嘱确定拔火罐的穴位；嘱患者在拔罐时配合方法，有不适告知护士
拔罐	检查罐具：一手用止血钳夹95%酒精棉球点燃，一手抓住罐具底及体部，将燃烧的棉球绕罐内1~2周迅速退出，即把罐口叩在选定部位上，待吸稳后松手
观察及告知	询问患者有无不适；观察火罐吸附情况、罐口内皮肤颜色，以紫红色为度；告知相关注意事项
起罐	一手扶住罐体，用另一手拇指或中指按压罐口皮肤，待空气进入罐内，即可起罐；清洁皮肤
整理	协助患者整理衣着，取舒适卧位，整理床单位，整理用物。嘱患者拔罐后可饮温开水，局部忌直吹风
操作后处置	用物按《医疗机构消毒技术规范》处理。洗手，记录治疗后的客观情况，签全名
评价	评价整个治疗过程、局部皮肤情况、患者感受

拔罐操作考核评分标准

项目	分值	技术操作要求	A	B	C	D	评分说明
仪表	2	仪表端庄、戴表	2	1	0	0	一项未完成扣1分
核对	2	核对医嘱	2	1	0	0	未核对扣2分;内容不全面扣1分
评估	6	临床症状、既往史、凝血机制、是否妊娠或月经期	4	3	2	1	一项未完成扣1分
		拔罐部位皮肤情况、对疼痛的耐受程度	2	1	0	0	一项未完成扣1分
告知	4	解释作用、简单的操作方法、局部感受,取得患者配合	4	3	2	1	一项未完成扣1分
用物准备	7	洗手,戴口罩	2	1	0	0	未洗手扣1分;未戴口罩扣1分
		备齐并检查用物	5	4	3	2	少备一项扣1分;未检查一项扣1分,最高扣5分
环境与患者准备	7	病室整洁、保护隐私、注意保暖、避免对流风	3	2	1	0	一项未完成扣1分,最高扣3分
		协助患者取舒适体位,充分暴露拔罐部位,必要时屏风遮挡	4	3	2	1	未进行体位摆放扣2分;体位不舒适扣1分;未充分暴露拔罐部位扣1分
操作过程	拔罐 38	核对医嘱	2	1	0	0	未核对扣2分;内容不全面扣1分
		检查罐具:一手用止血钳夹95%酒精棉球点燃,一手抓住罐具底及体部,将燃烧的棉球绕罐内1~2周迅速退出,即把罐口叩在选定部位上,待吸稳后松手	10	8	6	4	酒精棉球过湿扣2分;部位不准确扣2分;吸附不牢扣2分;动作生硬扣2分;烧罐口扣2分
		灭火动作规范	6	4	2	0	灭火不完全扣4分;未放入相应灭火容器扣2分
		询问患者感受、舒适度、疼痛情况	2	1	0	0	未询问患者感受扣2分;内容不全面扣1分
		观察皮肤红紫程度,有无水疱、破溃	6	2	0	0	未观察皮肤扣2分/项
		告知相关注意事项	4	2	0	0	未告知扣4分;告知不全扣2分
		协助患者取舒适体位,整理床单位	4	2	0	0	未安置体位扣2分;未整理床单位扣2分
		洗手,再次核对,记录时间	4	3	2	1	未洗手扣1分;未核对扣1分;未记录时间扣2分
	起罐 12	手法:一手扶罐具,一手手指按住罐口皮肤,待空气进入罐内,即可起罐	4	2	0	0	手法不正确扣4分;手法不熟练扣2分
		观察并清洁皮肤,有水疱或破溃及时处理	4	3	2	1	未观察扣1分;未清洁皮肤1分;有水泡或破溃未处理扣2分
		协助患者取舒适体位,整理床单位	4	2	0	0	未安置体位扣2分;未整理床单位扣2分

项目	分值	技术操作要求	评分等级				评分说明
			A	B	C	D	
操作后处置	6	用物按《医疗机构消毒技术规范》处理	2	1	0	0	处置方法不正确扣1分/项,最高扣2分
		洗手	2	0	0	0	未洗手扣2分
		记录	2	1	0	0	未记录扣2分;记录不完全扣1分
评价	6	流程合理、技术熟练、局部皮肤无损伤、询问患者感受	6	4	2	0	一项不合格扣2分,最高扣6分;出现烫伤扣6分
理论提问	10	拔罐的禁忌证	5	3	0	0	回答不全面扣2分/题;未答出扣5分/题
		拔罐的注意事项	5	3	0	0	
得　分							

8 平衡火罐

一、技术简介

平衡火罐是以中医的基本理论为基础(阴阳学说、脏腑学说、五行经络学说等),以现代医学的神经反射为治疗途径,以不同的拔罐手法为治疗手段的非药物自然疗法。运用闪罐、揉罐、走罐、抖罐、留罐等罐法,连续不间断地向大脑中枢神经系统反馈信息,使机体相对修复到平衡状态。

(一)适应证

月经不调、感冒、咳嗽、失眠、肥胖症、颈项、腰背酸痛、肩周炎患者、慢性疲劳综合征、湿热体质的健康人等。

(二)禁忌证

1. 肿瘤、血液病、月经期、妊娠期禁用。
2. 精神失常等不能配合者禁用。
3. 中、重度心脏病患者禁用。
4. 极度衰弱、醉酒、过度疲劳、过饥、过饱、过渴及皮肤失去弹性的患者慎用。

二、技术操作要求

(一)评估要点

1. 患者基本情况、诊断、证型、临床表现、既往史(如心脏病等)、过敏史等。
2. 施罐部位的皮肤情况。
3. 对热、疼痛的耐受程度。
4. 女性患者是否处于妊娠期、月经期。
5. 患者认知能力,目前心理状况、依从性等。

(二)操作要点

1. 闪罐:在背部两侧膀胱经分别闪罐3个来回,一个从上而下,一个从下而上,反复操作至皮肤潮红或火罐发热,"留→拔→留",拔罐时动作要迅速、有爆发力并发出清脆的闪罐声响。

2. 揉罐:用刚刚闪过的温热火罐沿督脉及膀胱经走向揉背部3次,就像叫醒皮肤后再安抚一下,告诉它要准备下一步的治疗了,揉罐具有放松肌肉、温经散寒的作用。

3. 走罐:润滑皮肤,按部位走罐,上焦、中焦、下焦来回推,吸力适中,以皮肤气化为度。

4. 抖罐:沿背部两侧膀胱经分别抖罐3个来回,在留罐的基础上进行,垂直在膀胱经上快速抖动,频率要求120次/min,从上到下、从左到右。常选用2号或3号火罐,空心握罐,力度柔和、流畅、手腕灵活,用棉球的大小和干湿来调整罐内负压。

5. 留罐：根据不同病种在大椎穴及背部留罐5~10 min，取心俞、肝俞、脾俞、肺俞、肾俞等穴。

6. 起罐：一手夹持罐体，另一手按压罐口皮肤，使空气进入罐内，即可顺利起罐。起罐时勿强拉，以免损伤皮肤，起罐后，清洁皮肤。

（三）注意事项

1. 注意室温的调节，保持室内空气流通，但应避免直接吹风。

2. 操作前检查罐口是否平滑，有无裂痕，注意遮挡患者，保护患者隐私。

3. 避开有水疱、瘢痕和伤口的位置。

4. 点火用的酒精棉球要拧干并夹紧，以防脱落烫伤患者皮肤。

5. 吸附及推罐的力度视患者皮肤情况而定，避免造成患者皮肤过度的摩擦。

6. 治疗过程中应有专人负责，密切观察患者皮肤情况，询问患者有无不适，保证安全。

7. 冬天拔火罐时要注意保暖，防止受凉，拔完火罐后要嘱患者多喝温开水。

8. 操作时动作要轻柔，注意观察病情，做各种手法时要视患者皮肤情况及耐受度而定。

9. 治疗结束后，嘱患者缓慢坐起，饮适量温开水，休息片刻再外出，注意避风保暖。

（四）操作后处置

1. 用物按《医疗机构消毒技术规范》处理。

2. 罐具应一人一用一清洗一消毒，使用专用水池。罐具消毒方法首选由消毒供应中心集中处置。条件不具备者，流动水下清洗罐具，再将清洗后的罐具完全浸泡于有效氯500 mg/L的含氯消毒液加盖（罐内如存有血液、体液、分泌物等，应先去除污染，流动水下冲洗后，用医用酶洗液浸泡刷洗、清水冲洗，浸泡于有效氯2000 mg/L的含氯消毒液或其他同等作用且合法有效的消毒剂中），浸泡时间大于30 min，再用清水冲洗干净，干燥保存备用。

3. 直接接触患者的用品应每人次更换，亦可选择使用一次性床单。一次性使用的治疗巾应一人一用一更换。每次治疗前后，医务人员须按相关要求做好手卫生。

4. 记录：患者的一般情况和拔罐部位皮肤情况；施罐时患者的反应及病情变化；异常情况、处理措施及效果等。

（五）评价

1. 流程合理，技术熟练。

2. 患者能否理解平衡火罐的目的，并主动配合。

3. 施罐部位是否准确，体位安排是否合理舒适。

4. 施罐后局部皮肤是否潮红，患者是否觉得温热、舒适、症状有无缓解。

5. 患者是否安全，有无皮肤起水疱现象。

6. 疗效评价标准见《中医护理方案》各病种护理效果评价表。

（六）技术风险点及处理措施

1. 晕罐：若发生晕罐，应立即起罐，使患者头低位平卧，注意保暖。轻者一般休息片刻，或饮温开水后即可恢复；重者可掐按人中、内关、极泉穴等穴；严重时按晕厥处理。

2. 烫伤：如果出现小水疱，无须处理，会自行吸收，如果水疱较大，可用无菌注射器抽去疱内液体，涂氧化锌油，覆盖消毒纱布，保持干燥，防止感染。

3. 疼痛：应及时起罐或适当放气。

三、操作流程及考核评分标准

平衡火罐操作流程

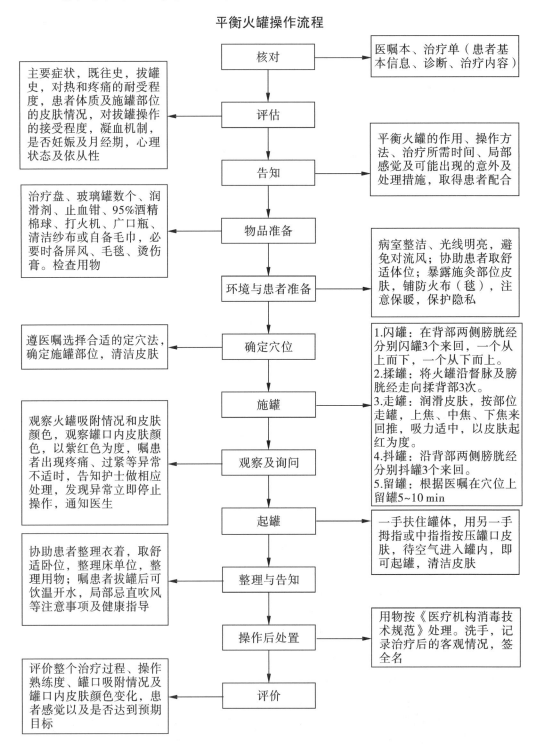

核对 → 医嘱本、治疗单（患者基本信息、诊断、治疗内容）

主要症状，既往史，拔罐史，对热和疼痛的耐受程度，患者体质及施罐部位的皮肤情况，对拔罐操作的接受程度，凝血机制，是否妊娠及月经期，心理状态及依从性 ← **评估**

告知 → 平衡火罐的作用、操作方法、治疗所需时间、局部感觉及可能出现的意外及处理措施，取得患者配合

治疗盘、玻璃罐数个、润滑剂、止血钳、95%酒精棉球、打火机、广口瓶、清洁纱布或自备毛巾，必要时备屏风、毛毯、烫伤膏。检查用物 ← **物品准备**

环境与患者准备 → 病室整洁、光线明亮，避免对流风；协助患者取舒适体位；暴露施灸部位皮肤，铺防火布（毯），注意保暖，保护隐私

遵医嘱选择合适的定穴法，确定施罐部位，清洁皮肤 ← **确定穴位**

施罐 → 1.闪罐：在背部两侧膀胱经分别闪罐3个来回，一个从上而下，一个从下而上。
2.揉罐：将火罐沿督脉及膀胱经走向揉背部3次。
3.走罐：润滑皮肤，按部位走罐，上焦、中焦、下焦来回推，吸力适中，以皮肤起红为度。
4.抖罐：沿背部两侧膀胱经分别抖罐3个来回。
5.留罐：根据医嘱在穴位上留罐5~10 min

观察火罐吸附情况和皮肤颜色，观察罐口内皮肤颜色，以紫红色为度，嘱患者出现疼痛、过紧等异常不适时，告知护士做相应处理，发现异常立即停止操作，通知医生 ← **观察及询问**

起罐 → 一手扶住罐体，用另一手拇指或中指指按压罐口皮肤，待空气进入罐内，即可起罐，清洁皮肤

协助患者整理衣着，取舒适卧位，整理床单位，整理用物；嘱患者拔罐后可饮温开水，局部忌直吹风等注意事项及健康指导 ← **整理与告知**

操作后处置 → 用物按《医疗机构消毒技术规范》处理。洗手，记录治疗后的客观情况，签全名

评价整个治疗过程、操作熟练度、罐口吸附情况及罐口内皮肤颜色变化，患者感觉以及是否达到预期目标 ← **评价**

平衡火罐操作考核评分标准

项目	分值	技术操作要求	A	B	C	D	评分说明
仪表	2	仪表端庄、戴表	2	1	0	0	一项未完成扣1分
核对	2	核对医嘱	2	1	0	0	未核对扣2分;内容不全面扣1分
评估	7	临床症状、既往史、凝血机制、是否妊娠及月经期	4	3	2	1	一项未完成扣1分
		施罐部位皮肤情况,对热和疼痛的耐受程度	3	2	1	0	一项未完成扣1分
告知	3	解释作用、操作方法、局部感受,取得患者配合	3	2	1	0	一项未完成扣1分
用物准备	5	洗手,戴口罩	2	1	0	0	未洗手扣1分;未戴口罩扣1分
		备齐并检查用物	3	2	0	0	少备一项扣1分;未检查一项扣1分,最高扣3分
环境与患者准备	7	病室整洁、光线明亮,避免对流风	2	1	0	0	未进行环境准备扣2分;准备不全扣1分
		协助患者取舒适体位,暴露施罐部位皮肤,注意保暖,保护隐私	5	3	1	0	未进行体位摆放扣2分;体位不舒适扣1分;未充分暴露施罐部位扣1分;未保暖扣1分;未保护隐私扣1分
操作过程	施罐 40	核对医嘱	2	1	0	0	未核对扣2分;内容不全面扣1分
		用止血钳夹住干湿度适宜的酒精棉球,点燃,勿烧罐口	4	2	0	0	酒精棉球过湿扣2分;明火烧罐口扣4分
		选择5种手法,方法正确	10	8	6	4	少一种手法扣4分;动作生硬扣2分;部位不准确扣2分;吸附不牢扣2分
		灭火动作规范	6	4	2	0	灭火不完全扣4分;未放入相应灭火容器扣2分
		询问患者感受:舒适度、疼痛情况	2	1	0	0	未询问患者感受扣2分;内容不全面扣1分
		观察皮肤:红紫程度、水疱、破溃	4	2	0	0	未观察皮肤2分/项
		告知相关注意事项	4	2	0	0	未告知扣4分;告知不全扣2分
		协助患者取舒适体位,整理床单位	4	2	0	0	未安置体位扣2分;未整理床单位扣2分
		洗手,再次核对,记录时间	4	3	2	1	未洗手扣1分;未核对扣1分;未记录时间扣2分
	起罐 12	手法:一手扶罐具,一手手指按住罐口皮肤	4	2	0	0	手法不正确扣4分;手法不熟练扣2分
		观察并清洁皮肤,有水疱和破溃及时处理	4	3	2	1	未观察扣1分;未清洁皮肤扣1分;有水疱和破溃未处理扣2分
		协助患者取舒适体位,整理床单位	4	2	0	0	未安置体位扣2分;未整理床单位扣2分

项目	分值	技术操作要求	评分等级 A	B	C	D	评分说明
操作后处置	6	用物按《医疗机构消毒技术规范》处理	2	1	0	0	处置方法不正确扣1分/项,最高扣2分
		洗手	2	0	0	0	未洗手扣2分
		记录	2	1	0	0	未记录扣2分;记录不完全扣1分
评价	6	流程合理,技术熟练,局部皮肤无损伤,询问患者感受	6	4	2	0	一项不合格扣2分,最高扣6分;出现烫伤扣6分
理论提问	10	拔罐的禁忌证	5	3	0	0	回答不全面扣2分/题;未答出扣5分/题
		拔罐的注意事项	5	3	0	0	
得　分							

9 火龙罐

一、技术简介

火龙罐疗法是一种利用专用器具火龙罐及特质的艾炷,在患处、穴位、经络上行推拿、揉痧、按摩、点穴、熨烫、艾灸,以达到祛寒、除湿、化瘀目的的一种自然疗法。

(一)适应证

1. 脊柱软伤类病症:如颈椎病、腰椎间盘突出症、强直性脊柱炎等。
2. 腰背部肌肉损伤:如上背痛、急性腰扭伤、局部肌肉拉伤等。
3. 胃肠类疾病:如便秘、便溏、腹胀、消化不良等。
4. 妇科疾病:如月经不调、痛经、子宫肌瘤等。
5. 中医的风、寒、湿所致的痹症。
6. 外伤骨折后的水肿、中风后遗症、糖尿病微循环障碍所致的酸、麻、胀、痛等。

(二)禁忌证

1. 患有急性疾病者慎用。
2. 接触性过敏或艾烟过敏者慎用。
3. 不明原因出血者慎用。
4. 孕妇腰骶部和腹部慎用。
5. 糖尿病末梢神经损伤者慎用。
6. 过饥、过饱、过劳、餐后1 h内慎用。
7. 严重外伤未缝合伤口局部禁用。
8. 传染性疾病禁用。
9. 情绪激动、精神病患者、醉酒者、吸毒人员禁用。

二、技术操作要求

(一)评估要点

1. 患者基本情况、诊断、证型、临床表现、既往史、过敏史等。
2. 治疗部位的皮肤情况。
3. 对热、疼痛的耐受程度。
4. 女性患者是否处于妊娠期、月经期。
5. 患者认知能力、心理状况、依从性等。

(二)操作要点

1. 洗手,轻插艾炷,防止破碎。
2. 点燃艾炷,火焰对准艾炷圆边和中心,防止火焰过大烧到罐口。
3. 一摸二测三观察:一摸罐口有无破裂,二测罐口温度是否过高,三观察艾炷燃烧升温是否均匀,升温是否正常。

4.患者做好治疗前准备,摆好体位、脱衣、暴露施罐部位,盖上浴巾注意保暖;治疗时手掌的小鱼际先接触皮肤然后再落罐。

5.持罐,结合揉、碾、推、按、点、摇、闪、震、熨、烫等不同手法正旋、反旋、摇拨、摇震罐体作用于皮肤肌肉组织,达到气化和序化作用。

6.每部位治疗20~30 min,致皮肤微微发红发热,具体视疾病情况而定。

7.暂停使用期间或用完罐后必须放置在配套的托盘上,盘内垫湿巾。

（三）注意事项

1.点火时避免烧到罐口,如罐口太热可以扣在放有湿纸巾的罐托上等待片刻,使之迅速降温。

2.操作过程中须不断运罐,不能停留在同一部位过久,操作者小鱼际要时刻感受皮肤温度并做出调整。

3.操作过程中注意把控罐温,注意治疗量和火候,避免过度和不正规晃动,以免艾炷、艾灰脱落,引起烫伤。

（四）操作后处置

1.罐子放置10 min温度降低后,浇水剔除浸湿的残艾。

2.熄灭后的艾炷,应正确处置,放入盛有水的治疗碗中,彻底熄灭,以防复燃,发生火灾。

3.用物按《医疗机构消毒技术规范》处理:火龙罐应一人一用一清洁一消毒,宜专人专用。应先用流动水刷洗,必要时使用清洁剂去除油渍等附着物,然后用含有效氯500~1000 mg/L的溶液或75%酒精浸泡,浸泡时间大于30 min,遇有污染应及时去除污染物,再清洁消毒。如被血液、体液污染时应及时去除污染物,再用含有效氯2000~5000 mg/L消毒液浸泡,浸泡时间大于30 min,清水冲洗,干燥保存。

4.床单、枕巾等直接接触患者的用品应每人次更换,亦可选择使用一次性床单。

5.一次性使用的治疗巾应一人一用一更换,头面部、下肢及足部应区分使用。每次治疗前后,医务人员须按相关要求做好手卫生。

6.职业防护:医务人员应遵循标准预防原则,罐内艾炷燃烧易产生烟雾,有条件者应安装排烟系统。

7.记录:患者的一般情况和治疗局部皮肤情况;治疗时患者的反应及病情变化;异常情况、处理措施及效果等。

（五）评价

1.流程合理、技术熟练。

2.患者能否理解火龙罐疗法的目的,并主动配合。

3.治疗部位、穴位是否准确,体位安排是否合理舒适。

4.治疗后局部皮肤是否潮红;是否达到气化或序化。

5.患者有无皮肤灼伤等。

6.疗效评价标准见《中医护理方案》各病种护理效果评价表。

（六）技术风险点及处理措施

烫伤:如果治疗后出现小水疱,无须处理,会自行吸收;如果水疱较大,可用无菌注射器抽去疱内液体,覆盖无菌纱布,保持干燥,防止感染。

三、操作流程及考核评分标准

火龙罐操作流程

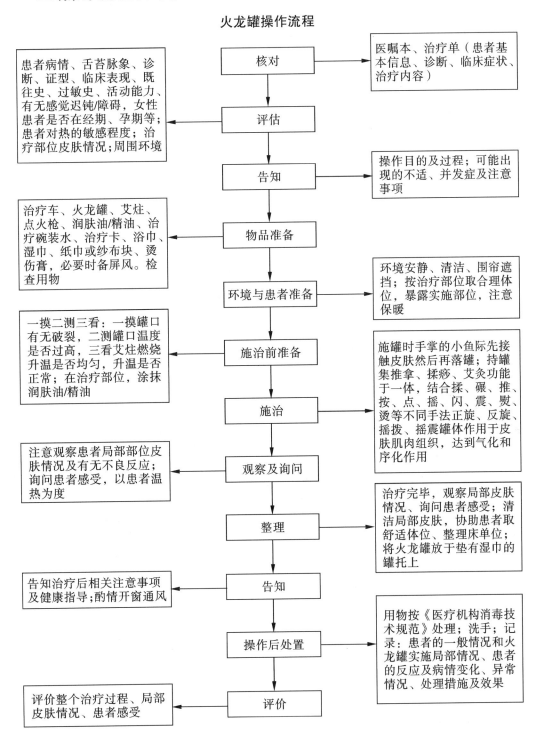

患者病情、舌苔脉象、诊断、证型、临床表现、既往史、过敏史、活动能力、有无感觉迟钝/障碍，女性患者是否在经期、孕期等；患者对热的敏感程度；治疗部位皮肤情况；周围环境

核对 → 医嘱本、治疗单（患者基本信息、诊断、临床症状、治疗内容）

评估

告知 → 操作目的及过程；可能出现的不适、并发症及注意事项

治疗车、火龙罐、艾炷、点火枪、润肤油/精油、治疗碗装水、治疗卡、浴巾、湿巾、纸巾或纱布块、烫伤膏，必要时备屏风。检查用物

物品准备

环境与患者准备 → 环境安静、清洁、围帘遮挡；按治疗部位取合理体位，暴露实施部位，注意保暖

一摸二测三看：一摸罐口有无破裂，二测罐口温度是否过高，三看艾炷燃烧升温是否均匀，升温是否正常；在治疗部位，涂抹润肤油/精油

施治前准备

施治 → 施罐时手掌的小鱼际先接触皮肤然后再落罐；持罐集推拿、揉痧、艾灸功能于一体，结合揉、碾、推、按、点、摇、闪、震、熨、烫等不同手法正旋、反旋、摇拨、摇震罐体作用于皮肤肌肉组织，达到气化和序化作用

注意观察患者局部部位皮肤情况及有无不良反应；询问患者感受，以患者温热为度

观察及询问

整理 → 治疗完毕，观察局部皮肤情况、询问患者感受；清洁局部皮肤，协助患者取舒适体位、整理床单位；将火龙罐放于垫有湿巾的罐托上

告知治疗后相关注意事项及健康指导；酌情开窗通风

告知

操作后处置 → 用物按《医疗机构消毒技术规范》处理；洗手；记录：患者的一般情况和火龙罐实施局部情况、患者的反应及病情变化、异常情况、处理措施及效果

评价整个治疗过程、局部皮肤情况、患者感受

评价

火龙罐操作考核评分标准

项目	分值	技术操作要求	评分等级 A	B	C	D	评分说明
仪表	2	仪表端庄、服装、鞋帽整洁,态度和蔼	2	1	0	0	一项未完成扣1分
核对	2	核对医嘱	2	1	0	0	未核对扣2分;内容不全扣1分
评估	7	1. 患者病情、舌苔脉象、诊断、证型、临床表现、既往史、过敏史、活动能力、有无感觉迟钝/障碍,女性患者是否在经期、孕期等 2. 患者对热的敏感程度 3. 治疗部位皮肤情况 4. 周围环境	7	5	3	0	一项未完成扣1分
告知	3	解释作用、操作方法、局部感受,取得患者配合	3	2	1	0	一项未完成扣1分
用物准备	5	洗手,戴口罩	2	1	0	0	未洗手扣1分;未戴口罩扣1分
		备齐、检查用物,点燃艾炷	3	2	1		少备一项扣1分;未检查一项扣1分,最高扣3分
环境与患者准备	7	病室整洁、光线明亮,避免对流风	2	1	0		未进行环境准备扣2分;准备不全扣1分
		协助患者取舒适体位	2	1	0		未进行体位摆放扣2分;体位不舒适扣1分
		暴露治疗部位皮肤,注意保暖,保护隐私	3	2	1	0	一项未做到扣1分
操作过程	52	核对医嘱	2	1	0	0	未核对扣2分;内容不全扣1分
		确定治疗部位,一摸二测三观察:一摸罐口有无破裂,二测罐口温度是否过高,三看观察艾炷燃烧升温是否均匀,升温是否正常	5	3	2	1	未确定施罐部位扣2分;穴位不准确扣2分,一项未检查扣2分
		涂少量润滑油于治疗部位,施罐时手掌的小鱼际先接触皮肤然后再落罐,结合揉、碾、推、按、点、摇、闪、震、熨、烫等不同手法正旋、反旋、摇拨、摇振罐体作用于皮肤肌肉组织,达到气化和序化作用	20	15	10	5	一种手法不正确扣2分,未达到气化和序化扣5分
		治疗过程中随时观察艾炷燃烧情况、皮肤颜色及询问患者感觉	6	4	2	0	一项未做到扣2分
		治疗结束,清洁局部皮肤,观察局部皮肤情况、询问患者感受;协助患者取舒适体位,整理床单位	4	2	0	0	一项未做到扣2分
		将火龙罐放于垫有湿巾的罐托上,放置10 min温度降低后,用水熄灭	5	3	2	1	一项未做到扣2分
		告知相关注意事项,实施健康教育	4	2	0	0	一项未做到扣2分
		用物分类处理	4	2	0	0	一项未做到扣2分
		洗手,再次核对	2	1	0	0	未洗手扣1分;未核对扣1分

项目	分值	技术操作要求	评分等级				评分说明
			A	B	C	D	
操作后处置	6	用物按《医疗机构消毒技术规范》处理	2	1	0	0	处置方法不正确扣1分/项,最高扣2分
		洗手	2	0	0	0	未洗手扣2分
		记录	2	1	0	0	未记录扣2分;记录不全扣1分
评价	6	流程合理、技术熟练、局部皮肤无损伤、询问患者感受	6	4	2	0	一项不合格扣2分,最高扣6分;出现烫伤扣6分
理论提问	10	火龙罐疗法的禁忌证	5	3	0	0	回答不全面扣2分/题;未答出扣5分/题
		火龙罐疗法的注意事项	5	3	0	0	
得　分							

10 药物罐

一、技术简介

药物罐是将拔罐法与中药疗法相结合的一种治疗方法,是以竹罐或木罐为工具,并浸泡药液煎煮后,利用热力排除罐内空气,造成罐内负压,使罐吸附于腧穴或相应体表部位,使局部皮肤充血、瘀血,达到防治疾病目的的一种外治疗法。

(一)适应证

1.风湿痹证,各种神经麻痹,急慢性疼痛,关节疼痛,腰背酸痛,腰肌劳损等。

2.外感风寒,咳嗽气喘,哮喘,脘腹胀满,消化不良,腹痛,泄泻,口眼歪斜等。

3.疮疡将溃或已溃脓毒不泄的外科疾患、扭伤、痈肿疮毒,以及蛇伤急救排毒等。

(二)禁忌证

1.急性严重疾病、接触性传染病、严重心脏病禁用。

2.皮肤过敏、传染性皮肤病及皮肤肿瘤(肿块)部、皮肤溃烂部位禁用。

3.血小板减少性紫癜、白血病及血友病等出血性疾病禁用。

4.孕妇腹部及腰骶部禁用。

5.心前区、体表大动脉搏动处、静脉曲张处及其他大血管部位禁用。

6.精神分裂症、抽搐、高度神经质及不合作者禁用。

7.急性外伤性骨折、中度和重度水肿部位禁用。

8.瘰疬、疝气处及活动性肺结核禁用。

9.对糖尿病患者、皮肤容易破溃者、皮下组织容易出血者等,应慎用。

二、技术操作要求

(一)评估要点

1.患者基本情况、诊断、证型、临床表现、既往史、过敏史等。

2.治疗部位的皮肤情况。

3.对热、疼痛的耐受程度。

4.女性患者是否处于妊娠期、月经期。

5.患者认知能力、目前心理状况、依从性等。

(二)操作要点

1.煮药罐:将某些药物配伍组方,以布做成药包放入锅内浸泡半小时后煮沸半小时左右,再将完好的竹罐放入锅内煮 5 ~ 10 min。

2.拔罐:用弯钳将罐夹出,罐口向下,甩去水珠,迅速投入另一手持的毛巾中,吸去表面水分后立即扣按在需要治疗的部位上,使之吸牢。

3.留罐:5~10 min,每日一次,一次可拔6~10罐。留罐过程中随时观察罐口吸附情况、皮肤颜色和患者全身情况。

4.起罐:先用一只手握住罐具,使之稍稍倾斜,用另一只手拇指或示指在罐口边缘下压皮肤,使气体进入罐内,将罐具取下。

（三）注意事项

1.病室保持冷暖适宜,避免直接吹风,防止受凉。

2.拔罐应选择肌肉丰厚的部位,尽量避开骨骼凹凸不平处、毛发较多处、瘢痕处防罐具脱落。

3.拔罐时患者体位应舒适、持久,充分暴露治疗部位,局部宜舒展、松弛,勿移动体位,以防罐具脱落。

4.老年人、儿童、体质虚弱及初次接受拔罐者,拔罐数量宜少,留罐时间宜短。

5.拔罐时动作要轻、快、稳、准。

6.拔罐后24 h内避免沐浴、游泳。治疗期间禁食生冷、海鲜、辛辣刺激性食物。

（四）操作后处置

1.用过的竹罐,按《医疗机构消毒技术规范》处理。

2.床单、枕巾等直接接触患者的用品应每人次更换,亦可选择使用一次性床单。

3.一次性使用的治疗巾应一人一用一更换,头面部、下肢及足部应区分使用。每次治疗前后,医务人员须按相关要求做好手卫生。

4.职业防护:医务人员应遵循标准预防原则,拔罐时有蒸汽,操作者应熟练操作避免烫伤。

5.记录:患者的一般情况和拔罐局部皮肤情况;拔罐时患者的反应及病情变化;异常情况、处理措施及效果等。

（五）评价

1.流程合理、技术熟练。

2.患者能否理解罐法的目的,并主动配合。

3.拔罐部位是否准确,体位安排是否合理舒适。

4.拔罐后局部皮肤颜色;患者是否觉得肌肉松解,症状缓解。

5.患者是否安全,有无水疱、烫伤。

6.疗效评价标准见《中医护理方案》各病种护理效果评价表。

（六）技术风险点及处理措施

1.晕罐:若发生晕罐,应立即起罐,使患者头低位平卧,注意保暖,轻者一般休息片刻或饮温开水后即可恢复;重者可掐按人中、内关、足三里即可恢复;严重时按晕厥处理。

2.烫伤:如果拔罐后出现小水疱,无须处理,会自行吸收;如果水疱较大,可用无菌注射器抽去疱内液体,外涂烫伤膏,覆盖无菌纱布,保持干燥,防止感染。

3.疼痛:拔罐过程中如果出现拔罐局部疼痛,应立即起罐或适当放气。

三、操作流程及考核评分标准

药物罐操作流程

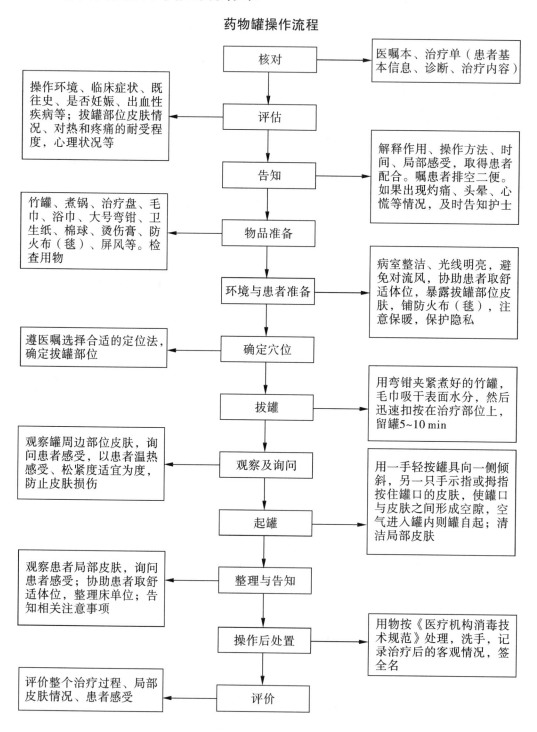

核对 → 医嘱本、治疗单（患者基本信息、诊断、治疗内容）

操作环境、临床症状、既往史、是否妊娠、出血性疾病等；拔罐部位皮肤情况、对热和疼痛的耐受程度，心理状况等 ← 评估

告知 → 解释作用、操作方法、时间、局部感受，取得患者配合。嘱患者排空二便。如果出现灼痛、头晕、心慌等情况，及时告知护士

竹罐、煮锅、治疗盘、毛巾、浴巾、大号弯钳、卫生纸、棉球、烫伤膏、防火布（毯）、屏风等。检查用物 ← 物品准备

环境与患者准备 → 病室整洁、光线明亮，避免对流风，协助患者取舒适体位，暴露拔罐部位皮肤，铺防火布（毯），注意保暖，保护隐私

遵医嘱选择合适的定位法，确定拔罐部位 ← 确定穴位

拔罐 → 用弯钳夹紧煮好的竹罐，毛巾吸干表面水分，然后迅速扣按在治疗部位上，留罐5~10 min

观察罐周边部位皮肤，询问患者感受，以患者温热感受、松紧度适宜为度，防止皮肤损伤 ← 观察及询问

起罐 → 用一手轻按罐具向一侧倾斜，另一只手示指或拇指按住罐口的皮肤，使罐口与皮肤之间形成空隙，空气进入罐内则罐自起；清洁局部皮肤

观察患者局部皮肤，询问患者感受；协助患者取舒适体位，整理床单位；告知相关注意事项 ← 整理与告知

操作后处置 → 用物按《医疗机构消毒技术规范》处理，洗手，记录治疗后的客观情况，签全名

评价整个治疗过程、局部皮肤情况、患者感受 ← 评价

药物罐操作考核评分标准

项目		分值	技术操作要求	评分等级				评分说明
				A	B	C	D	
仪表		2	仪表端庄、戴表	2	1	0	0	一项未完成扣1分
核对		2	核对医嘱	2	1	0	0	未核对扣2分;内容不全面扣1分
评估		7	临床症状、既往史、是否妊娠、出血性疾病等	4	3	2	1	一项未完成扣1分
			拔罐部位皮肤情况,对热和疼痛的耐受程度	3	2	1	0	一项未完成扣1分
告知		3	解释作用、操作方法、局部感受,取得患者配合	3	2	1	0	一项未完成扣1分
用物准备		5	洗手,戴口罩	2	1	0	0	未洗手扣1分;未戴口罩扣1分
			备齐并检查用物	3	2	1	0	少备一项扣1分;未检查一项扣1分,最高扣3分
环境与患者准备		7	病室整洁、光线明亮,避免对流风	2	1	0	0	未进行环境准备扣2分;准备不全扣1分
			协助患者取舒适体位	2	1	0	0	未进行体位摆放扣2分;体位不舒适扣1分
			暴露拔罐部位皮肤,注意保暖,保护隐私	3	2	1	0	未充分暴露拔罐部位扣1分;未保暖扣1分;未保护隐私扣1分
操作过程	拔罐	34	核对医嘱	2	1	0	0	未核对扣2分;内容不全面扣1分
			确定拔罐部位	4	2	0	0	未确定拔罐部位扣4分;穴位不准确扣2分
			将中药包放入锅内煮半小时左右,投入竹罐同煮10~15 min,即可使用	4	2	0	0	竹罐煎煮方法不符合要求扣2分,最高扣4分
			用弯钳夹紧煮好的竹罐,毛巾吸干表面水分,然后准确扣按在选定的部位。留罐5~10 min	12	8	4	0	方法不正确扣4分;力度太大扣4分
			随时观察罐的松紧度,防止过紧损伤皮肤	8	4	0	0	未询问松紧度扣4分;拔罐时间不合理扣4分
			观察拔罐部位皮肤,询问患者感受,以患者感受调整罐的松紧度,必要时及时起罐	4	3	2	1	未观察皮肤扣2分;未询问患者感受扣1分;未及时起罐扣1分
	起罐	18	起罐时,用一手轻按罐具向一侧倾斜,另一只手示指或拇指按住罐口的皮肤,使罐口与皮肤之间形成空隙,空气进入罐内则罐自起。起罐后,清洁局部皮肤	4	2	0	0	起罐方法不正确扣2分;未清洁皮肤扣2分
			观察患者局部皮肤,询问患者感受	4	2	0	0	拔罐后未观察皮肤扣2分;未询问患者感受扣2分
			协助患者取舒适体位,整理床单位	4	2	0	0	未安置体位扣2分;未整理床单位扣2分
			告知相关注意事项	4	3	2	1	注意事项内容少一项扣1分
			洗手,再次核对	2	1	0	0	未洗手扣1分;未核对扣1分

项目	分值	技术操作要求	评分等级 A	B	C	D	评分说明
操作后处置	6	用物按《医疗机构消毒技术规范》处理	2	1	0	0	处置方法不正确扣1分/项,最高扣2分
		洗手	2	0	0	0	未洗手扣2分
		记录	2	1	0	0	未记录扣2分;记录不完全扣1分
评价	6	流程合理、技术熟练、局部皮肤无损伤、询问患者感受	6	4	2	0	一项不合格扣2分,最高扣6分;出现烫伤扣6分
理论提问	10	药物罐的禁忌证	5	3	0	0	回答不全面扣2分/题;未答出扣5分/题
		药物罐的注意事项	5	3	0	0	
得　分							

11　游走罐

一、技术简介

游走罐是以罐为工具,在病变部位涂以适量润滑剂,利用燃烧热力排出罐内空气形成负压,使罐吸着于皮肤以后,以手推动罐具,在病变部位循经滑动,以扩大吸拔面积,使皮肤产生潮红或出痧变化,利用其活血化瘀、疏通经络,调整脏腑功能,从而达到防病治病目的的一种操作技术。

(一)适应证

本疗法最适合于面积宽大、肌肉丰厚的部位,如胸背、腰腹、四肢等部位。凡外感积聚、沉寒痼冷、气血瘀滞、筋脉失养、脏腑功能失调、经络不通等都可以采用这种手法。

1. 风寒湿痹而致的腰背酸痛。
2. 胃肠功能紊乱、心悸、失眠、便秘、寒湿久痢、肌肉萎缩。
3. 虚寒性咳嗽。
4. 亚健康状态。

(二)禁忌证

1. 高热抽搐、痉挛、急性软组织损伤、外伤者禁用。
2. 局部有皮肤过敏、破溃、皮肤传染病者禁用。
3. 女性经期、孕妇腹部及腰骶部禁用。
4. 有凝血机制障碍、水肿及大血管处禁用。
5. 过度疲劳、饥饿、大渴、醉酒的人不宜马上进行游走罐,应休息恢复后再行操作。
6. 有出血倾向者,如糖尿病晚期、严重贫血、白血病、再生障碍性贫血和血小板减少患者禁用。

二、技术操作要求

(一)评估要点

1. 患者基本情况、诊断、证型、临床表现、既往史(如严重的心肺疾患、是否做过大手术)等。
2. 走罐部位皮肤情况。
3. 疼痛的耐受程度。
4. 女性患者是否处于妊娠期、月经期。

5.患者认知能力、心理状况、依从性等。

（二）操作要点

1.检查罐口边缘是否光滑,在选定部位上涂抹润滑油。

2.点火时酒精棉球干湿度适宜,勿烧罐口,稳、准、快速将罐吸附于相应的部位上。

3.手握罐的下半部,即后半边着力,前半边不着力,慢慢向前推动,或后半边不着力,前半边略着力向后拉动。这样在皮肤表面上下或左右来回推拉移动数次,直至局部皮肤呈现潮红、深红或出痧。

4.走罐的方向要与躯体解剖特点一致。腰背部走罐,一般沿脊柱上下推拉;胸肋部走罐,一般沿肋骨走向推拉;肩部走罐,一般沿斜方肌和肩胛骨方向推拉;腹部走罐,宜于旋转移动;四肢走罐,一般沿长轴方向来回推拉。

5.局部走罐:以病变部位为中心,进行较小范围的上、下、左、右旋转推行。如肩周炎,可以在肩部做顺逆时针走向的缓慢旋转。

6.循经走罐:以与病变相关连的经脉为主,进行较大范围的循经走罐治疗。如膀胱经上下往返移动的走罐。

7.需要加大力度时,加大罐内负压即可,走罐法的刺激力度较大,疼痛感较强,应注意力度的控制,以人体可以接受的程度为限,随时调整。

（三）注意事项

1.遵医嘱实施拔罐,操作环境空气清新、保暖舒适。

2.患者采取合理舒适体位,进入安静放松状态,充分暴露拔罐部位,注意保暖,保护患者隐私。

3.操作前检查罐口是否光滑,罐体有无裂痕,根据不同部位,选用大小适宜的火罐。

4.点火时酒精棉球干湿度适宜,勿烧罐口,防止烫伤。

5.罐体游走过程中观察火罐吸附情况和皮肤颜色,询问患者感受,如有不适及时起罐,防止烫伤。

6.拔罐动作要稳、准、快,起罐时切勿强拉。

7.起罐后,局部皮肤一般呈现红晕或紫红色,为正常现象,会自行消退。如果局部瘀血严重,不宜在原部位再拔。

8.治疗后饮一杯热水或红糖水以补充消耗的津液,促进新陈代谢,加速代谢产物的排出。

9.为避免风寒之邪侵袭,须待皮肤毛孔闭合恢复原状后,方可洗浴,一般 4~6 h。

10.走罐后 1~2 d 内,如走罐部位出现疼痛、痒、虫行感、冒冷/热气或皮肤表面出现风疹样变化等现象,均为正常,提前做好告知。

（四）操作后处置

1.协助患者清洁皮肤部位油渍、润肤剂等,协助衣着,注意保暖。

2.毛巾、浴巾等一人一用一更换,用后送洗消毒,每次治疗前后,医务人员须按相关要求做好手卫生。

3.罐具应一人一用一清洗一消毒,使用专用水池。罐具消毒方法首选由消毒供应中心集中处置。条件不具备者,流动水下清洗罐具,再将清洗后的罐具完全浸泡于有效氯500 mg/L的含氯消毒液加盖(罐内如存有血液、体液、分泌物等,应先去除污染,流动水下冲洗后,用医用酶洗液浸泡刷洗、清水冲洗,浸泡于有效氯2000 mg/L的含氯消毒液或其他同等作用且合法有效的消毒剂中),浸泡时间大于30 min,再用清水冲洗干净,干燥保存备用。

4.职业防护:医务人员应遵循标准预防原则。

5.记录患者的一般情况和操作后局部皮肤情况;操作过程中患者的反应及病情变化;异常情况、处理措施及效果等。

（五）评价

1.流程合理、技术熟练。

2.患者能否理解此次操作的目的,并主动配合。

3.体位安排是否合理舒适。

4.操作后局部皮肤情况,走罐力度是否合适,症状有无缓解。

5.患者是否安全,操作过程有无皮肤损伤。

6.疗效评价标准见《中医护理方案》各病种护理效果评价表。

（六）技术风险点及处理措施

1.晕罐:游走罐过程中,患者感觉心慌、头晕目眩、恶心欲吐、面色苍白、出冷汗,脉象微弱等立即停止操作,取头低足高位平卧,注意保暖,轻者一般休息片刻或饮温开水后即可恢复;重者按压内关、合谷等穴,一般情况数分钟即可恢复,严重时报告医生按晕厥处理。

2.烫伤:如果局部出现小水疱,可不必处理;如果水疱较大,局部消毒后,用无菌注射器抽出疱液,消毒,覆盖无菌纱布,防止皮肤感染。

三、操作流程及考核评分标准

游走罐操作流程

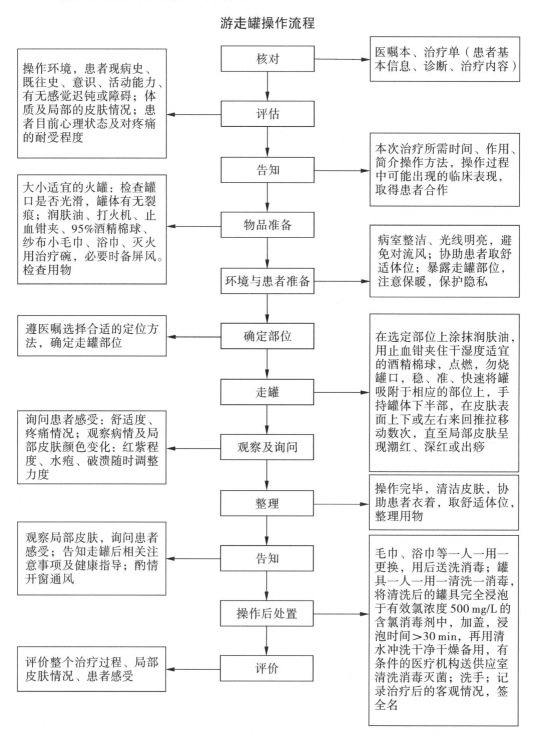

操作环境，患者现病史、既往史、意识、活动能力、有无感觉迟钝或障碍；体质及局部的皮肤情况；患者目前心理状态及对疼痛的耐受程度 ← 评估

核对 → 医嘱本、治疗单（患者基本信息、诊断、治疗内容）

告知 → 本次治疗所需时间、作用、简介操作方法，操作过程中可能出现的临床表现，取得患者合作

大小适宜的火罐：检查罐口是否光滑，罐体有无裂痕；润肤油、打火机、止血钳夹、95%酒精棉球、纱布小毛巾、浴巾、灭火用治疗碗，必要时备屏风。检查用物 ← 物品准备

环境与患者准备 → 病室整洁、光线明亮，避免对流风；协助患者取舒适体位；暴露走罐部位，注意保暖，保护隐私

遵医嘱选择合适的定位方法，确定走罐部位 ← 确定部位

走罐 → 在选定部位上涂抹润肤油，用止血钳夹住干湿度适宜的酒精棉球，点燃，勿烧罐口，稳、准、快速将罐吸附于相应的部位上，手持罐体下半部，在皮肤表面上下或左右来回推拉移动数次，直至局部皮肤呈现潮红、深红或出痧

询问患者感受：舒适度、疼痛情况；观察病情及局部皮肤颜色变化：红紫程度、水疱、破溃随时调整力度 ← 观察及询问

整理 → 操作完毕，清洁皮肤，协助患者衣着，取舒适体位，整理用物

观察局部皮肤，询问患者感受；告知走罐后相关注意事项及健康指导；酌情开窗通风 ← 告知

操作后处置 → 毛巾、浴巾等一人一用一更换，用后送洗消毒；罐具一人一用一清洗一消毒，将清洗后的罐具完全浸泡于有效氯浓度500 mg/L的含氯消毒剂中，加盖，浸泡时间＞30 min，再用清水冲洗干净干燥备用，有条件的医疗机构送供应室清洗消毒灭菌；洗手；记录治疗后的客观情况，签全名

评价整个治疗过程、局部皮肤情况、患者感受 ← 评价

游走罐操作考核评分标准

项目	分值	技术操作要求	评分等级				评分说明
			A	B	C	D	
仪表	2	仪表端庄、戴表	2	1	0	0	一项未完成扣1分
核对	2	双人核对医嘱:姓名、性别、年龄、住院号、诊断、医嘱、拔罐部位	2	1	0	0	未核对扣2分;内容不全面扣1分
评估	6	患者病情、舌脉、既往史、过敏史、血液疾病史、意识、活动能力、有无感觉迟钝/障碍、是否在孕期或经期,患者体质及拔罐部位皮肤情况	4	3	2	1	一项未完成扣1分
		患者心理状态及对疼痛的耐受程度,周围环境	2	1	0	0	一项未完成扣1分
告知	4	操作目的、过程,可能出现的不适,并发症及注意事项,取得患者配合	4	3	2	1	一项未完成扣1分
用物准备	7	洗手,戴口罩	2	1	0	0	未洗手扣1分;未戴口罩扣1分
		备齐并检查用物:手消毒液、大小适宜的火罐、润肤油、打火机、止血钳、95%酒精棉球、酒精灯、纱布或纸巾、浴巾、灭火用广口瓶(内盛清水),必要时备屏风	5	4	3	2	少备一项扣1分;未检查一项扣1分,最高扣5分
环境与患者准备	7	病室整洁、无易燃易爆物品,光线明亮,保护隐私,注意保暖,避免对流风	3	2	1	0	一项未完成扣1分,最高扣3分
		患者排二便,协助取舒适体位,充分暴露拔罐部位	4	3	2	1	未进行体位摆放扣2分;体位不舒适扣1分;未充分暴露拔罐部位扣1分
操作过程	50	再次核对医嘱:姓名、性别、年龄、住院号、诊断、医嘱、拔罐部位	2	1	0	0	未核对扣2分;内容不全面扣1分
		用止血钳夹住干湿度适宜的酒精棉球,点燃,勿烧罐口,稳、准、快速将罐吸附于相应的部位上;手握罐体下半部,在皮肤表面上下或左右来回推拉移动数次,直至局部皮肤呈现潮红、深红或出痧	20	15	10	4	酒精棉球过湿扣2分;部位不准确扣2分;吸附不牢扣2分;手法不准确扣2分;动作生硬扣2分;烧罐口扣2分
		灭火动作规范	4	3	2	0	灭火不完全扣4分;未放入相应灭火容器扣2分
		询问患者感受:舒适度、疼痛情况	2	1	0	0	未询问患者感受扣2分;内容不全面扣1分
		观察病情及局部皮肤颜色变化:红紫程度、水疱、破溃,随时调整力度	6	2	0	0	未观察皮肤扣3分,未观察病情扣3分
		操作完毕,清洁皮肤,有水疱或破溃时,及时处理	4	2	0	0	未清洁皮肤扣2分;有水疱或破溃未处理扣2分

项目	分值	技术操作要求	评分等级				评分说明
			A	B	C	D	
操作过程	50	协助患者取舒适体位,整理床单位	4	3	2	1	未安置体位扣2分;未整理床单位扣2分
		告知走罐后相关注意事项及健康指导	4	2	0	0	未告知扣4分;告知不全扣2分
		洗手,再次核对,记录时间	4	2	0	0	未洗手扣1分;未核对扣1分;未记录时间扣2分
操作后处置	6	用物按《医疗机构消毒技术规范》处理	4	1	0	0	处置方法不正确扣1分/项,最高扣2分
		洗手	2	0	0	0	未洗手扣2分
		记录	2	1	0	0	未记录扣2分;记录不完全扣1分
评价	6	流程合理、技术熟练、局部皮肤无损伤、询问患者感受	6	4	2	0	一项不合格扣2分,最高扣6分;出现皮肤破损扣6分
理论提问	10	游走罐的禁忌证	5	3	0	0	回答不全面扣2分/题;未答出扣5分/题
		游走罐的注意事项	5	3	0	0	
得　分							

12　火龙灸

一、技术简介

火龙灸是在人体背部或腹部进行的一种大面积灸法,通过循经点燃艾绒及酒精,配合药酒纱布,使温热及药酒之力,通过经络,深入组织内部,循经运行,以达到温肾助阳、温经散寒、活血止痛、补气养血、疏风散寒、扶正祛邪目的的一种治疗方法。

(一)适应证

1. 补肾壮阳、填精益髓:适用于亚健康状态及阳虚体质,如手足冰冷、疲劳乏力、腰膝酸软、头晕健忘、失眠多梦等。

2. 温经散寒、通络祛风、滋补肝肾:适用于各类痹症(疼痛类疾病),如颈椎病、腰椎间盘突出症、风湿类疾病、膝关节病、背部肌肉疼痛、肩周炎等。

3. 活血养血、通经活络:适用于各类瘀血证,如瘀血导致的腹痛、胃痛、带下、痛经等。

(二)禁忌证

1. 实热证、阴虚发热者应慎灸。

2. 皮肤破损者、炎症部位禁灸。

3. 肿瘤患者、孕妇、老年骨质疏松者等禁灸。

4. 一般空腹、过饱、醉酒、极度疲劳和对灸法恐惧者应慎施灸。

5. 无自制能力的人,如精神病患者等禁灸。

6. 酒精过敏者禁灸。

二、技术操作要求

(一)评估要点

1. 患者基本情况、诊断、证型、临床表现、既往史、过敏史等。

2. 施灸部位的皮肤情况。

3. 对热的耐受程度。

4. 女性患者是否处于妊娠期、月经期。

5. 患者认知能力、目前心理状况、依从性等。

(二)操作要点

1. 根据患者病情选择合适的灸疗药酒和施灸部位。

2. 治疗部位周围铺防火布(毯),可在施灸部位上放置2~3个皮温计,先覆盖温热的药酒纱布,铺盖一条干大毛巾(叠两层),再铺一条温湿小毛巾。

3. 在患者治疗部位放置艾绒,稳妥固定,将助燃剂(95%酒精)缓慢而均匀、自上而下喷洒在艾绒上。

4. 点燃酒精及艾绒,可看到施灸部位形成一条"火龙"。准备一条湿毛巾,10~20 s后(当患者有热感时或皮温计在 45 ℃),立刻用湿毛巾从侧面扑灭火龙。灭火后若患者感觉局部灼热,可轻抬毛巾降温,当温度合适后,用双手由上至下按压局部穴位,以促进热力的渗透。

5. 注意保持恒温,撒 95% 酒精、点火、灭火的一系列动作被称为 1 壮,重复上述操作,施灸 3 壮后翻转艾绒,使艾绒充分利用,再施灸 2 壮,总共 5 壮。注意观察施灸部位的肤色,以局部潮红,或伴局部有汗为度。治疗时间为 15~20 min。

6. 治疗结束后,将所有毛巾移开,清洁皮肤。嘱患者注意保暖,饮用适量温开水。

(三)注意事项

1. 治疗前告知患者操作方法、局部感受、注意事项等,取得患者配合。

2. 协助患者取舒适卧位:原则上要充分暴露施灸部位皮肤,使患者舒适持久,方便术者操作。注意保暖,保护隐私。

3. 注意室温的调节,保持室内空气流通,但应避免直接吹风。施灸期间,告知患者不要随意改变体位,以免烫伤。

4. 根据施灸部位,选择合适的防火布(或防火毯),保证治疗安全。

5. 每次施灸酒精不宜过多,燃灸时间不宜过长,以免烫伤,施灸过程中防止烧损衣物和发生火灾。酒精妥善放置,以防发生意外。

6. 注意施灸的温度,观察局部皮肤有无红肿、丘疹、瘙痒、水疱等过敏现象,防止烫伤。

7. 年老体弱、糖尿病、感觉障碍者,施灸温度不宜过高,避免烫伤。

(四)操作后处置

1. 用物按《医疗机构消毒技术规范》处理:使用的毛巾应一人一用一更换,使用后清洗和消毒,若患处皮肤有破损,上述用品应一人一用一丢弃,如复用应达到灭菌水平。

2. 床单、枕巾等直接接触患者的用品应每人次更换,亦可选择使用一次性床单。

3. 每次治疗前后,医务人员须按要求做好手卫生,遵循标准预防原则。

4. 治疗结束后,将毛巾与艾绒放入水中,完全灭火后再行处置,以防发生意外。

5. 记录:患者的一般情况和施灸局部皮肤情况;施灸时患者的反应及病情变化;异常情况、处理措施及效果等。

(五)评价

1. 流程合理、技术熟练。

2. 患者能否理解火龙灸的目的,并主动配合。

3. 施灸部位是否准确,体位安排是否合理舒适。

4. 患者是否觉得温热、舒适,症状缓解。

5. 患者是否安全,有无皮肤损伤情况。

6. 疗效评价标准见《中医护理方案》各病种护理效果评价表。

(六)技术风险点及处理措施

烫伤:如果灸后出现小水疱,无须处理,会自行吸收;如果水疱较大,可用无菌注射器抽去疱内液体,覆盖消毒纱布,保持干燥,防止感染。

三、操作流程及考核评分标准

火龙灸操作流程

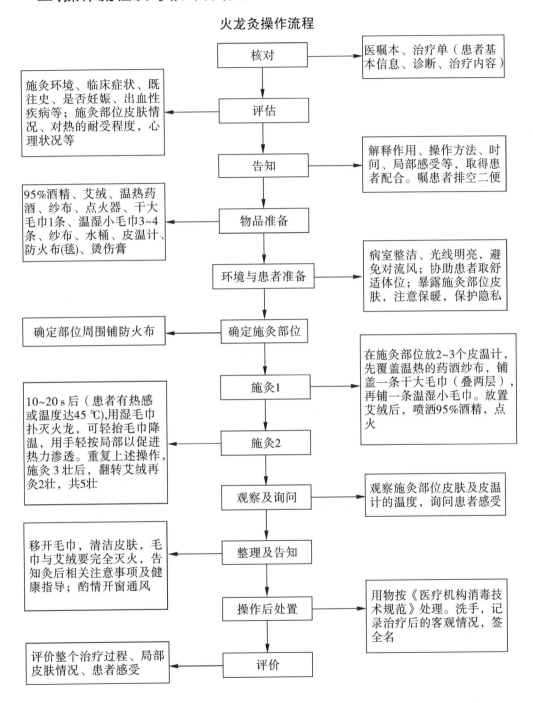

核对 → 医嘱本、治疗单（患者基本信息、诊断、治疗内容）

评估 ← 施灸环境、临床症状、既往史、是否妊娠、出血性疾病等；施灸部位皮肤情况、对热的耐受程度，心理状况等

告知 → 解释作用、操作方法、时间、局部感受等，取得患者配合。嘱患者排空二便

物品准备 ← 95%酒精、艾绒、温热药酒、纱布、点火器、干大毛巾1条、温湿小毛巾3~4条、纱布、水桶、皮温计、防火布(毯)、烫伤膏

环境与患者准备 → 病室整洁、光线明亮，避免对流风；协助患者取舒适体位；暴露施灸部位皮肤，注意保暖，保护隐私

确定施灸部位 ← 确定部位周围铺防火布

施灸1 → 在施灸部位放2~3个皮温计，先覆盖温热的药酒纱布，铺盖一条干大毛巾（叠两层），再铺一条温湿小毛巾。放置艾绒后，喷洒95%酒精，点火

施灸2 ← 10~20 s后（患者有热感或温度达45 ℃),用湿毛巾扑灭火龙，可轻抬毛巾降温，用手轻按局部以促进热力渗透。重复上述操作，施灸3壮后，翻转艾绒再灸2壮，共5壮

观察及询问 → 观察施灸部位皮肤及皮温计的温度，询问患者感受

整理及告知 ← 移开毛巾，清洁皮肤，毛巾与艾绒要完全灭火，告知灸后相关注意事项及健康指导；酌情开窗通风

操作后处置 → 用物按《医疗机构消毒技术规范》处理。洗手，记录治疗后的客观情况，签全名

评价 ← 评价整个治疗过程、局部皮肤情况、患者感受

火龙灸操作考核评分标准

项目	分值	技术操作要求	A	B	C	D	评分说明
仪表	2	仪表端庄、戴表	2	1	0	0	一项未完成扣1分
核对	2	核对医嘱	2	1	0	0	未核对扣2分;内容不全面扣1分
评估	7	临床症状、既往史、是否妊娠、出血性疾病	4	3	2	1	一项未完成扣1分
		施灸位皮肤情况、对热、冷的耐受程度	3	2	1	0	一项未完成扣1分
告知	3	解释作用、操作方法、局部感受,取得患者配合	3	2	1	0	一项未完成扣1分
用物准备	5	洗手,戴口罩	2	1	0	0	未洗手扣1分;未戴口罩扣1分
		备齐并检查用物	3	2	1	0	少备一项扣1分;未检查一项扣1分,最高扣3分
环境与患者准备	7	病室整洁、光线明亮,避免对流风	2	1	0	0	未进行环境准备扣2分;准备不全扣1分
		协助患者取舒适体位	2	1	0	0	未进行体位摆放扣2分;体位不舒适扣1分
		暴露施灸部位皮肤,注意保暖,保护隐私	3	2	1	0	未充分暴露部位扣1分;未保暖扣1分;未保护隐私扣1分
操作过程	52	核对医嘱	2	1	0	0	未核对扣2分;内容不全面扣1分
		确定施灸部位,周围铺防火布(毯),2~3个皮温计	4	2	0	0	未确定施灸部位4分;部位不准确扣2分
		先覆盖温热的药酒纱布,铺盖一条干大毛巾(叠两层),再铺一条温湿小毛巾	4	2	0	0	未放皮温计扣1分;毛巾过干或过湿扣1分;步骤错误扣1分
		循经放置艾绒后,稳妥固定,喷洒95%酒精,点火,可看到施灸部位形成一条火龙	4	2	1	0	酒精超过湿毛巾范围扣2分;喷洒不均匀扣2分
		10~20 s后(患者有热感或温度达45℃),用湿毛巾扑灭火龙,可轻抬毛巾降温,用手轻按局部以促进热力渗透。重复上述操作,施灸3壮后,翻转艾绒再灸2壮,共5壮	16	8	4	0	患者感觉过烫扣4分;未点燃扣2分;温度过高或过低扣6分;时间不符合要求扣4分
		观察施灸部位皮肤情况及皮温计的温度,询问患者感受	4	3	2	1	未观察扣2分;未询问患者感受扣2分
		治疗结束后,移开毛巾,清洁皮肤,毛巾与艾绒完全灭火	4	2	0	0	未清洁皮肤扣2分;未完全灭火扣2分
		协助患者取舒适体位,整理床单位	4	2	0	0	未安置体位扣2分;未整理床单位扣2分
		观察患者局部皮肤,询问患者感受	4	2	0	0	未观察皮肤扣2分;未询问患者感受扣2分
		告知相关注意事项	4	3	2	1	注意事项内容少一项扣2分,最高扣4分
		洗手,再次核对	2	1	0	0	未洗手扣1分;未核对扣1分

项目	分值	技术操作要求	评分等级 A	B	C	D	评分说明
操作后处置	6	用物按《医疗机构消毒技术规范》处理	2	1	0	0	处置方法不正确扣1分/项，最高扣2分
		洗手	2	0	0	0	未洗手扣2分
		记录	2	1	0	0	未记录扣2分；记录不完全扣1分
评价	6	流程合理、技术熟练、局部皮肤无损伤、询问患者感受	6	4	2	0	一项不合格扣2分，最高扣6分；出现烫伤扣6分
理论提问	10	火龙灸的禁忌证	5	3	0	0	回答不全面扣2分/题；未答出扣5分/题
		火龙灸的注意事项及适应证	5	3	0	0	
得　分							

13 悬 灸

一、技术简介

悬灸技术是以艾绒或以艾绒为主要成分制成的艾条,将一端点燃后悬于体表的穴位或部位之上,与之保持一定距离,使热力较为温和地作用于施灸部位,达到温经通络、活血行气、散寒祛湿、消肿散结、回阳救逆及预防保健的作用。分为温和灸、回旋灸、雀啄灸。

(一)适应证

1. 温经散寒:风寒湿痹和寒邪所致的胃脘痛、腹痛、泄泻、痢疾、关节炎、痛经、闭经等病症。
2. 扶阳固脱:虚寒证、寒厥证、虚脱证和中气不足、阳气下陷而引起的遗尿、久泻、脱肛、阴挺、崩漏、带下等病症。
3. 消瘀散结:气血凝滞所致的乳痈初起、瘰疬、瘿瘤等病症。
4. 引热外行:某些热性病,如疖肿、带状疱疹、丹毒、甲沟炎等。
5. 防病保健:可以激发人体正气,增强抗病能力,起到防病保健的作用。
6. 减肥美容等。

(二)禁忌证

1. 颜面部、大血管处、关节活动部位慎灸,以免烫伤,形成瘢痕。
2. 空腹、过饱、醉酒、极度疲劳和对灸法恐惧者应慎施灸。
3. 孕妇的腹部和腰骶部、乳头、外生殖器等,不宜施灸。
4. 实热证、阴虚发热者慎用,如高热、高血压危象等。
5. 某些传染性皮肤病、昏迷、抽搐或身体极度衰竭、形瘦骨立等禁灸。
6. 对艾叶过敏者、经常性的皮肤过敏者,有严重的气管炎、哮喘等禁灸。
7. 无自制能力的人,如精神病患者等禁灸。

二、技术操作要求

(一)评估要点

1. 病室环境及温度。
2. 患者基本情况、诊断、证型、临床表现、既往史、过敏史等。
3. 艾灸部位的皮肤情况,对热、痛的耐受程度。
4. 女性患者是否处于妊娠期、月经期。
5. 患者认知能力、目前心理状况、依从性等。

(二)操作要点

1. 温和灸:将艾条的一端点燃,对准施灸部位,距离皮肤 2～3 cm 处进行熏灸,使患者局部有温热感而无灼痛为宜,灸至局部皮肤红晕为度。一般每穴灸 10～15 min。

2.雀啄灸:将艾条的一端点燃,置于施灸部位皮肤的上方,但不固定在一定的距离,运用腕部力量,像鸟雀啄食一样上下移动施灸,以给局部一个变量的刺激。一般每穴灸 10~15 min。

3.回旋灸:施灸时,艾条点燃的一端与施灸部位的皮肤保持 2~3 cm 的距离,但不固定在一个点上,而是向左右往返移动或反复旋转进行灸治,移动范围约 3 cm,使皮肤有温热感而无灼痛者为宜。每处灸 10~15 min。

（三）注意事项

1.施灸期间,告知患者不要随意改变体位,以免烫伤。

2.治疗过程中应有专人负责,随时弹去艾灰,以免艾灰烫伤患者皮肤和烧坏衣物,密切观察患者皮肤情况,询问患者有无不适。

3.治疗结束后,嘱患者缓慢坐起,饮适量温开水,休息片刻再外出,注意避风保暖。

4.同时灸几个穴位时,应遵循先上后下、先灸头顶、胸背,后灸腹部、四肢。

5.对于局部知觉减退的患者,操作者可将示指、中指两指分开后置于施灸部位的两侧,来测知患者局部的受热程度。

6.根据施灸部位,选择合适的防火布(或防火毯)、必要时备测温仪,保证治疗安全。

（四）操作后处置

1.熄灭后的艾条,应正确处置,可插入小口瓶内,或剪断后投入水中,彻底熄灭,以防复燃,发生火灾。

2.用物按《医疗机构消毒技术规范》处理。

3.床单、枕巾等直接接触患者的用品应每人次更换,亦可选择使用一次性床单。

4.一次性使用的治疗巾应一人一用一更换,头面部、下肢及足部应区分使用。每次治疗前后,医务人员须按相关要求做好手卫生。

5.职业防护:医务人员应遵循标准预防原则,施灸物品燃烧易产生烟雾,有条件者应安装排烟系统。

6.记录:患者的一般情况和施灸局部皮肤情况;施灸时患者的反应及病情变化;异常情况、处理措施及效果等。

（五）评价

1.流程合理、技术熟练。

2.患者能否理解灸法的目的,并主动配合。

3.施灸部位是否准确,体位安排是否合理舒适。

4.施灸后局部皮肤是否潮红;患者是否觉得温热、舒适,症状缓解。

5.患者是否安全,有无皮肤灼伤、烧伤。

6.疗效评价标准见《中医护理方案》各病种护理效果评价表。

（六）技术风险点及处理措施

1.晕灸:若发生晕灸,应立即停止艾灸,使患者头低位平卧,注意保暖,轻者一般休息片刻或饮温开水后即可恢复;重者可指按人中、内关、足三里即可恢复;严重时按晕厥处理。

2.烫伤:如果灸后出现小水疱,无须处理,会自行吸收;如果水疱较大,可用无菌注射器抽去疱内液体,覆盖无菌纱布,保持干燥,防止感染。

三、操作流程及考核评分标准

悬灸操作流程

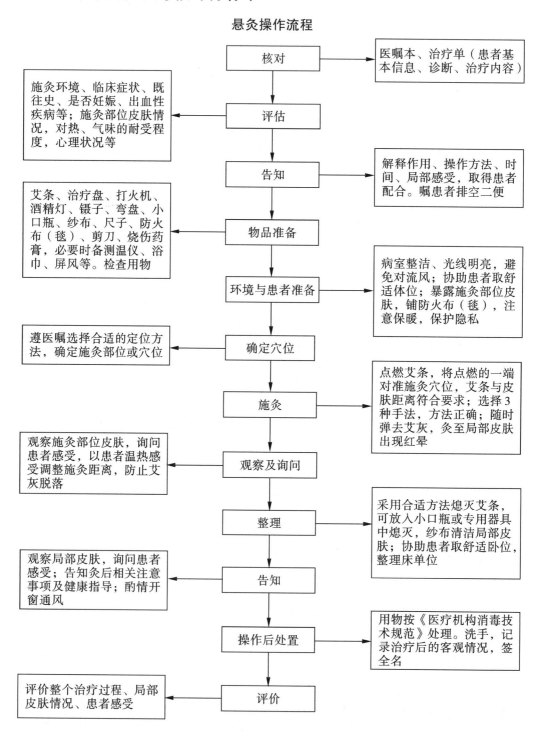

施灸环境、临床症状、既往史、是否妊娠、出血性疾病等；施灸部位皮肤情况，对热、气味的耐受程度，心理状况等

艾条、治疗盘、打火机、酒精灯、镊子、弯盘、小口瓶、纱布、尺子、防火布（毯）、剪刀、烧伤药膏，必要时备测温仪、浴巾、屏风等。检查用物

遵医嘱选择合适的定位方法，确定施灸部位或穴位

观察施灸部位皮肤，询问患者感受，以患者温热感受调整施灸距离，防止艾灰脱落

观察局部皮肤，询问患者感受；告知灸后相关注意事项及健康指导；酌情开窗通风

评价整个治疗过程、局部皮肤情况、患者感受

核对

评估

告知

物品准备

环境与患者准备

确定穴位

施灸

观察及询问

整理

告知

操作后处置

评价

医嘱本、治疗单（患者基本信息、诊断、治疗内容）

解释作用、操作方法、时间、局部感受，取得患者配合。嘱患者排空二便

病室整洁、光线明亮，避免对流风；协助患者取舒适体位；暴露施灸部位皮肤，铺防火布（毯），注意保暖，保护隐私

点燃艾条，将点燃的一端对准施灸穴位，艾条与皮肤距离符合要求；选择3种手法，方法正确；随时弹去艾灰，灸至局部皮肤出现红晕

采用合适方法熄灭艾条，可放入小口瓶或专用器具中熄灭，纱布清洁局部皮肤；协助患者取舒适卧位，整理床单位

用物按《医疗机构消毒技术规范》处理。洗手，记录治疗后的客观情况，签全名

悬灸操作考核评分标准

项目	分值	技术操作要求	评分等级 A	B	C	D	评分说明
仪表	2	仪表端庄、戴表	2	1	0	0	一项未完成扣1分
核对	2	核对医嘱	2	1	0	0	未核对扣2分;内容不全面扣1分
评估	7	临床症状、既往史、是否妊娠、出血性疾病等	4	3	2	1	一项未完成扣1分
		施灸部位皮肤情况,对热、气味的耐受程度	3	2	1	0	一项未完成扣1分
告知	3	解释作用、操作方法、局部感受,取得患者配合	3	2	1	0	一项未完成扣1分
用物准备	5	洗手,戴口罩	2	1	0	0	未洗手扣1分;未戴口罩扣1分
		备齐并检查用物	3	2	1	0	少备一项扣1分;未检查一项扣1分,最高扣3分
环境与患者准备	7	病室整洁、光线明亮,避免对流风	2	1	0	0	未进行环境准备扣2分;准备不全扣1分
		协助患者取舒适体位	2	1	0	0	未进行体位摆放扣2分;体位不舒适扣1分
		暴露施灸部位皮肤,注意保暖,保护隐私	3	2	1	0	未充分暴露施灸部位扣1分;未保暖扣1分;未保护隐私扣1分
操作过程	52	核对医嘱	2	1	0	0	未核对扣2分;内容不全面扣1分
		确定施灸部位	4	2	0	0	未确定施灸部位扣4分;穴位不准确扣2分
		点燃艾条,将点燃的一端对准施灸穴位,艾条与皮肤距离符合要求	4	2	0	0	艾条与皮肤距离不符合要求扣2分/穴位,最高扣4分
		选择3种手法,方法正确	12	8	4	0	少一种手法扣4分;距离不符合要求扣4分
		随时弹去艾灰,灸至局部皮肤出现红晕	8	4	0	0	未弹艾灰扣4分;施灸时间不合理扣4分
		观察施灸部位皮肤,询问患者感受,以患者温热感受调整施灸距离	4	3	2	1	未观察皮肤扣2分;未询问患者感受扣1分;未及时调整施灸距离扣1分
		采用合适方法熄灭艾条,可放入小口瓶或专用器具中,清洁局部皮肤	4	2	0	0	艾条熄灭方法不正确扣2分;未清洁皮肤扣2分
		协助患者取舒适体位,整理床单位	4	2	0	0	未安置体位扣2分;未整理床单位扣2分
		观察患者局部皮肤,询问患者感受	4	2	0	0	施灸后未观察皮肤扣2分;未询问患者感受扣2分
		告知灸后相关注意事项,酌情开窗通风	4	3	2	1	注意事项内容少一项扣1分,最高扣2分;未酌情开窗扣2分
		洗手,再次核对	2	1	0	0	未洗手扣1分;未核对扣1分

项目	分值	技术操作要求	评分等级				评分说明
			A	B	C	D	
操作后处置	6	用物按《医疗机构消毒技术规范》处理	2	1	0	0	处置方法不正确扣1分/项,最高扣2分
		洗手	2	0	0	0	未洗手扣2分
		记录	2	1	0	0	未记录扣2分;记录不完全扣1分
评价	6	流程合理、技术熟练、局部皮肤无损伤、询问患者感受	6	4	2	0	一项不合格扣2分,最高扣6分;出现烫伤扣6分
理论提问	10	悬灸的禁忌证	5	3	0	0	回答不全面扣2分/题;未答出扣5分/题
		悬灸的注意事项以及3种操作手法	5	3	0	0	
得　分							

14　面碗灸

一、技术简介

面碗灸属于灸法的一种,是在肚脐(神阙穴)上隔药灸,利用肚脐皮肤薄、敏感度高、吸收快的特点及通五脏六腑、联络全身经脉的功能,发挥穴位、艾灸、药物、面碗等多重作用来治疗疾病的一种操作方法。

(一)适应证

1. 胃痛、痞满、泄泻、痢疾、纳呆等病症。
2. 遗精、滑精、阳痿、早泄及妇女月经不调、痛经、崩漏、带下、滑胎、不孕等疾患。
3. 小便不通、腹水、水肿、黄疸等病症。
4. 自汗、盗汗、惊悸、失眠等病症。
5. 痹症以及诸痛症。
6. 虚劳诸疾以及预防保健。

(二)禁忌证

1. 皮肤破溃者禁用。
2. 药物过敏者禁用。
3. 女性妊娠期禁用。
4. 有艾灸过敏史者禁用。

二、技术操作要求

(一)评估要点

1. 患者基本情况、诊断、证型、临床表现、既往史、过敏史等。
2. 施灸部位的皮肤情况。
3. 对疼痛、热度、体位的耐受程度。
4. 女性患者是否处于妊娠期。
5. 患者认知能力、目前心理状况、依从性等。

(二)操作要点

1. 协助患者取仰卧位,充分暴露施灸部位,必要时屏风遮挡,保护患者隐私。
2. 用75%酒精棉签对脐部进行常规消毒,并在脐部周围铺一次性治疗洞巾。
3. 取自制脐灸粉填满脐孔。
4. 放8 cm×8 cm桑皮纸,桑皮纸中间留与脐大小相等的空洞。
5. 放置面碗,面碗制作方法:将面粉100 g+水40 mL和匀,制成直径约8 cm,高约5 cm的面碗,面碗底部开孔。
6. 面碗孔内放孔高约1/2的自制脐灸粉。
7. 放艾炷,艾炷直径约3.8 cm,高约4.5 cm,艾炷底部中央留一空洞,直径约1 cm。

8. 点燃艾炷,放控烟罩。共燃 3 炷,每炷约 15 min,全程约 1 h。

9. 治疗过程中随时询问患者感受,以免发生烫伤。

10. 灸后用穴位贴固封脐中药粉,4~6 h 后自行揭下,清洁脐部及周围皮肤。

(三)注意事项

1. 治疗前告知患者操作方法、局部感受,取得患者配合。

2. 脐孔内常有污垢,应用脐疗时,一般应先用 75% 酒精棉签对脐部进行常规消毒,以免发生感染。

3. 协助患者取仰卧位,充分暴露脐部,使患者舒适持久,方便术者操作。注意保暖及保护隐私。

4. 注意室温的调节,保持室内空气流通,但应避免对流风,施灸过程中会出现淡淡的中药燃烧的气味。

5. 施灸期间,告知患者不要随意改变体位,以免烫伤。

6. 治疗过程中应有专人负责,密切观察患者皮肤情况,询问患者有无不适,保证安全。

7. 施灸完毕,用穴位贴固封脐中药粉,4~6 h 后自行揭下,温水清洁脐部,注意保暖。

8. 选择合适的防火布(或防火毯)、必要时备测温仪,保证治疗安全。

(四)操作后处置

1. 熄灭后的艾灰应正确处置,需投入水中,彻底熄灭,以防复燃,发生火灾。

2. 床单、枕巾等直接接触患者的用品应每人每次更换,亦可选择使用一次性床单。

3. 一次性使用的治疗洞巾、面碗、桑皮纸应一人一用一更换,控烟罩用 75% 酒精纱布擦拭消毒后备用。

4. 每次治疗前后,医务人员须按相关要求做好手卫生。

5. 其他用物按《医疗机构消毒技术规范》处理。

6. 职业防护:医务人员应遵循标准预防原则,艾炷燃烧时易产生烟雾,有条件者应安装排烟系统。

7. 记录:患者的一般情况和脐部周围皮肤情况;施灸时患者的反应及病情变化;异常情况、处理措施及效果等。

(五)评价

1. 流程合理、技术熟练。

2. 患者能否理解面碗灸的目的,并主动配合。

3. 施灸部位是否准确,体位安排是否合理舒适。

4. 施灸后局部皮肤是否潮红,患者是否觉得温热、舒适,症状缓解。

5. 患者是否安全,有无皮肤灼伤、烧伤。

6. 疗效评价标准见《中医护理方案》各病种护理效果评价表。

(六)技术风险点及处理措施

1. 晕灸:若发生晕灸,应立即停止艾灸,使患者头低位平卧,注意保暖,轻者一般休息片刻或饮温开水后即可恢复;重者可掐按人中、内关、足三里即可恢复;严重时按晕厥处理。

2. 烫伤:如果灸后出现小水疱,无须处理,会自行吸收;如果水疱较大,需用无菌注射器抽去疱内液体,覆盖无菌纱布,保持干燥,防止感染。

三、操作流程及考核评分标准

面碗灸操作流程

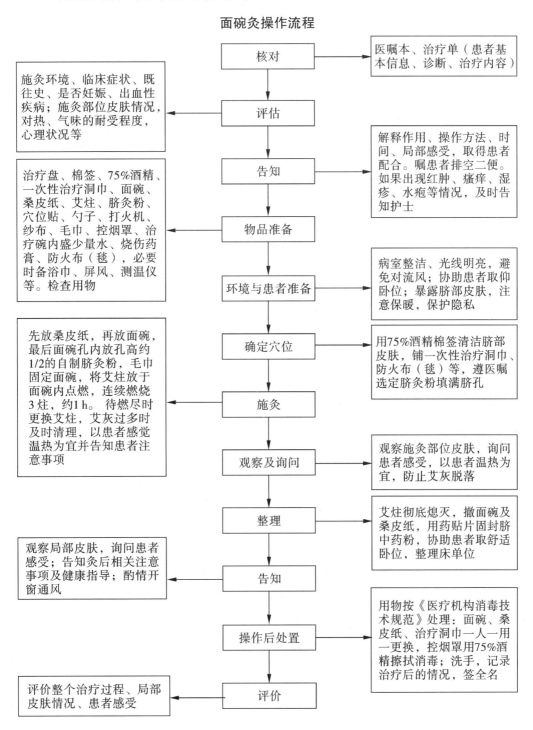

| 核对 | → | 医嘱本、治疗单（患者基本信息、诊断、治疗内容） |

施灸环境、临床症状、既往史、是否妊娠、出血性疾病；施灸部位皮肤情况，对热、气味的耐受程度，心理状况等 ← 评估

告知 → 解释作用、操作方法、时间、局部感受，取得患者配合。嘱患者排空二便。如果出现红肿、瘙痒、湿疹、水疱等情况，及时告知护士

治疗盘、棉签、75%酒精、一次性治疗洞巾、面碗、桑皮纸、艾炷、脐灸粉、穴位贴、勺子、打火机、纱布、毛巾、控烟罩、治疗碗内盛少量水、烧伤药膏、防火布（毯）、必要时备浴巾、屏风、测温仪等。检查用物 ← 物品准备

环境与患者准备 → 病室整洁、光线明亮，避免对流风；协助患者取仰卧位；暴露脐部皮肤，注意保暖，保护隐私

先放桑皮纸，再放面碗，最后面碗孔内放孔高约1/2的自制脐灸粉，毛巾固定面碗，将艾炷放于面碗内点燃，连续燃烧3炷，约1 h。待燃尽时更换艾炷，艾灰过多时及时清理，以患者感觉温热为宜并告知患者注意事项 ← 施灸

确定穴位 → 用75%酒精棉签清洁脐部皮肤，铺一次性治疗洞巾、防火布（毯）等，遵医嘱选定脐灸粉填满脐孔

观察及询问 → 观察施灸部位皮肤，询问患者感受，以患者温热为宜，防止艾灰脱落

整理 → 艾炷彻底熄灭，撤面碗及桑皮纸，用药贴片固封脐中药粉，协助患者取舒适卧位，整理床单位

观察局部皮肤，询问患者感受；告知灸后相关注意事项及健康指导；酌情开窗通风 ← 告知

操作后处置 → 用物按《医疗机构消毒技术规范》处理：面碗、桑皮纸、治疗洞巾一人一用一更换，控烟罩用75%酒精擦拭消毒；洗手，记录治疗后的情况，签全名

评价整个治疗过程、局部皮肤情况、患者感受 ← 评价

面碗灸操作考核评分标准

项目	分值	技术操作要求	A	B	C	D	评分说明
仪表	2	仪表端庄、戴表	2	1	0	0	一项未完成扣1分
核对	2	核对医嘱	2	1	0	0	未核对扣2分;内容不全面扣1分
评估	7	临床症状、既往史、是否妊娠、出血性疾病	4	3	2	1	一项未完成扣1分
		施灸部位皮肤情况、对热、气味的耐受程度	3	2	1	0	一项未完成扣1分
告知	3	解释作用、操作方法、局部感受,取得患者配合	3	2	1	0	一项未完成扣1分
用物准备	5	洗手,戴口罩	2	1	0	0	未洗手扣1分;未戴口罩扣1分
		备齐并检查用物	3	2	1	0	少一项扣1分;未检查一项扣1分,最高扣3分
环境与患者准备	7	病室整洁、光线明亮、避免对流风	2	1	0	0	未进行环境准备扣2分;准备不全扣1分
		协助患者取舒适体位	2	1	0	0	未进行体位摆放扣2分;体位不舒适扣1分
		暴露施灸部位皮肤,注意保暖,保护隐私	3	2	1	0	未充分暴露施灸部位扣1分;未保暖扣1分;未保护隐私扣1分
操作过程	52	核对医嘱	2	1	0	0	未核对扣2分;内容不全面扣1分
		用75%酒精棉签清洁脐部皮肤,将一次性治疗洞巾放于脐周,遵医嘱选定脐灸粉填满脐孔	4	2	0	0	未清洁皮肤扣2分;药粉填塞过多过少扣2分
		先放桑皮纸,再放面碗,最后面碗孔内放孔高约1/2的自制脐灸粉,将艾炷放于面碗内点燃,盖上控烟罩	8	4	0	0	方法不正确扣3分;固定不牢扣2分
		待燃尽时更换艾炷,连续燃烧3炷,约1h	8	6	4	0	少一炷扣2分;未燃尽扣2分
		艾灰过多时及时清理,以患者感觉温热为宜	8	4	0	0	未及时清理扣4分;未询问患者感受扣4分
		观察施灸部位皮肤,询问患者感受,以患者感受温热为宜	4	3	2	0	未观察皮肤扣2分;患者感受不适扣2分
		熄灭后的艾灰,需投入水中,彻底熄灭,撤面碗及桑皮纸,用药贴片固封脐中药粉	4	2	0	0	熄灭方法不正确扣2分;未固封脐中药粉扣2分
		协助患者取舒适体位,整理床单位	4	2	0	0	未安置体位扣2分;未整理床单位扣2分
		观察患者局部皮肤,询问患者感受	4	2	0	0	施灸后未观察皮肤扣2分;未询问患者感受扣2分
		告知相关注意事项,酌情开窗通风	4	3	2	1	注意事项内容少一项扣1分,最高扣2分;未酌情开窗扣2分
		洗手,再次核对	2	1	0	0	未洗手扣1分;未核对扣1分

项目	分值	技术操作要求	评分等级				评分说明
			A	B	C	D	
操作后处置	6	面碗、桑皮纸、治疗洞巾一人一用一更换,控烟罩用75%酒精擦拭消毒,其他用物按《医疗机构消毒技术规范》处理	2	1	0	0	处置方法不正确扣1分/项,最高扣2分
		洗手	2	0	0	0	未洗手扣2分
		记录	2	1	0	0	未记录扣2分;记录不完全扣1分
评价	6	流程合理、技术熟练、局部皮肤无损伤、询问患者感受	6	4	2	0	一项不合格扣2分,最高扣6分;出现烫伤扣6分
理论提问	10	面碗灸的禁忌证	5	3	0	0	回答不全面扣2分/题;未答出扣5分/题
		面碗灸的注意事项以及操作手法	5	3	0	0	
得 分							

15　督　灸

一、技术简介

将中药粉、姜泥、艾绒依次放置在督脉的脊柱段(大椎穴至腰俞穴)上烧灼温熨,借助艾火和生姜的温和热力,通过经络的传导,起到温通气血、扶正祛邪、益肾通督、温阳散寒、壮骨透肌、破瘀散结、通痹止痛的作用,从而达到治疗疾病和预防保健目的的一种外治方法。

(一)适应证

1.风湿、骨病疾病:强直性脊柱炎、类风湿关节炎、腰椎间盘突出症、颈椎病、腰肌劳损、骶髂关节炎、老年性骨质疏松症、股骨头坏死等。

2.呼吸系统疾病:包括慢性鼻炎、肺纤维化、慢性阻塞性肺疾病等。

3.消化系统疾病:慢性胃炎、慢性肝炎、慢性结肠炎、慢性腹泻、虚损劳伤等。

4.肿瘤科疾病:适用于体质虚弱,放化疗后白细胞低下、贫血、血小板减少的患者,能提高机体免疫力、抵抗力。

5.耳鼻喉科疾病:过敏性鼻炎(肺脾气虚证、脾肾阳虚证)。

6.亚健康状态:畏风寒、体质虚弱、易感冒、疲劳、精力不足、失眠;对阳虚体质、痰湿体质的调理作用等。

7.可作为冬病夏治敷贴补充和加强。

8.保健与抗衰老、增强机体免疫力、提高抵抗力。

(二)禁忌证

1.严重关节畸形活动不利的患者禁用。

2.有糖尿病、心血管、脑血管、肝肾和造血系统等严重原发病,精神病患者及过敏体质(对姜及中药粉过敏者),高血压者禁用。

3.哺乳期、崩漏的女性患者及妊娠期禁用。

4.施灸部位皮损者禁用。

5.高热患者,阴虚火旺、湿热、热重于湿等证型患者禁用。

6.体质极度虚弱者禁用。

二、技术操作要求

(一)评估要点

1. 了解患者临床表现、既往史、过敏史,对疼痛、温热、俯卧位的耐受程度。
2. 患者的心理状态、体质、形体等。
3. 检查患者的施灸部位皮肤情况。
4. 患者的性别、年龄,女性患者需了解月经情况。
5. 环境、温度适宜,保护隐私。

(二)操作要点

1. 施灸前准备
(1)艾绒及姜泥的制备:选用精细柔软纯净的艾绒。将 2 ~ 3 kg 生姜打成姜泥,挤出多余水分,保持姜泥柔软潮湿,备用。
(2)体位选择:治疗时患者取俯卧位,全身放松,充分暴露治疗部位,注意保暖,保护隐私。
(3)患者准备:缓解紧张情绪,适当饮水,排空大、小便。实施督灸前应全面了解患者情况,加强与患者的交流,消除其对疗法的恐惧感。
(4)环境要求:保持环境安静,清洁卫生,温度适宜,具备排烟设备,及时排烟。
2. 施灸
(1)正确取穴:选取督脉的大椎穴至腰俞穴为施灸部位。
(2)撒督灸粉时应在督脉的治疗部位自上而下薄撒一层督灸粉(用量约 2 g),之后在其上覆盖一张长约 70 cm,宽约 15 cm 的桑皮纸,可根据患者体型调节纸张大小。并在桑皮纸上平铺一层治疗巾,防水面朝下。
(3)铺防火布,备好测温仪或温度报警器。
(4)将督灸架放于督脉上(大椎穴至腰俞穴),使其下端与皮肤完全贴合后,将姜泥平铺于督灸架内,要求上下均匀,薄厚一致,厚度为 3 ~ 4 cm,然后在其上均匀铺满 2 ~ 3 cm 厚的艾绒。
(5)点燃艾绒,待完全燃尽为 1 壮,根据患者情况及艾绒铺设厚度,必要时续接艾绒继续施灸。待艾绒完全燃尽,温热感减弱,将用物全部撤去,燃尽的艾灰置于灭火桶,以便充分灭火。

(三)注意事项

1. 患者精神紧张、大汗后、劳累后或饥饿时不宜进行该治疗。
2. 选择合适的防火布(或防火毯)、备测温仪,保证治疗安全。
3. 治疗期间要密切观察患者,告知患者勿随意变换体位,防止温度过高或因患者活动导致灸具脱落发生烧烫伤。艾绒勿铺放过多过散,防止火势过猛、温度过高,一般温度为 42 ~ 45 ℃,以患者能耐受的热度为宜。

4. 治疗结束后,嘱受术者缓慢坐起,休息 30 min 后方可离开,避免体位性眩晕。

5. 嘱患者灸后注意防寒保暖,背部避免直接吹风,24 h 后方可洗澡,适当休息,避免熬夜。

6. 调节饮食,清淡素食,多饮用温开水,避免生冷、辛辣及肥甘之品,以免影响疗效。

(四)操作后处置

1. 熄灭后的艾绒,正确处置,应浸入水中,彻底熄灭,以防复燃,发生火灾。

2. 用物按《医疗机构消毒技术规范》处理。

3. 床单、枕巾等直接接触患者的用品应每人次更换,亦可选择使用一次性床单。一次性使用的治疗巾应一人一用一更换。每次治疗前后,医务人员须按相关要求做好手卫生。

4. 职业防护:医务人员应遵循标准预防原则,施灸物品燃烧易产生烟雾,治疗室安装排烟系统。

5. 记录:患者的一般情况和施灸局部皮肤情况;施灸时患者的反应及病情变化;异常情况、处理措施及效果等。

(五)评价

1. 流程合理、技术熟练。

2. 患者能否理解督灸的目的,并主动配合。

3. 施灸部位是否准确,体位安排是否合理舒适。

4. 施灸后局部皮肤是否潮红;患者是否觉得温热、舒适,症状缓解。

5. 患者是否安全,有无皮肤灼伤、烧伤。

6. 疗效评价标准见《中医护理方案》各病种护理效果评价表。

(六)技术风险点及处理措施

1. 晕灸:如发生晕灸现象应及时处理。立即停止施灸,让患者平卧于空气流通处,松开领口,给予温白糖水(糖尿病者慎用)或温开水,闭目休息即可。对于猝倒神昏者,可以针刺水沟、十宣、百会、合谷、内关、太冲、涌泉等穴位以急救,必要时及时进行抢救处理。

2. 烫伤:若艾火热力过强,施灸过重,皮肤易发生水疱。小水疱无须处理,如果水疱较大,消毒局部皮肤后,用无菌注射器吸出液体,覆盖无菌敷料,保持干燥,防止感染。

三、操作流程及考核评分标准

督灸操作流程

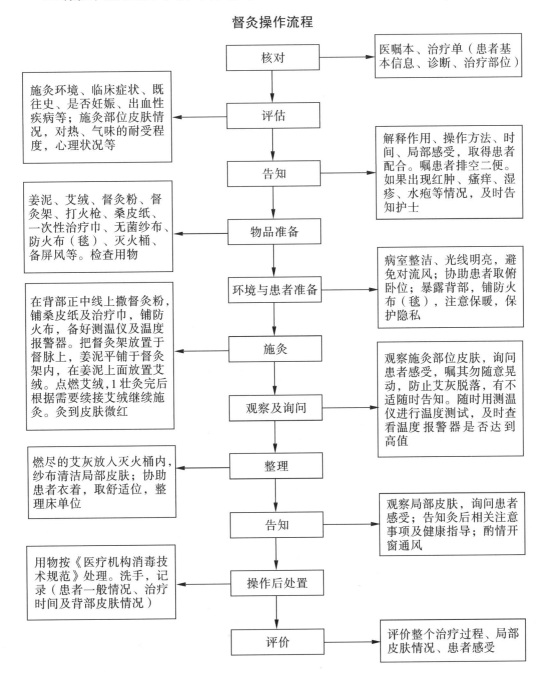

核对 → 医嘱本、治疗单（患者基本信息、诊断、治疗部位）

施灸环境、临床症状、既往史、是否妊娠、出血性疾病等；施灸部位皮肤情况，对热、气味的耐受程度，心理状况等 ← 评估

告知 → 解释作用、操作方法、时间、局部感受，取得患者配合。嘱患者排空二便。如果出现红肿、瘙痒、湿疹、水疱等情况，及时告知护士

姜泥、艾绒、督灸粉、督灸架、打火枪、桑皮纸、一次性治疗巾、无菌纱布、防火布（毯）、灭火桶、备屏风等。检查用物 ← 物品准备

环境与患者准备 → 病室整洁、光线明亮，避免对流风；协助患者取俯卧位；暴露背部，铺防火布（毯），注意保暖，保护隐私

在背部正中线上撒督灸粉，铺桑皮纸及治疗巾，铺防火布，备好测温仪及温度报警器。把督灸架放置于督脉上，姜泥平铺于督灸架内，在姜泥上面放置艾绒。点燃艾绒，1壮灸完后根据需要续接艾绒继续施灸。灸到皮肤微红 ← 施灸

观察及询问 → 观察施灸部位皮肤，询问患者感受，嘱其勿随意晃动，防止艾灰脱落，有不适随时告知。随时用测温仪进行温度测试，及时查看温度报警器是否达到高值

燃尽的艾灰放入灭火桶内，纱布清洁局部皮肤；协助患者衣着，取舒适位，整理床单位 ← 整理

告知 → 观察局部皮肤，询问患者感受；告知灸后相关注意事项及健康指导；酌情开窗通风

用物按《医疗机构消毒技术规范》处理。洗手，记录（患者一般情况、治疗时间及背部皮肤情况） ← 操作后处置

评价 → 评价整个治疗过程、局部皮肤情况、患者感受

督灸操作考核评分标准

项目	分值	技术操作要求	评分等级				评分说明
			A	B	C	D	
仪表	2	仪表端庄、戴表	2	1	0	0	一项未完成扣1分
核对	2	核对医嘱	2	1	0	0	未核对扣2分;内容不全面扣1分
评估	7	临床症状、既往史、是否妊娠、出血性疾病等	4	3	2	1	一项未完成扣1分
		施灸部位皮肤情况,对热、气味的耐受程度	3	2	1	0	一项未完成扣1分
告知	3	解释作用、操作方法、局部感受,取得患者配合	3	2	1	0	一项未完成扣1分
用物准备	5	洗手,戴口罩	2	1	0	0	未洗手扣1分;未戴口罩扣1分
		备齐并检查用物	3	2	1	0	少备一项扣1分;未检查一项扣1分,最高扣3分
环境与患者准备	7	病室整洁、光线明亮,避免对流风	2	1	0	0	未进行环境准备扣2分;准备不全扣1分
		协助患者取俯卧位	2	1	0	0	未进行体位摆放扣2分;体位不舒适扣1分
		暴露施灸部位皮肤,注意保暖,保护隐私	3	2	1	0	未充分暴露施灸部位扣1分;未保暖扣1分;未保护隐私扣1分
操作过程	52	核对医嘱	2	1	0	0	未核对扣2分;内容不全面扣1分
		确定施灸部位(取督脉的大椎穴至腰俞穴作为施灸部位)	4	2	0	0	未确定施灸部位扣4分;定位不准确扣2分
		撒督灸粉,铺桑皮纸及治疗巾,铺防火布,备好测温仪及温度报警器。把督灸架正确放置于督脉上,姜泥平铺于督灸架内,在姜泥上面放置艾绒	12	8	4	0	操作流程错误一项扣4分;艾绒铺放过于松散有掉落扣4分
		点燃艾绒,1壮灸完后根据需要续接艾绒继续施灸	8	4	0	0	点燃艾绒方法不正确扣2分;未充分灭火扣2分;艾绒未灸2壮扣4分
		灸到皮肤微红,施灸时间合理,无烫伤	4	3	2	1	施灸时间不合理扣4分;有烫伤扣4分
		随时观察施灸部位皮肤,询问患者感受。用测温仪进行温度测试,及时查看温度报警器是否达到高值	4	2	0	0	未观察皮肤扣2分;未询问患者感受扣1分
		灸后艾灰放入灭火桶内,撤下姜泥,清洁局部皮肤	4	2	0	0	艾灰熄灭方法不正确扣2分;未清洁皮肤扣2分
		协助患者取舒适体位,整理床单位	4	2	0	0	未安置体位扣2分,未整理床单位扣2分

项目	分值	技术操作要求	评分等级				评分说明
			A	B	C	D	
操作过程	52	观察患者局部皮肤,询问患者感受	4	2	0	0	施灸后未观察皮肤扣2分;未询问患者感受扣2分
		告知相关注意事项,酌情开窗通风	4	3	2	1	注意事项内容少一项扣1分,最高扣2分;未酌情开窗扣2分
		洗手,再次核对	2	1	0	0	未洗手扣1分;未核对扣1分
操作后处置	6	用物按《医疗机构消毒技术规范》处理	2	1	0	0	处置方法不正确扣1分/项,最高扣2分
		洗手	2	0	0	0	未洗手扣2分
		记录	2	1	0	0	未记录扣2分;记录不完全扣1分
评价	6	流程合理、技术熟练、局部皮肤无损伤、询问患者感受	6	4	2	0	一项不合格扣2分,最高扣6分;出现烫伤扣6分
理论提问	10	督灸的禁忌证	5	3	0	0	回答不全面扣2分/题;未答出扣5分/题
		督灸的注意事项以及操作方法	5	3	0	0	
得　分							

16 艾箱灸

一、技术简介

艾箱灸是以艾绒或以艾绒为主要成分制成的艾条,将一端点燃后放置于特制的艾箱内,将艾箱放置于体表的穴位或部位之上,与之保持一定距离,使热力较为温和地作用于施灸部位,达到温经通络、活血行气、散寒祛湿、消肿散结、回阳救逆及预防保健的作用。

(一)适应证

1. 温经散寒:风寒湿痹和寒邪所致的胃脘痛、腹痛、泄泻、痢疾、关节炎、痛经、闭经等。

2. 扶阳固脱:虚寒证、寒厥证、虚脱证和中气不足、阳气下陷而引起的遗尿、久泻、脱肛、阴挺、崩漏、带下等。

3. 消瘀散结:气血凝滞所致的乳痈初起、瘰疬、瘿瘤等病证。疮疡溃久不愈时,可促进愈合。对早、中期癌症有明显的止痛消炎作用,可增加食欲,提高免疫功能。

4. 引热外行:某些热性病,如疖肿、带状疱疹、丹毒、甲沟炎等。

5. 防病保健:可以激发人体正气,增强抗病能力,防病保健。

6. 减肥、美容等。

(二)禁忌证

1. 颜面部、五官、大血管处均不宜施灸,以免烫伤形成瘢痕。

2. 一般空腹、过饱、醉酒、极度疲劳和对灸法恐惧者应慎施灸。

3. 孕妇的腹部和腰骶部、乳头、外生殖器等,不宜施灸。

4. 实热证、阴虚发热者慎用,如高热、高血压危象等。

5. 某些传染性皮肤病、昏迷、抽搐,或身体极度衰竭、形瘦骨立等禁灸。

6. 对艾叶过敏者、经常性的皮肤过敏者,有严重的气管炎、哮喘等慎灸。

7. 无自制能力的人,如精神病患者禁灸。

二、技术操作要求

(一)评估要点

1. 患者基本情况、诊断、证型、临床表现、既往史、过敏史等。

2. 艾灸部位的皮肤情况。

3. 对热、疼痛的耐受程度。

4. 女性患者是否处于妊娠期、月经期。

5. 患者认知能力、目前心理状况、依从性等。

（二）操作要点

艾箱灸：将已点燃的艾条放置在艾箱内固定好，对准施灸部位，距离皮肤5~10 cm处进行熏灸，使患者局部有温热感而无灼痛为宜，灸至局部皮肤红晕为度。一般每部位灸30 min。

（三）注意事项

1.治疗前告知患者操作方法、局部感受，取得患者配合。

2.协助患者取适当体位：原则上要充分暴露施灸部位皮肤，使患者舒适持久，方便术者操作。

3.注意室温的调节，保持室内空气流通，但应避免直接吹风。

4.施灸期间，告知患者不要随意改变体位，以免烫伤。

5.治疗过程中应有专人负责，密切观察患者皮肤情况，询问患者有无不适，保证安全。

6.治疗结束后，嘱患者缓慢坐起，饮适量温开水，休息片刻再外出，注意避风保暖。

7.同时灸多个部位时，应遵循先上后下、先项背后胸腹。

8.根据施灸部位，选择合适的防火布（或防火毯），必要时备测温仪，保证治疗安全。

（四）操作后处置

1.熄灭后的艾条，应正确处置，可插入小口瓶内或剪断后投入水中，彻底熄灭，以防复燃，发生火灾。

2.用物按《医疗机构消毒技术规范》处理。

3.床单、枕巾等直接接触患者的用品应每人次更换，亦可选择使用一次性床单。一次性使用的治疗巾应一人一用一更换。每次治疗前后，医务人员须按相关要求做好手卫生。

4.职业防护：医务人员应遵循标准预防原则，施灸物品燃烧易产生烟雾，有条件者应安装排烟系统。

5.记录：患者的一般情况和施灸局部皮肤情况；施灸时患者的反应及病情变化；异常情况、处理措施及效果等。

（五）评价

1.流程合理、技术熟练。

2.患者能否理解灸法的目的，并主动配合。

3.施灸部位是否准确，体位安排是否合理舒适。

4.施灸后局部皮肤是否潮红；患者是否有温热感、舒适度、症状是否缓解。

5.患者是否安全，有无皮肤灼伤、烧伤。

6.疗效评价标准见《中医护理方案》各病种护理效果评价表。

（六）技术风险点及处理措施

1.晕灸：若发生晕灸，应立即停止艾灸，使患者头低位平卧，注意保暖，轻者一般休息片刻，或饮温开水后即可恢复；重者可掐按人中、内关、足三里等穴；严重时按晕厥处理。

2.烫伤：如果灸后出现小水疱，无须处理，会自行吸收；如果水疱较大，可用无菌注射器抽去疱内液体，覆盖消毒纱布，保持干燥，防止感染。

三、操作流程及考核评分标准

艾箱灸操作流程

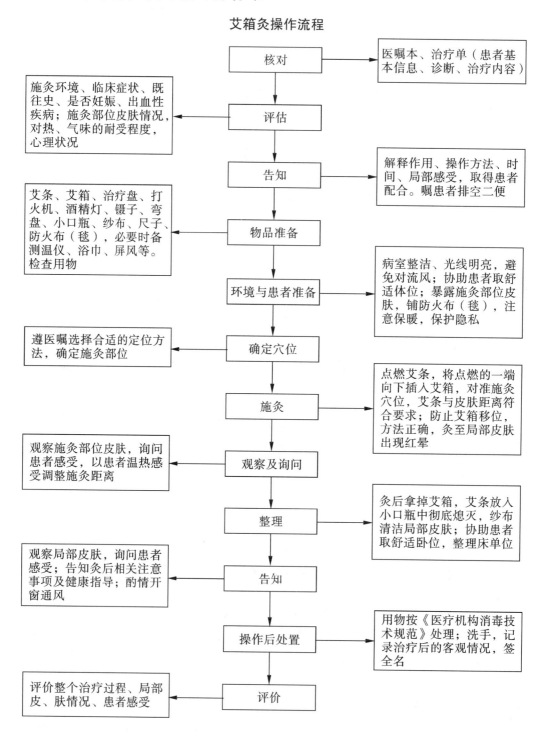

艾箱灸操作考核评分标准

项目	分值	技术操作要求	评分等级 A	B	C	D	评分说明
仪表	2	仪表端庄、戴表	2	1	0	0	一项未完成扣1分
核对	2	核对医嘱	2	1	0	0	未核对扣2分;内容不全面扣1分
评估	7	临床症状、既往史、是否妊娠、出血性疾病	4	3	2	1	一项未完成扣1分
		施灸部位皮肤情况,对热、气味的耐受程度	3	2	1	0	一项未完成扣1分
告知	3	解释作用、操作方法、局部感受,取得患者配合	3	2	1	0	一项未完成扣1分
用物准备	5	洗手,戴口罩	2	1	0	0	未洗手扣1分;未戴口罩扣1分
		备齐并检查用物	3	2	1	0	少备一项扣1分;未检查一项扣1分,最高扣3分
环境与患者准备	7	病室整洁、光线明亮,避免对流风	2	1	0	0	未进行环境准备扣2分;准备不全扣1分
		协助患者取舒适体位	2	1	0	0	未进行体位摆放扣2分;体位不舒适扣1分
		暴露施灸部位皮肤,注意保暖,保护隐私	3	2	1	0	未充分暴露施灸部位扣1分;未保暖扣1分;未保护隐私扣1分
操作过程	35	核对医嘱	2	1	0	0	未核对扣2分;内容不全面扣1分
		确定施灸部位	4	2	0	0	未确定施灸部位扣4分;穴位不准确扣2分
		点燃艾条放于艾箱内,将艾箱放置于施灸部位,艾箱与皮肤距离符合要求	4	2	0	0	艾箱与皮肤距离不符合要求扣2分/穴位,最高扣4分
		观察施灸部位皮肤,询问患者感受,以患者温热感受调整施灸距离	6	3	2	1	未观察皮肤扣3分;未询问患者感受扣2分;未及时调整施灸距离扣1分
		灸后艾条放入小口瓶中彻底熄灭,清洁局部皮肤	5	3	0	0	艾条熄灭方法不正确扣5分;未清洁皮肤扣3分
		协助患者取舒适体位,整理床单位	4	2	0	0	未安置体位扣2分;未整理床单位扣2分
		观察患者局部皮肤,询问患者感受	4	2	0	0	施灸后未观察皮肤扣2分;未询问患者感受扣2分
		告知相关注意事项,酌情开窗通风	4	3	2	1	注意事项内容少一项扣1分,最高扣2分;未酌情开窗扣2分
		洗手,再次核对	2	1	0	0	未洗手扣1分;未核对扣1分

项目	分值	技术操作要求	评分等级				评分说明
			A	B	C	D	
操作后处置	9	用物按《医疗机构消毒技术规范》处理	3	2	1	0	处置方法不正确扣1分/项,最高扣3分
		洗手	3	2	1	0	未洗手扣3分;洗手方法不全面扣1分/项
		记录	3	2	1	0	未记录扣3分;记录不完全扣1分/项
评价	10	流程合理、技术熟练、局部皮肤无损伤、询问患者感受	10	6	4	2	一项不合格扣2分,最高扣10分;出现烫伤扣6分
理论提问	20	艾箱灸的禁忌证	10	6	4	2	回答不全面扣2分/项;未答出扣10分/题
		艾箱灸的注意事项	10	6	4	2	
得　分							

17 隔物灸

一、技术简介

隔物灸又叫间接灸、间隔灸,是利用间隔物等材料(如生姜、盐、蒜以及药物等),将艾炷和穴位皮肤间隔开,借间隔物的药力和艾炷的特性,发挥协同作用,达到治疗虚寒性疾病的一种操作方法,属于艾灸技术范畴。

(一)适应证

1.隔姜灸:适用于缓解因寒凉所致的呕吐、腹泻、腹痛、肢体麻木酸痛、萎软无力等症。

2.隔蒜灸:适用于缓解急性化脓性疾病所致肌肤浅表部位的红、肿、热、痛,如疖、痈等症。

3.隔盐灸:适用于缓解急性虚寒性腹痛、腰酸、吐泻、小便不利等症。

4.隔附子饼灸:适用于缓解各种虚寒性疾病所致的腰膝冷痛、肢端麻木、下腹疼痛或疮疡久溃不敛等症。

5.隔药饼灸:根据辨证用药的不同,适用于不同的病症。

(二)禁忌证

1.部分在头面部或重要脏器、大血管附近的穴位,应尽量避免施灸,或选择适宜的灸法。

2.孕妇的腹部或腰骶部、有出血倾向者不宜施灸。

3.过饱、过劳、过饥、醉酒、大渴、大惊、大恐、大怒者慎用灸法。

4.无自制能力的人,如精神病患者等禁灸。

二、技术操作要求

(一)评估要点

1.患者基本情况、诊断、证型、临床表现、既往史、过敏史等。

2.艾灸部位的皮肤情况。

3.对热、疼痛、气味的耐受程度。

4.女性患者是否处于妊娠期、月经期。

5.患者认知能力、目前心理状况、依从性等。

（二）操作要点

1. 隔姜灸：将生姜切成直径为 2～3 cm、厚为 0.2～0.3 cm 的薄片，中间用针刺数孔，置于腧穴部位或患处，再将艾炷放姜片上，点燃施灸，待艾炷燃尽后，续接一个艾炷，一般灸 5～10 壮。

2. 隔蒜灸：将鲜大蒜头（独头蒜）切成厚为 0.2～0.3 cm 的薄片，中间用针刺数孔，置于腧穴部位或患处，再将艾炷放在蒜片上，点燃施灸，待艾炷燃尽后，续接一个艾炷，一般灸 5～10 壮。

3. 隔盐灸：此法用于脐部，故称为神阙穴灸。用干燥的食盐填敷于脐部（或于盐上再置一薄姜片，可防止食盐受火爆起而伤人），上置艾炷，点燃施灸，待艾炷燃尽后，续接一个艾炷，一般灸 5～10 壮。

4. 隔附子饼灸：将附子研成粉末，用黄酒调和，做成直径约 3 cm，厚约 0.5 cm 的附子饼，中间用针刺数孔后，将其放在腧穴部位或患处，上置艾炷施灸，一般灸 5～10 壮。

5. 隔药饼灸：将辨证组方的药物研成粉末，用赋形剂（如醋或蜂蜜等）调和，做成直径约 3 cm，厚约 0.5 cm 的药饼，中间用针刺数孔，置于腧穴部位或患处，再将艾炷放药饼上，点燃施灸，待艾炷燃尽后，续接一个艾炷，一般灸 5～10 壮。

（三）注意事项

1. 治疗前告知患者操作方法、局部感受，取得患者配合。

2. 协助患者取舒适卧位：原则上要充分暴露施灸部位皮肤，使患者舒适持久，方便术者操作。注意保暖，保护隐私。

3. 注意室温的调节，保持室内空气流通，但应避免直接吹风。

4. 施灸期间，告知患者不要随意改变体位，以免烫伤。

5. 治疗过程中应有专人负责，更换艾炷时应避免艾灰烫伤患者皮肤和衣物，密切观察患者皮肤情况，询问患者有无不适，保证安全。

6. 艾灸过程中，局部皮肤会产生温热的感觉，属正常现象，灸至皮肤出现红晕不起疱为度。如有烧灼、热烫的感觉，不能耐受时，应立即停止治疗。

7. 治疗结束后，嘱患者缓慢坐起，饮适量温开水，休息片刻再外出，注意避风保暖，饮食宜清淡，忌食辛辣刺激的食物。

8. 同时灸几个穴位时，应遵循先上后下，先灸头顶、胸背后灸腹部、四肢。

9. 对于局部知觉减退的患者需谨慎控制施灸的强度，防止烧烫伤。

10. 根据施灸部位，选择合适的防火布（或防火毯），保证治疗安全。

（四）操作后处置

1. 熄灭后的艾炷，应正确处置，投入水中，彻底熄灭，以防复燃，发生火灾。

2. 用物按《医疗机构消毒技术规范》处理。

3. 床单、枕巾等直接接触患者的用品应每人次更换，亦可选择使用一次性床单。一次性使用的治疗巾应一人一用一更换，头面部、下肢及足部应区分使用。每次治疗前后，医务人员须按相关要求做好手卫生。

4.职业防护:医务人员应遵循标准预防原则,施灸物品燃烧易产生烟雾,有条件者应安装排烟系统。

5.记录:患者的一般情况和施灸局部皮肤情况;施灸时患者的反应及病情变化;异常情况、处理措施及效果等。

(五)评价

1.流程合理、技术熟练。

2.患者能否理解灸法的目的,并主动配合。

3.施灸部位是否准确,体位安排是否合理舒适。

4.施灸后局部皮肤是否潮红;患者是否觉得温热、舒适、症状缓解。

5.患者是否安全,有无皮肤灼伤、烧伤。

6.疗效评价标准见《中医护理方案》各病种护理效果评价表。

(六)技术风险点及处理措施

1.晕灸:若发生晕灸,应立即停止艾灸,使患者头低位平卧,注意保暖,轻者一般休息片刻,或饮温开水后即可恢复;重者可掐按人中、内关、足三里等穴;严重时按晕厥处理。

2.烫伤:如果灸后出现小水疱,无须处理,会自行吸收;如果水疱较大,可用无菌注射器抽去疱内液体,覆盖无菌纱布,保持干燥,防止感染。

三、操作流程及考核评分标准

隔物灸操作流程

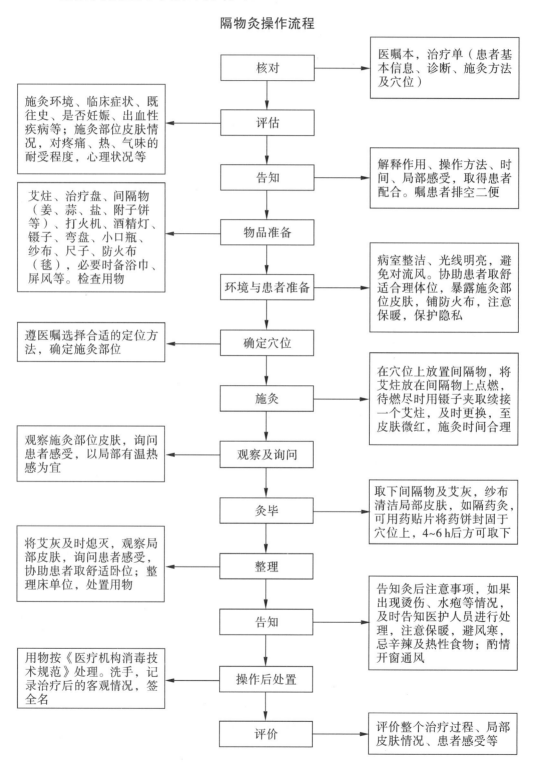

核对	医嘱本，治疗单（患者基本信息、诊断、施灸方法及穴位）
评估	施灸环境、临床症状、既往史、是否妊娠、出血性疾病等；施灸部位皮肤情况，对疼痛、热、气味的耐受程度，心理状况等
告知	解释作用、操作方法、时间、局部感受，取得患者配合。嘱患者排空二便
物品准备	艾炷、治疗盘、间隔物（姜、蒜、盐、附子饼等）、打火机、酒精灯、镊子、弯盘、小口瓶、纱布、尺子、防火布（毯），必要时备浴巾、屏风等。检查用物
环境与患者准备	病室整洁、光线明亮，避免对流风。协助患者取舒适合理体位，暴露施灸部位皮肤，铺防火布，注意保暖，保护隐私
确定穴位	遵医嘱选择合适的定位方法，确定施灸部位
施灸	在穴位上放置间隔物，将艾炷放在间隔物上点燃，待燃尽时用镊子夹取续接一个艾炷，及时更换，至皮肤微红，施灸时间合理
观察及询问	观察施灸部位皮肤，询问患者感受，以局部有温热感为宜
灸毕	取下间隔物及艾灰，纱布清洁局部皮肤，如隔药灸，可用药贴片将药饼封固于穴位上，4~6 h后方可取下
整理	将艾灰及时熄灭，观察局部皮肤，询问患者感受，协助患者取舒适卧位；整理床单位，处置用物
告知	告知灸后注意事项，如果出现烫伤、水疱等情况，及时告知医护人员进行处理，注意保暖，避风寒，忌辛辣及热性食物；酌情开窗通风
操作后处置	用物按《医疗机构消毒技术规范》处理。洗手，记录治疗后的客观情况，签全名
评价	评价整个治疗过程、局部皮肤情况、患者感受等

隔物灸操作考核评分标准

项目	分值	技术操作要求	评分等级 A	B	C	D	评分说明
仪表	2	仪表端庄、戴表	2	1	0	0	一项未完成扣1分
核对	2	核对医嘱	2	1	0	0	未核对扣2分;内容不全面扣1分
评估	7	临床症状、既往史、是否妊娠、出血性疾病等	4	3	2	1	一项未完成扣1分
		施灸部位皮肤情况,对热、气味的耐受程度	3	2	1	0	一项未完成扣1分
告知	3	解释作用、操作方法、局部感受,取得患者配合	3	2	1	0	一项未完成扣1分
用物准备	5	洗手,戴口罩	2	1	0	0	未洗手扣1分;未戴口罩扣1分
		备齐并检查用物。间隔物制作要求: (1)隔姜:用直径2~3 cm,厚0.2~0.3 cm的姜片,在其上用针点刺小孔若干 (2)隔蒜:用厚约0.2~0.3 cm的蒜片,在其上用针点刺小孔若干 (3)隔盐:用干燥食盐 (4)隔附子饼:用直径3 cm,厚约0.5 cm的附子饼,在其上用针点刺小孔若干 (5)隔药饼灸:将组方药物打粉,用赋形剂调和,做成直径约3 cm,厚约0.5 cm的药饼,在其上用针点刺小孔若干	3	2	1	0	少备一项扣1分;未检查一项扣1分,最高扣3分
环境与患者准备	7	病室整洁、光线明亮、防止对流风	2	1	0	0	未进行环境准备扣2分;准备不全扣1分
		协助患者取舒适体位	2	1	0	0	未进行体位摆放扣2分;体位不舒适扣1分
		暴露施灸部位皮肤,注意保暖,保护隐私	3	2	1	0	未充分暴露部位扣1分;未保暖扣1分;未保护隐私扣1分
操作过程	52	核对医嘱	2	1	0	0	未核对扣2分;内容不全面扣1分
		确定施灸部位,将间隔物放于穴位上	8	6	4	2	穴位不准确扣2分/穴位,最高扣8分
		将艾炷放于间隔物上点燃,待燃尽时用镊子夹取续接一个艾炷	12	8	4	0	方法不正确扣4分;未用镊子夹取扣4分;未续接扣4分
		询问患者感受	4	0	0	0	未询问患者感受扣4分
		观察施灸部位皮肤	5	0	0	0	未观察皮肤扣5分
		施灸结束,清洁局部皮肤	3	0	0	0	未清洁皮肤扣3分
		协助患者取舒适体位,整理床单位	4	2	0	0	未安置体位扣2分;未整理床单位扣2分
		施灸后再次观察患者局部皮肤变化,询问施灸后感受	6	3	0	0	施灸后未观察皮肤扣3分;未询问患者感受扣3分
		告知相关注意事项,酌情开窗通风	6	4	2	0	未告知扣4分;告知内容不全扣2分;未酌情开窗扣2分
		洗手,再次核对	2	1	0	0	未洗手扣1分;未核对扣1分

项目	分值	技术操作要求	评分等级				评分说明
			A	B	C	D	
操作后处置	6	用物按《医疗机构消毒技术规范》处理	2	1	0	0	处置方法不正确扣1分/项,最高扣2分
		洗手	2	0	0	0	未洗手扣2分
		记录	2	1	0	0	未记录扣2分;记录不完全扣1分
评价	6	流程合理、技术熟练、局部皮肤无损伤、询问患者感受	6	4	2	0	一项不合格扣2分,最高扣6分;出现烫伤扣6分
理论提问	10	隔物灸的禁忌证	5	3	0	0	回答不全面扣2分/题;未答出扣5分/题
		隔物灸的注意事项	5	3	0	0	
得　分							

18 雷火灸

一、技术简介

雷火灸是将中药粉末加上艾绒制成药艾条,施灸于穴位上的一种灸法。雷火灸药条由沉香、木香、乳香、茵陈、羌活、干姜、穿山甲各 9 g,麝香少许等药物,共研细末,再取纯净艾绒28 g加入药粉8 g研制而成。

(一)适应证

1. 各种痛症:痛经、三叉神经痛、头痛、坐骨神经痛、牙痛等。
2. 五官疾病:近视、散光、弱视、干眼病、变应性鼻炎、慢性喉炎等。
3. 呼吸系统:感冒、慢性支气管哮喘、肺气肿、慢性支气管炎等。
4. 消化系统:急慢性肠炎、胃炎、消化性溃疡、慢性胰腺炎、腹胀、便秘等。
5. 内分泌系统:甲状腺功能亢进症、糖尿病、痛风、更年期综合征、阳虚等。
6. 神经系统:面神经炎、多发性神经炎、肋神经痛、失眠、眩晕等。
7. 妇科疾病:盆腔炎、不孕症、月经不调、闭经、腺肌症等。
8. 皮肤科疾病:荨麻疹、湿疹、带状疱疹、冻伤、神经性皮炎、疣、白癜风、斑秃、银屑病、阴虱病等。
9. 肿瘤科疾病:止痛、失眠、放化疗后胃肠道反应。

(二)禁忌证

1. 眼外伤、青光眼(眼底出血期)禁用。
2. 心脏病、呼吸衰竭禁用。
3. 哮喘、高血压发作期禁用。
4. 不明原因内出血者禁用。
5. 孕妇腰骶部和腹部慎用。
6. 糖尿病末梢神经损伤者慎用。
7. 高热患者慎用。

二、技术操作要求

(一)评估要点

1. 患者病情、舌苔脉象、诊断、证型、临床表现、既往史、过敏史等。
2. 施灸部位的皮肤情况。

3.对热、疼痛的耐受程度。

4.女性患者是否处于妊娠期、月经期。

5.患者认知能力、心理状况、依从性等。

(二)操作要点

1.雀啄法:雷火灸火头对准应灸处,采用像雀啄食似的上下移动的方法。多用于泻法。

2.小回旋法:雷火灸火头对准应灸的部位或穴位,做固定的小回旋转,该法采用顺时针方向旋转,多用于泻法;若采用反时针方向旋转,多用于补法。

3.螺旋形灸法:雷火灸火头对准应灸部位中心点,逐渐由小而大,可旋至碗口大,反复使用由小而大的操作方法,按顺时针螺旋形方法旋转,多用于泻法;若采用反时针方向进行螺旋形反复旋转,多用于补法。

4.横行灸法:超越病灶部位,灸条火头左右摆动,距离皮肤 1~2 cm,多用于泻法;距离皮肤 3~5 cm,多用于补法。

5.纵行灸法:超越病灶部位,灸条火头上下移动,距离皮肤 1~2 cm,多用于泻法;距离皮肤 3~5 cm,多用于补法。

6.斜向灸法:超越病灶部位,灸条火头斜形移动,距离皮肤 1~2 cm,多用于泻法;距离皮肤 3~5 cm,多用于补法。

7.拉辣式灸法:操作者用左手三指平压躯干软组织,向中心线外侧移动,雷火灸距离皮肤 2 cm,保持红火,随着操作者的手在患者皮肤上熏烤,每个方位每次拉动距离不少于 10 cm,拉动次数以 3~5 遍为佳。

8.摆阵法:用温灸斗(一孔式、两孔式等),根据病情可摆横阵、竖阵、平行阵、丁字阵等。

(三)注意事项

1.手法悬灸,用灸时,火头应与皮肤保持用灸距离,切忌火头接触皮肤。

2.治疗中,应及时去除灸条火头艾灰,随时注意患者表情,以患者能耐受适宜为度,每壮之间移开火头用手压一下皮肤降温。

3.治疗过程中注意对患者其他暴露部位保暖。

4.灸疗后 4 h 内勿洗澡、生冷饮食、吹风受凉,宜多喝温开水。

5.对体质虚弱、精神衰弱的患者,治疗时火力宜小。精神紧张的患者应消除其思想顾虑。饥饿患者应先进食或喝糖水。

(四)操作后处置

1.灸毕,取出大头针,盖好盒盖,火自动熄灭。

2.用物按《医疗机构消毒技术规范》处理。

3.床单、枕巾等直接接触患者的用品应每人次更换,亦可选择使用一次性床单。一次性使用的治疗巾应一人一用一更换,头面部、下肢及足部应区分使用。每次治疗前后,医务人员须按相关要求做好手卫生。

4.职业防护:医务人员应遵循标准预防原则,施灸物品燃烧易产生烟雾,有条件者应安装排烟系统。

5.记录:患者的一般情况和施灸局部皮肤情况;施灸时患者的反应及病情变化;异常情况、处理措施及效果等。

(五)评价

1.流程合理、技术熟练。

2.患者能否理解雷火灸法的目的,并主动配合。

3.施灸部位是否准确,体位安排是否合理舒适。

4.施灸后局部皮肤是否潮红;患者是否觉得温热、舒适,症状缓解。

5.患者是否安全,有无皮肤灼伤、烧伤。

6.疗效评价标准见《中医护理方案》各病种护理效果评价表。

(六)技术风险点及处理措施

1.晕灸:施灸患者突然出现头晕眼花、恶心、心慌出汗、面色苍白、脉细肢冷、血压降低,甚至晕厥等症状。发现晕灸,应立即停止施灸,将患者扶至空气流通处。去枕平卧位或头低足高位,轻者饮温开水或糖水,静卧片刻即可恢复;重者在上述处理的基础上,指掐或针刺人中、合谷、内关、足三里。若仍不缓解,应配合其他治疗及抢救措施。

2.烫伤:如果灸后出现小水疱,无须处理,会自行吸收;如果水疱较大,可用无菌注射器抽去疱内液体,覆盖无菌纱布,保持干燥,防止感染。

3.身体不适:有少数患者开始施灸时出现低热、疲倦、口干、全身不适等感觉,一般不需要处理,继续施灸可逐渐消失。必要时可延长施灸的间隔时间。

4.少数患者可出现口渴、便秘、尿黄,为伤阴之象,可服食滋阴之品,或遵医嘱内服"加味增液汤"。

三、操作流程及考核评分标准

雷火灸操作流程

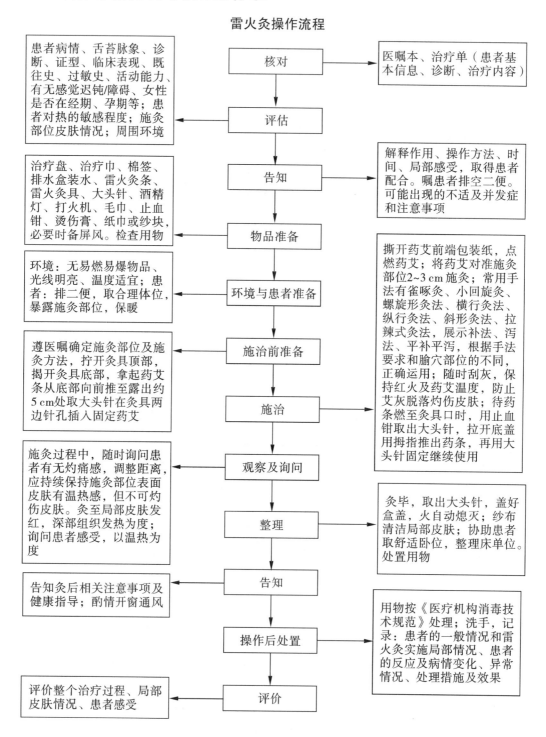

患者病情、舌苔脉象、诊断、证型、临床表现、既往史、过敏史、活动能力、有无感觉迟钝/障碍、女性是否在经期、孕期等；患者对热的敏感程度；施灸部位皮肤情况；周围环境

核对 → 医嘱本、治疗单（患者基本信息、诊断、治疗内容）

评估

告知 → 解释作用、操作方法、时间、局部感受，取得患者配合。嘱患者排空二便。可能出现的不适及并发症和注意事项

治疗盘、治疗巾、棉签、排水盒装水、雷火灸条、雷火灸具、大头针、酒精灯、打火机、毛巾、止血钳、烫伤膏、纸巾或纱块，必要时备屏风。检查用物

物品准备

环境：无易燃易爆物品、光线明亮、温度适宜；患者：排二便，取合理体位，暴露施灸部位，保暖

环境与患者准备

撕开药艾前端包装纸，点燃药艾；将药艾对准施灸部位2~3 cm施灸；常用手法有雀啄灸、小回旋灸、螺旋形灸法、横行灸法、纵行灸法、斜形灸法、拉辣式灸法，展示补法、泻法、平补平泻，根据手法要求和腧穴部位的不同，正确运用；随时刮灰，保持红火及药艾温度，防止艾灰脱落灼伤皮肤；待药条燃至灸具口时，用止血钳取出大头针，拉开底盖用拇指推出药条，再用大头针固定继续使用

遵医嘱确定施灸部位及施灸方法，拧开灸具顶部，揭开灸具底部，拿起药艾条从底部向前推至露出约5 cm处取大头针在灸具两边针孔插入固定药艾

施治前准备

施治

施灸过程中，随时询问患者有无灼痛感，调整距离，应持续保持施灸部位表面皮肤有温热感，但不可灼伤皮肤。灸至局部皮肤发红，深部组织发热为度；询问患者感受，以温热为度

观察及询问

整理 → 灸毕，取出大头针，盖好盒盖，火自动熄灭；纱布清洁局部皮肤；协助患者取舒适卧位，整理床单位。处置用物

告知灸后相关注意事项及健康指导；酌情开窗通风

告知

操作后处置 → 用物按《医疗机构消毒技术规范》处理；洗手，记录：患者的一般情况和雷火灸实施局部情况、患者的反应及病情变化、异常情况、处理措施及效果

评价整个治疗过程、局部皮肤情况、患者感受

评价

雷火灸操作考核评分标准

项目	分值	技术操作要求	评分等级				评分说明
			A	B	C	D	
仪表	2	仪表大方、举止端庄、态度和蔼	2	1	0	0	一项达不到扣1分
核对	2	核对医嘱	2	1	0	0	未核对扣2分;内容不全面扣1分
评估	7	患者病情、舌苔脉象、诊断、证型、临床表现、既往史、过敏史、活动能力、有无感觉迟钝/障碍,女性患者是否在经期、孕期等;患者对热的敏感程度;施灸部位皮肤情况;周围环境等	7	5	3	0	缺一项扣1分
告知	3	解释目的、操作方法、局部感受,取得患者配合	3	2	1	0	告知缺一项扣1分;解释不到位扣2分
用物准备	5	洗手,戴口罩	2	1	0	0	操作者准备不充分扣1分
		治疗盘、治疗巾、棉签、排水盒装水、雷火灸条、雷火灸具、大头针、酒精灯、打火机、毛巾、止血钳、烫伤膏、纸巾或纱块,必要时备屏风。检查用物	3	2	1	0	物品缺一项扣1分
环境患者准备	3	环境:无易燃易爆物品、光线明亮、温度适宜	2	1	0	0	环境准备不足扣1分,未口述不得分
		患者:排二便,取合理体位,暴露施灸部位,保暖	1	0	0	0	未口述不得分
操作过程	56	核对医嘱	3	1	0	0	未核对扣3分;内容不全扣1分
		取穴:遵医嘱选择穴位,并正确取穴	6	3	1	0	取穴不准确每穴位扣2分
		清洁:清洁施灸部位皮肤	2	1	0	0	没有清洁扣2分
		装灸具:拧开灸具顶部,揭开灸具底部,拿起药艾条从底部向前推至露出约5 cm处取大头针插在灸具两边针孔固定药条,撕开药条前端包装纸,点燃药条	7	5	3	1	弄破灸条扣3分,装灸具不稳扣2分
		施灸:将药条对准穴位或经络进行施灸手法:展示雷火灸基本手法,根据手法要求和腧穴部位的不同,正确运用	20	15	5	0	一种手法不正确扣3分,顺序不正确扣5分
		随时刮灰,防止艾灰脱落灼伤皮肤;待药条燃至灸具口时,用止血钳取出大头针,拉开底盖用拇指推出药条,再用大头针固定继续使用	8	5	3	0	未刮艾灰扣3分,推药条方法不正确扣3分
		观察患者施灸部位皮肤情况,询问患者的感觉	3	2	1	0	一项未做到扣1分,烫伤、水疱不得分
		灸毕,取出大头针,盖好盒盖,火自动熄灭;纱布清洁局部皮肤	3	2	1	0	灭火方法不正确扣2分,未清洁皮肤扣1分
		协助患者取舒适卧位,整理床单位。	2	1	0	0	一项未做扣1分
		告知灸后相关注意事项及健康指导;酌情开窗通风	2	1	0	0	未告知扣2分,告知不全扣2分

项目	分值	技术操作要求	评分等级 A	B	C	D	评分说明
操作后处置	6	用物按《医疗机构消毒技术规范》处理	2	1	0	0	处置方法不正确扣1分/项,最高扣2分
		洗手	2	0	0	0	未洗手扣2分
		记录	2	1	0	0	未记录扣2分;记录不全扣1分
评价	6	流程合理、技术熟练、局部皮肤无损伤、询问患者感受	6	4	2	0	一项不合格扣2分,最高扣6分;出现烫伤扣6分
理论提问	10	回答全面、正确	10	6	3	0	回答不全面扣2分/题;未答出扣5分/题
得　分							

19　核桃灸

一、技术简介

核桃灸亦称为隔核桃壳灸,是将核桃壳利用眼镜架放于眼部,通过艾条燃烧产生的温热作用将上面浸着的中药药液熏蒸到眼部,达到疏通眼部经气、补养肝肾、明目退翳的治疗方法。

(一)适应证

对糖尿病眼底病变、糖尿病视网膜病变、青少年弱视近视、眼肌麻痹、干眼病、麦粒肿、视力疲劳效果较好,对视神经萎缩、视力衰退、白内障、黄斑病可以改善临床症状,能起到稳定病情的作用。

(二)禁忌证

1.一般空腹、过饱、醉酒、昏迷、极度疲劳和对灸法恐惧者应慎施灸。

2.实热证、阴虚发热者慎用,如高热、高血压危象等。

3.某些传染性皮肤病、昏迷、抽搐,或身体极度衰竭等禁灸。

4.对艾叶过敏者、经常性的皮肤过敏者,有严重的气管炎、哮喘等慎灸。

5.无自制能力的患者,如精神病患者禁灸。

6.孕妇、严重心脏病、肿瘤、传染病等禁灸。

7.眼底静脉出血类疾病急性发作期禁灸。

二、技术操作要求

(一)评估要点

1.患者基本情况、诊断、证型、临床表现、既往史、过敏史等。

2.眼部的皮肤情况。

3.对热、痛的耐受程度。

4.女性患者是否处于妊娠期。

5.患者认知能力、目前心理状况、依从性等。

(二)操作要点

1.选择个大饱满的新核桃若干,将核桃从中缝切成基本对称的两半,去仁,留完整的1/2大的核桃壳。

2.金银花、菊花、薄荷、蝉蜕各 10 g,加水 100 mL,浸泡 60 min,然后用火煎至水沸后 5 min,核桃壳浸泡 30 min 后取用。

3.镜框四周用胶布包好以便隔热,以免灼伤眼部皮肤,眼镜框根据核桃壳大小调节。

(三)注意事项

1.治疗前告知患者操作方法、局部感受,取得患者配合。

2.协助患者取舒适卧位:建议患者半坐卧位,避免患者烫伤,方便术者操作,注意保暖,施灸期间,告知患者不要随意改变体位,以免烫伤。

3.注意室温的调节,保持室内空气流通,避免对流风。

4.治疗过程中应有专人负责,密切观察患者眼部皮肤情况,询问患者有无不适,保证安全。

5.治疗期间少食辛辣之物,少看电脑、电视、手机等以免影响疗效;治疗结束后,嘱饮适量温开水,休息片刻再外出,注意避风保暖。

6.浸泡核桃壳的药液需辨证用药。

7.核桃壳有孔,需要注意控制温度,避免烫伤;核桃壳要提前浸泡30 min以上,使药液充分浸泡。

(四)操作后处置

1.燃烧之后的艾条,应正确处置,应放入盛有水的治疗碗中,彻底熄灭,以防复燃,发生火灾。

2.用物按《医疗机构消毒技术规范》处理。

3.床单、枕巾等直接接触患者的用品应每人次更换,亦可选择使用一次性床单。

4.一次性使用的治疗巾应一人一用一更换。每次治疗前后,医务人员须按手卫生相关要求做好手卫生。

5.职业防护:医务人员应遵循标准预防原则,施灸物品燃烧易产生烟雾,有条件者应安装排烟系统。

6.记录:患者的一般情况和眼部皮肤情况;施灸时患者的反应及病情变化;异常情况、处理措施及效果等。

(五)评价

1.流程合理、技术熟练。

2.患者能否理解核桃灸的目的,并主动配合。

3.施灸部位是否准确,体位安排是否合理舒适。

4.施灸后眼部是否潮红;患者是否觉得温热、舒适,症状缓解。

5.患者是否安全,有无皮肤灼伤、烧伤。

6.疗效评价标准见《中医护理方案》各病种护理效果评价表。

(六)技术风险点及处理措施

1.晕灸:若发生晕灸,应立即停止艾灸,使患者头低位平卧,注意保暖,轻者一般休息片刻或饮温开水后即可恢复;重者可掐按人中、内关、足三里等穴;严重时按晕厥处理。

2.烫伤:如果灸后出现小水疱,无须处理,会自行吸收;如果水疱较大,可用无菌注射器抽去疱内液体,覆盖无菌纱布,保持干燥,防止感染。

三、操作流程及考核评分标准

核桃灸操作流程

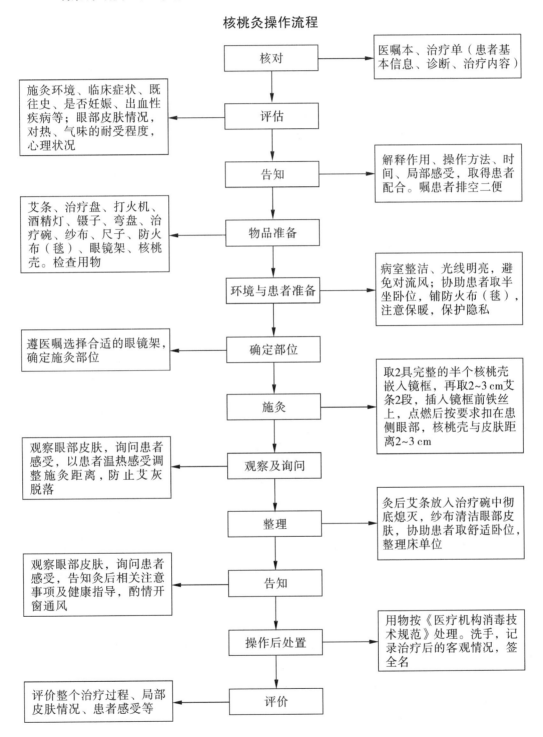

核对	医嘱本、治疗单（患者基本信息、诊断、治疗内容）
评估	施灸环境、临床症状、既往史、是否妊娠、出血性疾病等；眼部皮肤情况，对热、气味的耐受程度，心理状况
告知	解释作用、操作方法、时间、局部感受，取得患者配合。嘱患者排空二便
物品准备	艾条、治疗盘、打火机、酒精灯、镊子、弯盘、治疗碗、纱布、尺子、防火布（毯）、眼镜架、核桃壳。检查用物
环境与患者准备	病室整洁、光线明亮，避免对流风；协助患者取半坐卧位，铺防火布（毯），注意保暖，保护隐私
确定部位	遵医嘱选择合适的眼镜架，确定施灸部位
施灸	取2具完整的半个核桃壳嵌入镜框，再取2~3 cm艾条2段，插入镜框前铁丝上，点燃后按要求扣在患侧眼部，核桃壳与皮肤距离2~3 cm
观察及询问	观察眼部皮肤，询问患者感受，以患者温热感受调整施灸距离，防止艾灰脱落
整理	灸后艾条放入治疗碗中彻底熄灭，纱布清洁眼部皮肤，协助患者取舒适卧位，整理床单位
告知	观察眼部皮肤，询问患者感受，告知灸后相关注意事项及健康指导，酌情开窗通风
操作后处置	用物按《医疗机构消毒技术规范》处理。洗手，记录治疗后的客观情况，签全名
评价	评价整个治疗过程、局部皮肤情况、患者感受等

核桃灸操作考核评分标准

项目	分值	技术操作要求	评分等级 A	B	C	D	评分说明
仪表	2	仪表端庄、戴表	2	1	0	0	一项未完成扣1分
核对	2	核对医嘱	2	1	0	0	未核对扣2分;内容不全面扣1分
评估	7	临床症状、既往史、是否妊娠、出血性疾病等	4	3	2	1	一项未完成扣1分
		眼部皮肤情况、对热、气味的耐受程度	3	2	1	0	一项未完成扣1分
告知	3	解释作用、操作方法、局部感受,取得患者配合	3	2	1	0	一项未完成扣1分
用物准备	5	洗手,戴口罩	2	1	0	0	未洗手扣1分;未戴口罩扣1分
		备齐并检查用物	3	2	1	0	少备一项扣1分;未检查一项扣1分,最高扣3分
环境与患者准备	7	病室整洁、光线明亮,避免对流风	2	1	0	0	未进行环境准备扣2分;准备不全扣1分
		协助患者取半坐卧位	2	1	0	0	未进行体位摆放扣2分;体位不舒适扣1分
		观察眼部皮肤,注意保暖,保护隐私	3	2	1	0	未观察眼部皮肤扣1分;未保暖扣1分;未保护隐私扣1分
操作过程	52	核对医嘱	2	1	0	0	未核对扣2分;内容不全面扣1分
		确定施灸部位	4	2	0	0	未确定施灸部位扣4分;穴位不准确扣2分
		眼镜框上放入浸泡的核桃壳	4	2	0	0	核桃壳未浸泡扣4分,浸泡时间不够扣2分
		艾条插入眼镜框前的铁丝上,点燃艾条,戴上眼镜架,核桃壳与皮肤距离2~3 cm	12	8	4	0	操作步骤不对扣4分;距离不符合要求扣4分;眼睛架大小不合适扣4分
		巡视患者,观察眼部皮肤情况,灸至眼部皮肤出现红晕	8	4	0	0	未巡视扣4分;施灸时间不合理扣4分
		观察眼部皮肤,询问患者感受,以患者温热感受调整施灸距离	4	3	2	1	未观察皮肤扣2分;未询问患者感受扣1分;未及时调整施灸距离扣1分
		灸后艾条放入治疗碗中彻底熄灭,清洁眼部皮肤,整理用物	4	2	0	0	艾条熄灭方法不正确扣2分;未清洁皮肤扣2分
		协助患者取舒适体位,整理床单位	4	2	0	0	未安置体位扣2分;未整理床单位扣2分
		观察患者眼部皮肤,询问患者感受	4	2	0	0	施灸后未观察皮肤扣2分;未询问患者感受扣2分
		告知相关注意事项,酌情开窗通风	4	3	2	1	注意事项内容少一项扣1分,最高扣2分;未酌情开窗扣2分
		洗手,再次核对	2	1	0	0	未洗手扣1分;未核对扣1分

项目	分值	技术操作要求	评分等级				评分说明
			A	B	C	D	
操作后处置	6	用物按《医疗机构消毒技术规范》处理	2	1	0	0	处置方法不正确扣 1 分/项,最高扣 2 分
		洗手	2	0	0	0	未洗手扣 2 分
		记录	2	1	0	0	未记录扣 2 分;记录不完全扣 1 分
评价	6	流程合理、技术熟练、眼部皮肤无损伤、询问患者感受	6	4	2	0	一项不合格扣 2 分,最高扣 6 分;出现烫伤扣 6 分
理论提问	10	核桃灸的禁忌证	5	3	0	0	回答不全面扣 2 分/题;未答出扣 5 分/题
		核桃灸的注意事项以及操作方法	5	3	0	0	
得 分							

20 竹圈灸

一、技术简介

竹圈灸在隔物灸基础上改良而来,以患者穴位为中心点,将中药粉、姜泥、艾绒依次叠加进行施灸,发挥药物、腧穴、艾绒、生姜四位一体的强力渗透,以达到温通经络、祛湿散寒、培元固本的作用。根据所隔介质的不同,可以分为竹圈姜灸、竹圈蒜灸、竹圈盐灸等。

(一)适应证

1. 竹圈姜灸:温中散寒、通经活络,适用于虚寒性呕吐、胃脘痛、泄泻、痢疾、痛经和多种慢性风湿性关节炎。

2. 竹圈蒜灸:具有拔毒、消肿、止痛、活血化瘀的功效,适用于治疗早期肺结核、未化脓的疖肿和类风湿关节炎。

3. 竹圈盐灸:具有温中散寒、扶阳固脱的功效,适用于虚脱和虚寒吐泻。

4. 竹圈附子饼灸:具有温肾补阳的作用,多用于治疗命门火衰而致的阳痿、早泄、遗精和疮疡久溃不敛的病症。

(二)禁忌证

1. 凡属实热证、阴虚阳亢、邪热内炽,如咳嗽吐血、发热、高血压等均不宜施灸。

2. 头、颜面部,血管表浅部位,孕妇的腹部和腰骶部,有破溃或溃疡的皮肤局部不宜施灸。

3. 对于体质虚弱、空腹、极度疲劳和对灸法恐惧者不宜施灸。

4. 对艾叶过敏者、经常性的皮肤过敏者,有严重的气管炎、哮喘等慎灸。

5. 无自制能力的人,如精神病患者等禁灸。

二、技术操作要求

(一)评估要点

1. 患者基本情况、诊断、证型、临床表现、既往史(如血糖情况、是否做过大手术等)、过敏史等。

2. 艾灸部位的皮肤情况。

3. 对热、痛的耐受程度。

4. 女性患者是否处于妊娠、月经期。

5. 患者认知能力、心理状况、依从性等。

(二)操作要点

1. 根据治疗选取的穴位选择竹圈数量。

2. 准备间隔物,平铺于竹圈底部,用针头或牙签钻数个小孔,有利于艾热的穿透。

3. 将适量艾绒做成艾炷,平铺于间隔物上方,点燃艾炷。

4.清洁治疗局部皮肤,根据病证将调制好的中药膏取适量放于治疗部位或穴位,上方放置桑皮纸。

5.将预热后的竹圈放置于桑皮纸上,开始施灸,时间 30 min。

（三）注意事项

1.治疗前告知患者操作方法、局部感受,取得患者配合。

2.协助患者取舒适卧位:原则上要充分暴露施灸部位皮肤,使患者舒适持久,方便术者操作。注意保暖,保护隐私。

3.注意室温的调节,保持室内空气流通,但应避免直接吹风。

4.治疗过程中应有专人负责,随时弹去艾灰,以免艾灰烫伤患者皮肤和衣物,密切观察患者皮肤情况,询问患者有无不适,保证安全。

5.施灸时取穴要准,热力要充足,火力要均匀。

6.施灸过程中,严防艾火、艾灰烫伤患者皮肤或衣物,施灸完毕,必须将艾火彻底熄灭。

7.施灸过程中勿随意更换体位,以防烫伤。灸后注意保暖,避免受风,半小时内勿洗浴。施灸后要注意调养,宜情绪乐观,心情愉快,静心调养,勿劳累,饮食宜清淡而富有营养,以助疗效。

（四）操作后处置

1.熄灭后的艾绒,应正确处置,放入盛水的治疗碗中彻底熄灭,以防复燃,发生火灾。

2.用物按《医疗机构消毒技术规范》处理。

3.床单、枕巾等直接接触患者的用品应每人次更换,亦可选择使用一次性床单。

4.一次性使用的治疗巾应一人一用一更换。每次治疗前后,医务人员须按相关要求做好手卫生。

5.职业防护:医务人员应遵循标准预防原则,施灸物品燃烧易产生烟雾,有条件者应安装排烟系统。

6.记录:患者的一般情况和施灸局部皮肤情况;施灸时患者的反应及病情变化;异常情况、处理措施及效果等。

（五）评价

1.流程合理、技术熟练。

2.患者能否理解灸法的目的,并主动配合。

3.施灸部位是否准确,体位安排是否合理舒适。

4.施灸后局部皮肤是否潮红;患者是否觉得温热、舒适,症状缓解。

5.患者是否安全,有无皮肤灼伤、烧伤。

6.疗效评价标准见《中医护理方案》各病种护理效果评价表。

（六）技术风险点及处理措施

1.晕灸:若发生晕灸,应立即停止艾灸,使患者头低位平卧,注意保暖,轻者一般休息片刻或饮温开水后即可恢复;重者可掐按人中、内关、足三里等穴;严重时按晕厥处理。

2.烫伤:如果灸后局部起小水疱,无须处理,可自行吸收;如果水疱较大,可按烫伤处理,经局部消毒后,用灭菌针头刺破水疱下沿,用无菌棉签将液体挤干,或用无菌注射器抽去疱内液体,外涂烫伤膏,并盖上无菌纱布,保持清洁干燥,防止感染。

三、操作流程及考核评分标准

竹圈灸操作流程图

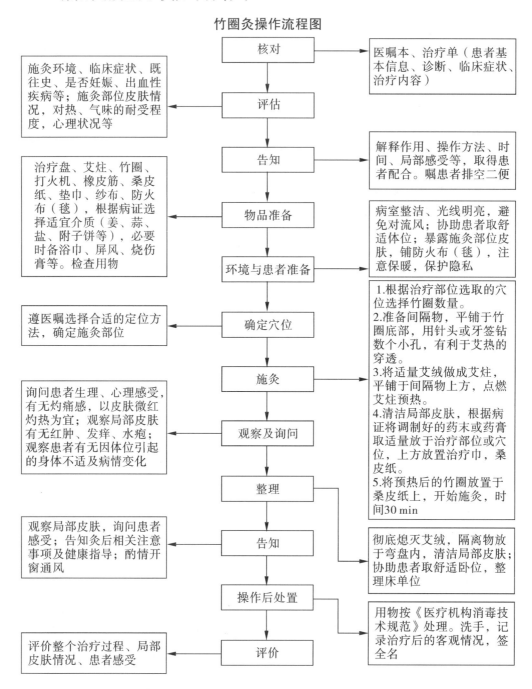

施灸环境、临床症状、既往史、是否妊娠、出血性疾病等；施灸部位皮肤情况，对热、气味的耐受程度，心理状况等 ← **评估**

核对 → 医嘱本、治疗单（患者基本信息、诊断、临床症状、治疗内容）

告知 → 解释作用、操作方法、时间、局部感受等，取得患者配合。嘱患者排空二便

治疗盘、艾炷、竹圈、打火机、橡皮筋、桑皮纸、垫巾、纱布、防火布（毯），根据病证选择适宜介质（姜、蒜、盐、附子饼等），必要时备浴巾、屏风、烧伤膏等。检查用物 ← **物品准备**

环境与患者准备 → 病室整洁、光线明亮，避免对流风；协助患者取舒适体位；暴露施灸部位皮肤，铺防火布（毯），注意保暖，保护隐私

遵医嘱选择合适的定位方法，确定施灸部位 ← **确定穴位**

施灸 → 1.根据治疗部位选取的穴位选择竹圈数量。
2.准备间隔物，平铺于竹圈底部，用针头或牙签钻数个小孔，有利于艾热的穿透。
3.将适量艾绒做成艾炷，平铺于间隔物上方，点燃艾炷预热。
4.清洁局部皮肤，根据病证将调制好的药末或药膏取适量放于治疗部位或穴位，上方放置治疗巾，桑皮纸。
5.将预热后的竹圈放置于桑皮纸上，开始施灸，时间30 min

询问患者生理、心理感受，有无灼痛感，以皮肤微红灼热为宜；观察局部皮肤有无红肿、发痒、水疱；观察患者有无因体位引起的身体不适及病情变化 ← **观察及询问**

整理

观察局部皮肤，询问患者感受；告知灸后相关注意事项及健康指导；酌情开窗通风 ← **告知**

告知 → 彻底熄灭艾绒，隔离物放于弯盘内，清洁局部皮肤；协助患者取舒适卧位，整理床单位

操作后处置 → 用物按《医疗机构消毒技术规范》处理。洗手，记录治疗后的客观情况，签全名

评价整个治疗过程、局部皮肤情况、患者感受 ← **评价**

竹圈灸操作考核评分标准

项目	分值	技术操作要求	评分等级 A	B	C	D	评分说明
仪表	3	仪表大方、举止端庄、戴表	3	2	1	0	一项未完成扣1分
核对	2	核对医嘱、治疗单(患者基本信息、诊断、临床症状、治疗内容)	2	1	0	0	未核对扣2分;内容不全面扣1分
评估	6	临床症状、既往史、是否妊娠、出血性疾病等	3	2	1	0	一项未完成扣1分
		施灸部位皮肤情况,对热、气味的耐受程度等	3	2	1	0	一项未完成扣1分
告知	3	解释作用、操作方法、局部感受,取得患者配合	3	2	1	0	解释不完整每项扣1分
物品准备	5	洗手、戴口罩	2	1	0	0	未洗手扣1分;未戴口罩扣1分
		治疗盘、艾炷、竹圈、打火机、橡皮筋、桑皮纸、垫巾、纱布、烧伤膏、防火布(毯),根据病证选择适宜介质(姜、蒜、盐、附子饼等)	2	1	0	0	少备一项扣1分;未检查一项扣1分
		必要时备浴巾,屏风等;用物符合操作要求	1	0	0	0	用物不符合规范扣1分
环境与患者准备	7	病室整洁、光线明亮,避免对流风	2	1	0	0	未进行环境准备扣2分;准备不全扣1分
		协助患者取舒适体位	2	1	0	0	未安置体位扣2分,不合理扣1分
		暴露施灸部位皮肤,铺防火布(毯),注意保暖,保护隐私	3	2	1	0	未充分暴露施灸部位扣1分;未保暖扣1分;未保护隐私扣1分
操作过程	11	核对医嘱	2	1	0	0	未核对扣2分;内容不全面扣1分
		选择合适的定穴法、确定施灸部位及施灸方法	5	4	2	0	定穴法不合适扣2分;穴位不准确扣2分
		告诉患者在施灸过程中不宜随便改变体位以免烫伤	4	2	0	0	烫伤扣4分;体位不舒适扣2分
	26	根据治疗部位选取的穴位选择竹圈数量	2	1	0	0	一项未完成扣1分
		准备间隔物,平铺于竹圈底部,用针头或牙签钻数个小孔,有利于艾热的穿透	5	4	3	1	未钻孔扣2分;少备一项扣1分
		将适量艾绒做成艾炷,平铺于间隔物上方,点燃艾绒预热	3	2	0	0	未预热扣2分
		清洁局部皮肤,根据病证将调制好的药末或药膏取适量放于治疗部位或穴位,上方放置治疗巾、桑皮纸	5	3	0	0	未清洁皮肤扣2分;选穴不准确扣2分
		将预热后的竹圈放置于桑皮纸上,开始施灸,时间30 min	3	2	1	0	温度不合适扣2分
		询问患者生理、心理感受,有无灼痛感,以皮肤微红灼热为宜	4	2	0	0	一项未完成扣2分

项目	分值	技术操作要求	评分等级 A	B	C	D	评分说明
操作过程	26	观察局部皮肤有无红肿、发痒、水疱	2	0	0	0	未观察皮肤扣2分
		观察患者有无因体位引起的身体不适及病情变化	2	0	0	0	体位不合适扣2分
	15	彻底熄灭艾绒,隔离物放于弯盘内,清洁局部皮肤	3	2	1	0	一项未完成扣1分
		协助衣着,取舒适位,整理用物及床单位	4	3	2	1	一项未完成扣1分
		观察患者局部皮肤,询问患者感受	2	1	0	0	施灸后未观察皮肤扣1分;未询问患者感受扣1分
		告知灸后注意事项及健康指导,酌情开窗通风	4	3	2	0	注意事项内容少一项扣1分,最高扣2分;未酌情开窗扣2分
		洗手,再次核对	2	1	0	0	未洗手扣1分;未核对扣1分
操作后处置	6	用物按《医疗机构消毒技术规范》处理	2	1	0	0	处置方法不正确扣1分/项,最高扣2分
		洗手	2	0	0	0	未洗手扣2分
		记录	2	1	0	0	未记录扣2分;记录不完全扣1分
评价	6	流程合理、技术熟练、局部皮肤无损伤、询问患者感受	6	4	2	0	一项不合格扣2分,最高扣6分;出现烫伤扣6分
理论提问	5	竹圈灸的禁忌证	5	3	0	0	回答不全面扣2分/题;未答出扣5分/题
	5	竹圈灸的注意事项以及3种操作手法	5	3	0	0	

21 葫芦灸

一、技术简介

用药粉、艾条、葫芦完美搭配,采用道家古代葫芦灸法,依托葫芦特殊的形状质地,将药艾气化后的高密度能量聚于要调理的病灶部位,药乘艾之功,艾借药之效,达到治疗疾病目的的一项操作技术。

(一)适应证

1.乾灸:肾部保养、腰肾部疾病、抵抗力差、腰膝酸软、记忆力下降者、四肢冰冷、肾虚人群、有更年期症状者。

2.坤灸:妇科及胃肠道疾病、女性痛经、宫寒、宫颈炎、附件炎、子宫肌瘤、卵巢囊肿、不孕不育、胃炎、便秘、腹泻等。

3.经脉灸:类风湿关节炎、强直性脊柱炎、腰椎间盘突出症、骨关节炎等风湿病及骨关节病。

(二)禁忌证

1.腰部、膝关节、脐部等有损伤的地方、有过大创伤的部位、炎症者禁用。

2.一般空腹、过饱、醉酒、极度疲劳和月经期间应慎施灸。

3.孕妇的腹部和腰骶部,不宜施灸。

4.实热证、阴虚发热者慎用,如高热、高血压危象等。

5.某些传染性皮肤病、昏迷、抽搐或身体极度衰竭、形瘦骨立等禁灸。

6.对艾叶过敏者、经常性的皮肤过敏者慎灸。

7.无自制能力的人,如精神病患者等禁灸。

二、技术操作要求

(一)评估要点

1.患者基本情况、诊断、证型、临床表现、既往史、过敏史等。

2.施灸部位的皮肤情况。

3.对热、气味的耐受程度。

4.女性患者是否处于妊娠期、月经期。

5.患者认知能力、心理状况、依从性等。

(二)操作要点

1.手法疏通经络:按摩油适量涂抹于施灸皮肤处,循经络按摩施灸部位 10 min。

2.腹部按摩手法:抚摩、运八卦、叠掌揉、推经络、点穴。

3.药物铺敷:75% 酒精消毒施灸部位,铺纱布—铺药—盖纱布,铺药厚度 2~3 cm,范围大于病变部位 1~2 cm,不能大于葫芦基底部。

4.葫芦置灸:将艾炷 5~6 根插入葫芦内的钢钉上,点燃,将点燃艾条的葫芦放在施灸部位敷药之上,用大浴巾顺时针包裹灸具底部,与皮肤贴紧,以稳固无烟雾溢出为度。施灸30～40 min。

（三）注意事项

1.治疗前告知患者操作方法,局部感受,取得患者配合。

2.协助患者取舒适卧位,原则上要充分暴露施灸部位皮肤,使患者舒适持久,方便术者操作。注意保暖,保护隐私。

3.注意室温的调节,保持室内空气流通,但应避免直接吹风,施灸过程中会出现淡淡的中药燃烧的气味。

4.施灸期间,告知患者不要随意改变体位,以免烫伤。

5.治疗过程中应有专人负责,及时调换底座的高低面,以免烫伤患者皮肤,询问患者有无不适,保证安全。

6.治疗结束后,嘱患者缓慢坐起,饮适量温开水,休息片刻再外出,注意避风保暖,4 h后方能洗澡。

7.同时灸几个穴位时,应遵循先灸腰背,后灸腹部。

8.根据施灸部位,选择合适的防火布(或防火毯)、必要时备测温仪,保证治疗安全。

（四）操作后处置

1.熄灭后的艾条,应正确处置,可插入小口瓶内,或剪断后投入水中,彻底熄灭,以防复燃,发生火灾。

2.用物按《医疗机构消毒技术规范》处理。

3.床单、枕巾等直接接触患者的用品应每人次更换,亦可选择使用一次性床单。一次性使用的治疗巾应一人一用一更换,头面部、下肢及足部应区分使用。每次治疗前后,医务人员须按相关要求做好手卫生。

4.职业防护:医务人员应遵循标准预防原则,施灸物品燃烧易产生烟雾,有条件者应安装排烟系统。

5.记录:患者的一般情况和施灸局部皮肤情况;施灸时患者的反应及病情变化;异常情况、处理措施及效果等。

（五）评价

1.流程合理,技术熟练。

2.患者能否理解灸法的目的,并主动配合。

3.施灸部位是否准确,体位安排是否合理舒适。

4.施灸后局部皮肤是否潮红,患者是否觉得温热、舒适,症状缓解。

5.患者是否安全,有无皮肤灼伤、烧伤。

6.疗效评价标准见《中医护理方案》各病种护理效果评价表。

（六）技术风险点及处理措施

1.晕灸:若发生晕灸,应立即停止艾灸,使患者头低位平卧,注意保暖。轻者一般休息片刻或饮温开水后即可恢复;重者可掐按人中、内关、足三里等穴;严重时按晕厥处理。

2.烫伤:如果灸后出现小水疱,无须处理,会自行吸收。如果水疱较大,可用无菌注射器抽去疱内液体,覆盖消毒纱布,保持干燥,防止感染。

三、操作流程及考核评分标准

葫芦灸操作流程

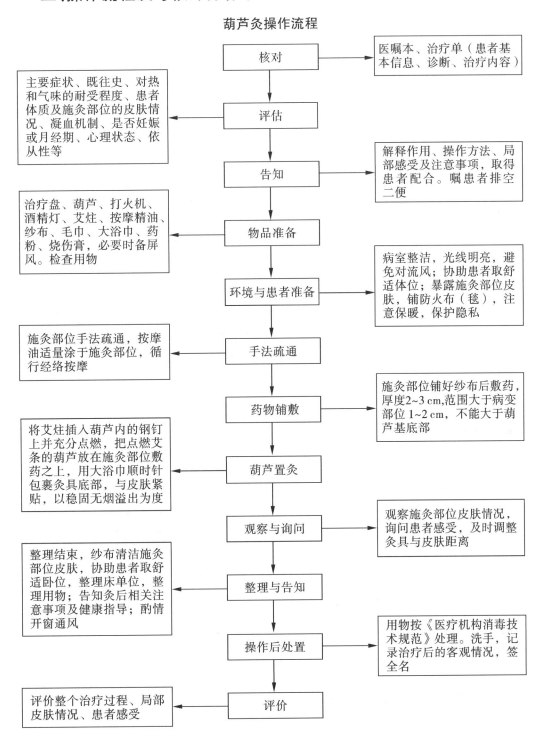

核对 → 医嘱本、治疗单（患者基本信息、诊断、治疗内容）

主要症状、既往史、对热和气味的耐受程度、患者体质及施灸部位的皮肤情况、凝血机制、是否妊娠或月经期、心理状态、依从性等 ← 评估

告知 → 解释作用、操作方法、局部感受及注意事项，取得患者配合。嘱患者排空二便

治疗盘、葫芦、打火机、酒精灯、艾炷、按摩精油、纱布、毛巾、大浴巾、药粉、烧伤膏，必要时备屏风。检查用物 ← 物品准备

环境与患者准备 → 病室整洁，光线明亮，避免对流风；协助患者取舒适体位；暴露施灸部位皮肤，铺防火布（毯），注意保暖，保护隐私

施灸部位手法疏通，按摩油适量涂于施灸部位，循行经络按摩 ← 手法疏通

药物铺敷 → 施灸部位铺好纱布后敷药，厚度2~3 cm,范围大于病变部位1~2 cm，不能大于葫芦基底部

将艾炷插入葫芦内的钢钉上并充分点燃，把点燃艾条的葫芦放在施灸部位敷药之上，用大浴巾顺时针包裹灸具底部，与皮肤紧贴，以稳固无烟溢出为度 ← 葫芦置灸

观察与询问 → 观察施灸部位皮肤情况，询问患者感受，及时调整灸具与皮肤距离

整理结束，纱布清洁施灸部位皮肤，协助患者取舒适卧位，整理床单位，整理用物；告知灸后相关注意事项及健康指导；酌情开窗通风 ← 整理与告知

操作后处置 → 用物按《医疗机构消毒技术规范》处理。洗手，记录治疗后的客观情况，签全名

评价整个治疗过程、局部皮肤情况、患者感受 ← 评价

葫芦灸操作考核评分标准

项目		分值	技术操作要求	A	B	C	D	评分说明
仪表		2	仪表端庄、戴表	2	1	0	0	一项未完成扣1分
核对		2	核对医嘱	2	1	0	0	未核对扣2分;内容不全面扣1分
评估		7	临床症状、既往史、是否妊娠、出血性疾病	4	3	2	1	一项未完成扣1分
			施灸部位皮肤情况,对热、气味的耐受程度	3	2	1	0	一项未完成扣1分
告知		3	解释作用、操作方法、局部感受,取得患者配合	3	2	1	0	一项未完成扣1分
用物准备		5	洗手,戴口罩	2	1	0	0	未洗手扣1分;未戴口罩扣1分
			备齐并检查用物	3	2	1	0	少备一项扣1分;未检查一项扣1分,最高扣3分
环境与患者准备		7	病室整洁、光线明亮,避免对流风	2	1	0	0	未进行环境准备扣2分;准备不全扣1分
			核对医嘱,协助患者取舒适体位	2	1	0	0	未核对扣2分;未进行体位摆放扣1分;体位不舒适扣1分
			暴露施灸部位皮肤,注意保暖,保护隐私	3	2	1	0	未充分暴露施灸部位扣1分;未保暖扣1分;未保护隐私扣1分
操作过程	手法疏通经络	10	确定施灸部位,施灸部位手法疏通。按摩油适量涂抹于施灸皮肤处	2	1	0	0	按摩油过多扣1分;未用扣2分
			正确选择循行经络,疏通手法正确,力量及摆动幅度、频率均匀,时间符合要求	6	4	2	0	动作生硬扣1分;经络与穴位不准确扣2分/穴位,最高扣6分;手法/每种不正确扣2分,最高扣6分
			操作中询问患者对手法治疗的感受,及时调整手法,力度,摆动均匀	2	1	0	0	未询问感受扣1分;力度摆动不均匀扣1分
	敷药	8	施灸部位敷药,厚度2～3 cm,范围大于病变部位1～2 cm,不能大于葫芦基底部	8	6	4	2	无敷药物扣8分。敷药厚度、面积不合要求扣4分
	葫芦置灸	22	将艾炷5～6根插入葫芦内的钢钉上,点燃	4	3	2	0	艾炷长度不宜扣1分;点燃不充分扣1分;固定不稳扣2分
			将点燃艾条的葫芦放在施灸部位,用大浴巾顺时针包裹灸具底部,与皮肤贴紧,以稳固无烟雾溢出为度	10	8	6	2	葫芦放置不稳固、位置不当各扣4分,包裹不严扣2分,包裹手法不当扣2分
			注意保暖,询问患者感受,适当调整灸具与皮肤距离	2	1	0	0	未询问患者感受扣2分;未及时调整扣1分
			观察皮肤颜色、汗出程度	4	2	0	0	未观察皮肤颜色、汗出程度各扣2分
			施灸结束,清洁局部皮肤,协助患者取舒适体位,整理床单位	2	0	0	0	未清洁皮肤扣2分;未安置体位扣2分;未整理床单位扣2分
		12	观察患者局部皮肤,询问患者感受	5	3	1	0	施灸后未观察皮肤扣2分;未询问患者感受扣2分
			告知相关注意事项,酌情开窗通风	5	3	2	1	注意事项内容少一项扣1分,最高扣2分;未酌情开窗扣2分
			洗手,再次核对	2	1	0	0	未洗手扣1分;未核对扣1分

项目	分值	技术操作要求	评分等级				评分说明
			A	B	C	D	
操作后处置	6	用物按《医疗机构消毒技术规范》处理	2	1	0	0	处置方法不正确扣1分/项,最高扣2分
		洗手	2	0	0	0	未洗手扣2分
		记录	2	1	0	0	未记录扣2分;记录不完全扣1分
评价	6	流程合理、技术熟练、局部皮肤无损伤、询问患者感受	6	4	2	0	一项不合格扣2分,最高扣6分;出现烫伤扣6分
理论提问	10	葫芦灸的禁忌证	5	3	0	0	回答不全面扣2分/题;未答出扣5分/题
		葫芦灸的注意事项	5	3	0	0	
得　分							

22　麦粒灸

一、技术简介

麦粒灸是将艾绒搓成如麦粒样大小的艾炷直接置于穴位上施灸的一种中医外治操作方法。属于直接灸的一种,可分为化脓麦粒灸和非化脓麦粒灸两种,根据病情需要选择。艾粒上尖,易于点燃;中粗,可让穴位皮肤逐渐适应升高的温度;下部平整,有利于艾粒站立平稳,使温度下传集中,没有强烈的、难以忍受的痛感,易于被患者接受。

麦粒灸特点为所需艾绒很少,烟雾小,刺激量可大可小,与艾炷灸相比,作用更持久,传感更明显,疗效更直接,能循经传导和有针刺般的深层灸感。

(一)适应证

1. 麦粒灸临床主要适用于虚、寒、痰、瘀等证。如风湿性关节炎、类风湿关节炎、颈肩腰腿痛、落枕、肩周炎、失眠、痿证、头痛、痛经、月经不调、胃下垂等。

2. 麦粒灸具有补虚与泻实双向作用,补虚作用体现在益气、温阳、养血、滋阴方面。其中非化脓性麦粒灸多适于气血虚弱、小儿发育不良、虚寒轻症等;化脓性麦粒灸多适于慢性虚损性疾病,如哮喘、慢性胃肠病、体质虚弱、发育障碍、气血虚弱、皮肤疣等;泻实可理解为清泄实热。

3. 艾灸时灸量由宜小到大,循序渐进。

(二)禁忌证

1. 颜面部、心前区、体表大血管部位和关节部位不可用化脓麦粒灸。

2. 妇女妊娠期,腰骶部和小腹部禁用化脓灸。

3. 动脉搏动处如太渊、经渠、冲阳穴不宜用麦粒灸。

4. 不便护理的部位如腋窝、脐窝、会阴等处禁用麦粒灸。

二、技术操作要求

(一)评估要点

1. 患者基本情况、诊断、证型、临床表现、既往史、过敏史等。

2. 艾灸部位的皮肤情况。

3. 对热、痛的耐受程度。

4. 女性患者是否处于妊娠期、月经期。

5. 患者认知能力、心理状况、依从性等。

（二）操作要点

1. 根据患者病情选择施灸并选取穴位后，协助患者取舒适体位，充分暴露操作部位，注意保暖和保护患者隐私。

2. 施灸穴位涂抹适量凡士林，将备好的麦粒状艾绒置于施灸穴位上。

3. 用点燃的线香从艾炷顶端点燃，使艾炷自上而下均匀燃烧。

4. 非化脓麦粒灸：用线香点燃艾炷顶端后，不等艾火烧到皮肤，当患者感觉烫时即用镊子将艾炷移去或压灭，以皮肤出现红晕为度。灸完预定壮数后，用消毒干棉球将穴位处的残留灰烬和油膏轻轻擦拭干净。

5. 施灸结束后，清洁皮肤，整理患者衣物。

（三）注意事项

1. 施灸前要给患者解释本技术的操作特点，说明施灸程度和反应，在取得患者理解和同意后，方可施灸。

2. 部位：全身大多数穴位都可施以麦粒灸；麦粒灸的取穴一般以身体末梢部位为主（耳朵、指头）或者就近取穴（以患处中心或者患处周围等），肌肉丰厚处也可应用，如背腰、脘腹和下肢等肌肉较厚部位的穴位较为常用；选穴宜少而精，每次2~4穴为宜；局部与远部选穴相结合；定位要准确，以免修正定位造成更多、更大的灸痕。

3. 壮数：一般四肢末端每穴3~5壮，肌肉丰厚部位每穴7~9壮，介于两者之间每穴5~7壮。具体实施时可根据实际需要合理地选用壮数，把握施灸程度，以达到"适宜刺激"的目的而取得最佳治疗效果。

4. 施灸后皮肤略显黄褐色，或者局部变黑，可抹一点冰片油防止起疱，灸后起疱较小可待其自行吸收，水疱较大者可用消毒针穿破，放出液体，外敷消毒干敷料。如果施灸皮肤处变硬并且结痂，以后就可以在结痂处施灸。

5. 皮肤感觉迟钝患者，谨慎控制麦粒灸灼烧强度，避免过度灼伤。

6. 艾灸期间忌生冷寒凉之物，避免进食虾、螃蟹等容易引起过敏的食物，多吃绿色食品，不吸烟和不饮酒。

7. 施行非化脓麦粒灸后可以正常洗浴。

（四）操作后处置

1. 熄灭后的艾炷，应正确处置，可插入小口瓶内，或剪断后投入水中，彻底熄灭，以防复燃，发生火灾。

2. 用物按《医疗机构消毒技术规范》处理。

3. 床单、枕巾等直接接触患者的用品应每人次更换，亦可选择使用一次性床单。一次性使用的治疗巾应一人一用一更换，头面部、下肢及足部应区分使用。每次治疗前后，医务人员须按相关要求做好手卫生。

4. 职业防护：医务人员应遵循标准预防原则。

5.记录:患者的一般情况和施灸局部皮肤情况;施灸时患者的反应及病情变化;异常情况、处理措施及效果等。

(五)评价

1.流程合理、技术熟练。

2.患者能否理解灸法的目的,并主动配合。

3.施灸部位是否准确,体位安排是否合理舒适。

4.施灸后局部皮肤是否潮红;患者是否觉得温热、舒适,症状缓解。

5.患者是否安全,有无皮肤灼伤、烧伤。

6.疗效评价标准见《中医护理方案》各病种护理效果评价表。

(六)技术风险点及处理措施

1.**晕灸**:若发生晕灸,应立即停止艾灸,使患者头低位平卧,注意保暖,轻者一般休息片刻或饮温开水后即可恢复;重者可掐按人中、内关、足三里等穴;严重时按晕厥处理。

2.**烫伤**:如果灸后出现小水疱,无须处理,会自行吸收,如果水疱较大,可用无菌注射器抽去疱内液体,覆盖消毒纱布,保持干燥,防止感染。

三、操作流程及考核评分标准

麦粒灸操作流程

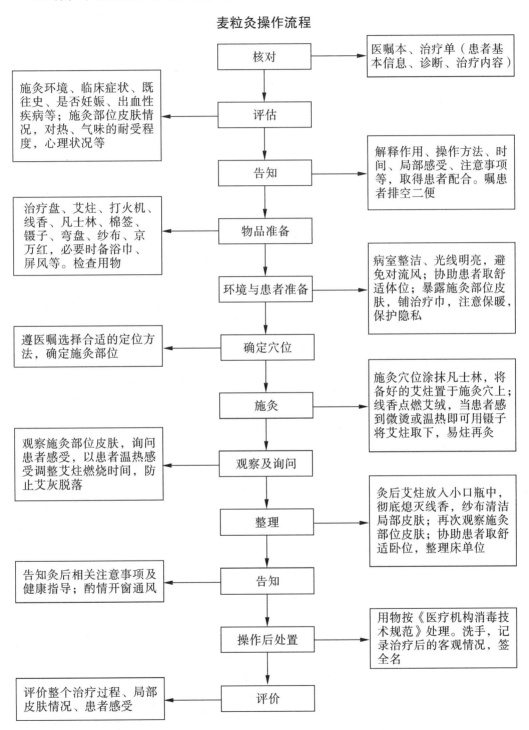

核对 → 医嘱本、治疗单（患者基本信息、诊断、治疗内容）

评估 ← 施灸环境、临床症状、既往史、是否妊娠、出血性疾病等；施灸部位皮肤情况，对热、气味的耐受程度，心理状况等

告知 → 解释作用、操作方法、时间、局部感受、注意事项等，取得患者配合。嘱患者排空二便

物品准备 ← 治疗盘、艾炷、打火机、线香、凡士林、棉签、镊子、弯盘、纱布、京万红，必要时备浴巾、屏风等。检查用物

环境与患者准备 → 病室整洁、光线明亮，避免对流风；协助患者取舒适体位；暴露施灸部位皮肤，铺治疗巾，注意保暖，保护隐私

确定穴位 ← 遵医嘱选择合适的定位方法，确定施灸部位

施灸 → 施灸穴位涂抹凡士林，将备好的艾炷置于施灸穴上；线香点燃艾绒，当患者感到微烫或温热即可用镊子将艾炷取下，易炷再灸

观察及询问 ← 观察施灸部位皮肤，询问患者感受，以患者温热感受调整艾炷燃烧时间，防止艾灰脱落

整理 → 灸后艾炷放入小口瓶中，彻底熄灭线香，纱布清洁局部皮肤；再次观察施灸部位皮肤；协助患者取舒适卧位，整理床单位

告知 ← 告知灸后相关注意事项及健康指导；酌情开窗通风

操作后处置 → 用物按《医疗机构消毒技术规范》处理。洗手，记录治疗后的客观情况，签全名

评价 ← 评价整个治疗过程、局部皮肤情况、患者感受

麦粒灸操作考核评分标准

项目	分值	技术操作要求	评分等级				评分说明
			A	B	C	D	
仪表	2	仪表端庄、戴表	2	1	0	0	一项未完成扣1分
核对	2	核对医嘱	2	1	0	0	未核对扣2分;内容不全面扣1分
评估	7	临床症状、既往史、是否妊娠、出血性疾病	4	3	2	1	一项未完成扣1分
		施灸部位皮肤情况,对热、气味的耐受程度	3	2	1	0	一项未完成扣1分
告知	3	解释作用、操作方法、局部感受,取得患者配合	3	2	1	0	一项未完成扣1分
用物准备	5	洗手,戴口罩	2	1	0	0	未洗手扣1分;未戴口罩扣1分
		制作麦粒灸艾粒,备齐并检查用物	3	2	1		艾炷制备不符合要求扣1分;未检查一项扣1分,最高扣3分
环境与患者准备	7	病室整洁、光线明亮,避免对流风	2	1	0	0	未进行环境准备扣2分;准备不全扣1分
		协助患者取舒适体位	2	1	0	0	未进行体位摆放扣2分;体位不舒适扣1分
		暴露施灸部位皮肤,注意保暖,保护隐私	3	2	1	0	未充分暴露施灸部位扣1分;未保暖扣1分;未保护隐私扣1分
操作过程	52	核对医嘱	2	1	0	0	未核对扣2分;内容不全面扣1分
		确定施灸部位	4	2	0	0	未确定施灸部位扣4分;穴位不准确扣2分
		清洁皮肤,在选好的穴位涂抹凡士林	4	2	0	0	未清洁皮肤扣2分/穴位;未涂抹凡士林扣2分
		将备好的艾炷放于施灸穴位,点燃线香	4	8	4	0	艾炷站立不稳扣2分;最多扣4分
		从顶端点燃艾绒,当艾绒燃剩2/5或1/4,患者感到微烫或温热即可用镊子将艾炷取下,易炷再灸,待将规定壮数灸完为止。观察施灸部位皮肤询问患者感受,以患者感觉温热为主,避免烫伤	16	4	0	0	未及时夹取艾灰扣4分;患者感觉灼痛扣4分,未能完成施灸壮数扣4分,最多扣16分
		灸后彻底熄灭线香	4	3	2	1	线香熄灭方法不正确扣2分;未熄灭扣2分
		清洁局部皮肤	4	2	0	0	未清洁皮肤扣2分,未使用纱布扣2分
		协助患者取舒适体位,整理床单位	4	2	0	0	未安置体位扣2分;未整理床单位扣2分
		再次观察患者局部皮肤,询问患者感受	4	2	0	0	施灸后未观察皮肤扣2分;未询问患者感受扣2分
		告知相关注意事项,酌情开窗通风	4	3	2	1	注意事项内容少一项扣1分,最高扣2分;未酌情开窗扣2分
		洗手,再次核对	2	1	0	0	未洗手扣1分;未核对扣1分

项目	分值	技术操作要求	评分等级				评分说明
			A	B	C	D	
操作后处置	6	用物按《医疗机构消毒技术规范》处理	2	1	0	0	处置方法不正确扣1分/项,最高扣2分
		洗手	2	0	0	0	未洗手扣2分
		记录	2	1	0	0	未记录扣2分;记录不完全扣1分
评价	6	流程合理、技术熟练、局部皮肤无损伤、询问患者感受	6	4	2	0	一项不合格扣2分,最高扣6分;出现烫伤扣6分
理论提问	10	麦粒灸的禁忌证	5	3	0	0	回答不全面扣2分/题;未答出扣5分/题
		麦粒灸的注意事项及适应证	5	3	0	0	
得　分							

23 热敏灸

一、技术简介

热敏灸是采用艾热,针对热敏化腧穴施灸,并通过特定手法激发透热、扩热、传热等经气传导,从而达到气至病所,并施以个体化的饱和消敏灸量,显著提高疗效的一种灸法。

(一)适应证

适用于出现热敏腧穴的各种病证,不拘寒、热、虚、实、表、里等证。

(二)禁忌证

婴幼儿、昏迷、脑出血急性期、大量吐(咯)血的患者,过饥、过饱、过劳、醉酒等状态下患者,孕妇的腹部和腰骶部位,感觉障碍与皮肤溃疡处不宜施灸。

二、技术操作要求

(一)评估要点

1.患者基本情况、诊断、证型、临床表现、既往史、过敏史等。

2.女性患者是否处于妊娠期、月经期。

3.施灸部位的皮肤情况,对热、痛的耐受程度。

4.患者认知能力、目前心理状况、依从性等。

(二)操作要点

1.**热敏灸感**:当悬灸某个腧穴时,被灸者会产生一种深透、远传等特殊的灸感。包括透热、扩热、传热、非热觉、肢端热、身烘热、喜热、皮肤扩散性潮红、面红(或额出汗)、胃肠蠕动反应。施灸过程中产生热敏灸感的腧穴即为热敏腧穴。

2.**特定手法**:回旋灸、雀啄灸、循经往返灸、温和灸、接力灸及其组合手法。

3.**具体操作方法**:

(1)探感定位:热敏灸以灸感定位法确定热敏腧穴的位置。点燃艾条,距离体表约3 cm,在穴位热敏化高发区、疾病部位、与疾病相关的经络循行部位进行粗定位,在其上下左右范围内施以手法进行细定位探查(先回旋灸打基础,继而循经往返灸通经络,再雀啄灸激发经气,再以温和灸导感传,以及其他组合手法),以出现热敏灸感为判定标准:热感强度适中而无灼痛,被灸者出现10类热敏灸感中的1类或1类以上,此时施灸的位置即为热敏腧穴,不拘是否在传腧穴的标准位置上。

(2)辨敏施灸:通过辨别热敏腧穴的灸感特点,从而选取最优热敏腧穴施灸。按下列顺序依次选择最优穴位:以出现非热觉的热敏腧穴、出现热敏灸感指向或直达病所的热敏腧穴、出现较强的热敏灸感、出现痛感(痛感优于酸胀)的热敏腧穴为首选。可使用单点灸、双点灸(又分为单手灸、双手灸)、三点灸(又分为T形灸、三角灸)寻找热敏腧穴。

(3)量因人异:进行热敏灸时,每穴、每次的施灸时间、强度、面积以热敏灸感消失为度,因病、因人、因穴而异,平均施灸时间约为40 min,此为热敏腧穴的最佳个体化每次施灸时间量。

(4)敏消量足:只要与疾病相关的热敏腧穴存在,就需要进行疗程施灸,直至所有与该病症相关的热敏腧穴消敏(非热敏状态),以此为治疗该病症的充足疗程灸量。

4.艾条:以艾绒为主要成分卷成的圆柱形长条物。(注:热敏灸使用的艾条一般规格为直径 16~35 mm;艾绒纯度 3:1~8:1)

(三)注意事项

1.施灸前应告知患者艾灸过程,消除其对艾灸的恐惧感或紧张感。

2.艾条选择:根据病情需要和腧穴热敏直径的不同,选择不同直径的艾条。

3.部位选择:依据探感定位(灸感定位法)和辨敏施灸原则,选取施灸部位。

4.体位选择:根据患者的年龄、性别、体质、病情,选择合适体位。以患者感到舒适、充分暴露施灸部位、肌肉放松为原则。常用体位:卧位、坐位。建议首选卧位。

5.环境要求:应设有排烟或消烟装置。环境温度以 24~30 ℃为宜。

6.施灸时要求患者在治疗过程中注意力集中,保持静、松、匀、守,认真体会艾灸过程中的灸感,并及时与施灸者交流沟通。

7.操作时,应注意热感强度适宜,避免烫伤;注意防止艾火脱落,灼伤患者,或烧坏衣物。

8.热敏灸结束后,须确保燃着的艾条彻底熄灭,以防复燃。

9.施灸后,应告知患者 2 h 内忌洗澡与劳累,注意保暖,避风寒。

(四)操作后处置

1.熄灭后的艾条,应正确处置,可插入小口瓶内,或剪断后投入水中,彻底熄灭,以防复燃,发生火灾。

2.用物按《医疗机构消毒技术规范》处理。

3.床单、枕巾等直接接触患者的用品应每人次更换,亦可选择使用一次性床单。

4.一次性使用的治疗巾应一人一用一更换,头面部、下肢及足部应区分使用。每次治疗前后,医务人员须按要求做好手卫生。

5.职业防护:医务人员应遵循标准预防原则。

6.记录:患者的一般情况和施灸局部皮肤情况;施灸时患者的反应及病情变化;异常情况、处理措施及效果等。

(五)评价

1.流程合理、技术熟练。

2.患者能否理解热敏灸的目的,并主动配合。

3.热敏灸方法是否准确,体位安排是否合理舒适。

4.热敏灸后局部皮肤是否潮红;患者是否觉得温热、舒适、症状缓解。

5.患者是否安全,有无皮肤灼伤、烧伤。

6.疗效评价标准见《中医护理方案》各病种护理效果评价表。

(六)技术风险点及处理措施

1.晕灸:若发生晕灸,应立即停止艾灸,使患者头低位平卧,注意保暖,轻者一般休息片刻或饮温开水后即可恢复;重者可掐按人中、内关、足三里等穴;严重时按晕厥处理。

2.烫伤:如果灸后出现小水疱,无须处理,会自行吸收;如果水疱较大,可用无菌注射器抽去疱内液体,覆盖无菌纱布,保持干燥,防止感染。

三、操作流程及考核评分标准

热敏灸操作流程

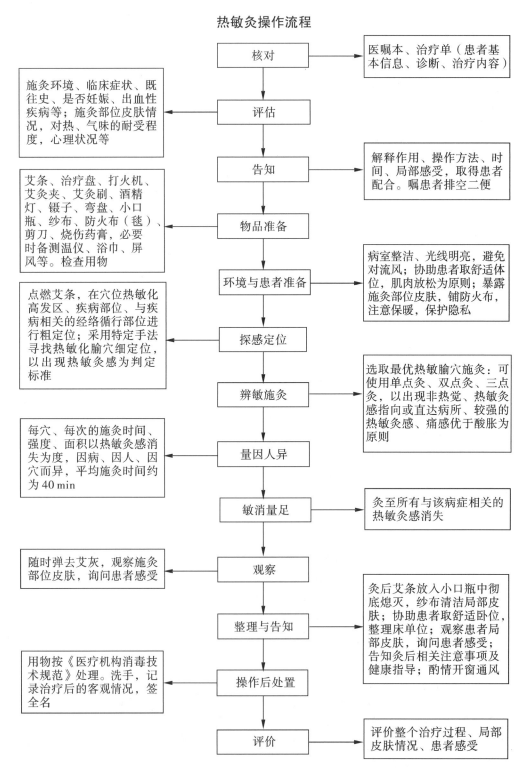

核对	医嘱本、治疗单（患者基本信息、诊断、治疗内容）
评估	施灸环境、临床症状、既往史、是否妊娠、出血性疾病等；施灸部位皮肤情况，对热、气味的耐受程度，心理状况等
告知	解释作用、操作方法、时间、局部感受，取得患者配合。嘱患者排空二便
物品准备	艾条、治疗盘、打火机、艾灸夹、艾灸刷、酒精灯、镊子、弯盘、小口瓶、纱布、防火布（毯）、剪刀、烧伤药膏，必要时备测温仪、浴巾、屏风等。检查用物
环境与患者准备	病室整洁、光线明亮，避免对流风；协助患者取舒适体位，肌肉放松为原则；暴露施灸部位皮肤，铺防火布，注意保暖，保护隐私
探感定位	点燃艾条，在穴位热敏化高发区、疾病部位、与疾病相关的经络循行部位进行粗定位；采用特定手法寻找热敏化腧穴细定位，以出现热敏灸感为判定标准
辨敏施灸	选取最优热敏腧穴施灸：可使用单点灸、双点灸、三点灸，以出现非热觉、热敏灸感指向或直达病所、较强的热敏灸感、痛感优于酸胀为原则
量因人异	每穴、每次的施灸时间、强度、面积以热敏灸感消失为度，因病、因人、因穴而异，平均施灸时间约为 40 min
敏消量足	灸至所有与该病症相关的热敏灸感消失
观察	随时弹去艾灰，观察施灸部位皮肤，询问患者感受
整理与告知	灸后艾条放入小口瓶中彻底熄灭，纱布清洁局部皮肤；协助患者取舒适卧位，整理床单位；观察患者局部皮肤，询问患者感受；告知灸后相关注意事项及健康指导；酌情开窗通风
操作后处置	用物按《医疗机构消毒技术规范》处理。洗手，记录治疗后的客观情况，签全名
评价	评价整个治疗过程、局部皮肤情况、患者感受

热敏灸操作考核评分标准

项目	分值	技术操作要求	评分等级				评分说明
			A	B	C	D	
仪表	2	仪表端庄、戴表	2	1	0	0	一项未完成扣1分
核对	2	核对医嘱	2	1	0	0	未核对扣2分;内容不全面扣1分
评估	7	临床症状、既往史、是否妊娠、出血性疾病等	4	3	2	1	一项未完成扣1分
		施灸部位皮肤情况,对热、气味的耐受程度	3	2	1	0	一项未完成扣1分
告知	3	解释作用、操作方法、局部感受,取得患者配合	3	2	1	0	一项未完成扣1分
用物准备	5	洗手,戴口罩	2	1	0	0	未洗手扣1分;未戴口罩扣1分
		备齐并检查用物	3	2	1	0	少备一项扣1分;未检查一项扣1分,最高扣3分
环境与患者准备	7	病室整洁、光线明亮,避免对流风	2	1	0	0	未进行环境准备扣2分;准备不全扣1分
		协助患者取舒适体位	2	1	0	0	未进行体位摆放扣2分;体位不舒适扣1分
		暴露施灸部位皮肤,注意保暖,保护隐私	3	2	1	0	未充分暴露施灸部位扣1分;未保暖扣1分;未保护隐私扣1分
操作过程	52	核对医嘱	2	1	0	0	未核对扣2分;内容不全面扣1分
		确定施灸部位	2	1	0	0	未确定施灸部位扣4分;穴位不准确扣2分
		探感定位:点燃艾条,在穴位热敏化高发区、疾病部位、与疾病相关的经络循行部位进行粗定位;采用特定手法寻找热敏化腧穴细定位,以出现热敏灸感为判定标准	8	2	0	0	艾条与皮肤距离不符合要求扣2分;探感定位方法不正确扣4分
		辨敏施灸:选取最优热敏腧穴施灸;可使用单点灸、双点灸、三点灸,以出现非热觉、热敏灸感指向或直达病所、较强的热敏灸感、痛感优于酸胀为原则	10	8	4	0	辨敏施灸方法不正确扣4分;热敏灸感未出现扣4分
		量因人异:每穴、每次的施灸时间、强度、面积以热敏灸感消失为度,因病、因人、因穴而异,平均施灸时间约为40 min	8	4	0	0	施灸时间、强度、面积不合理扣4分;未因病、因人、因穴而异扣3分
		敏消量足:灸至所有与该病症相关的热敏灸感消失	6	4	2	0	灸量不足扣3分;未灸至热敏灸感消失扣3分
		随时弹去艾灰,观察施灸部位皮肤,询问患者感受	4	3	2	0	未弹艾灰扣2分;未观察皮肤扣2分;未询问患者感受扣1分
		灸后艾条放入小口瓶中彻底熄灭,清洁局部皮肤	2	1	0	0	艾条熄灭方法不正确扣1分;未清洁皮肤扣1分

项目	分值	技术操作要求	评分等级				评分说明
			A	B	C	D	
操作过程	52	协助患者取舒适体位,整理床单位	2	1	0	0	未安置体位扣1分;未整理床单位扣1分
		观察患者局部皮肤,询问患者感受	3	2	1	0	施灸后未观察皮肤扣1分;未询问患者感受扣1分
		告知相关注意事项,酌情开窗通风	3	2	1	0	注意事项内容少一项扣1分,最高扣2分;未酌情开窗扣1分
		洗手,再次核对	2	1	0	0	未洗手扣1分;未核对扣1分
操作后处置	6	用物按《医疗机构消毒技术规范》处理	2	1	0	0	处置方法不正确扣1分/项,最高扣2分
		洗手	2	0	0	0	未洗手扣2分
		记录	2	1	0	0	未记录扣2分;记录不完全扣1分
评价	6	流程合理、技术熟练、局部皮肤无损伤、询问患者感受	6	4	2	0	一项不合格扣2分,最高扣6分;出现烫伤扣6分
理论提问	10	悬灸的禁忌证	5	3	0	0	回答不全面扣2分/题;未答出扣5分/题
		悬灸的注意事项以及3种操作手法	5	3	0	0	
得　分							

24　中药涂药

一、技术简介

中药涂药是将中药制成水剂、酊剂、油剂、膏剂等剂型,涂抹于患处或涂抹于纱布、膏贴外敷于患处,达到祛风除湿、解毒消肿、活血化瘀、止痒镇痛的一种操作方法。

(一)适应证

1. 适用于各种皮肤病、疮疡、水火烫伤、蚊虫叮咬等。
2. 适用于跌打损伤、疖痈、静脉炎、慢性咳喘、慢性腹泻等病症。

(二)禁忌证

1. 婴幼儿颜面部、有药物过敏史慎用。
2. 有皮疹、开放性伤口及感染性病灶者禁用。

二、技术操作要求

(一)评估要点

1. 病室环境、温度适宜。
2. 患者基本情况、诊断、证型、临床表现、既往史、过敏史等。
3. 涂药部位的皮肤情况。
4. 女性患者是否处于妊娠期。
5. 患者认知能力、目前心理状况、依从性等。

(二)操作要点

1. 核对医嘱,评估患者,做好解释,调节病室温度。
2. 备齐用物,携至床旁,根据涂药部位,取合理体位,暴露涂药部位,必要时屏风遮挡。
3. 患处铺一次性治疗巾,用生理盐水棉球清洁皮肤并观察局部皮肤情况。
4. 将中药制剂均匀涂抹于患处或涂抹于纱布外敷于患处,范围超出患处 1~2 cm 为宜。
5. 各类剂型用法
(1)混悬液先摇匀后再用棉签涂抹。
(2)水、酊剂类药物用镊子夹棉球蘸取药物涂抹,干湿度适宜,以不滴水为度,涂药均匀。
(3)膏状类药物用棉签或涂药板取药涂抹,涂药厚度均匀,以 2~3 mm 为宜。
(4)霜剂应用手掌或手指反复擦抹,使之渗入肌肤。

（5）对初期有脓头或成脓阶段的肿疡,脓头部位不宜涂药。

（6）乳痈涂药时,在敷料上剪一缺口,使乳头露出,利于乳汁的排空。

6. 根据涂药的位置及药物性质,必要时选择适当的敷料覆盖并固定。

7. 涂药过程中随时观察局部皮肤情况,询问患者有无不适。

8. 操作完毕,协助患者着衣,安排舒适体位。

（三）注意事项

1. 治疗前告知患者操作方法,局部感受,取得患者配合。

2. 协助患者取舒适卧位,原则上要充分暴露涂擦部位皮肤,方便术者操作。注意保暖,保护隐私。

3. 涂药前需清洁局部皮肤,涂药次数依病情、药物而定。水剂、酊剂用后需将瓶盖盖紧,防止挥发。

4. 刺激性较强的药物,不可涂于面部。

5. 过敏体质者、妊娠患者慎用,婴幼儿禁用。

6. 涂药后观察局部及全身皮肤情况,如有丘疹、发痒或局部肿胀等过敏现象,立即停止用药,并将药物拭净或清洗,遵医嘱内服或外用抗过敏药物。

7. 在配制洗剂时,应尽量将药物研细,以免刺激皮肤。

8. 因酊剂有刺激性,凡疮疡破溃后、皮肤病有糜烂者、皮肤薄嫩处、皮肤黏膜交界处,均应禁用。

9. 患处若有敷料,不可强行撕脱,可用生理盐水棉球沾湿敷料后再揭,并擦去药痕。

（四）操作后处置

1. 涂药使用的胶布、纱布应一人一用一丢弃。

2. 其他用物按《医疗机构消毒技术规范》处理。

（五）评价

1. 流程合理,技术熟练。

2. 患者能否理解涂药的目的,并主动配合。

3. 涂药部位是否准确,体位安排是否合理舒适。

4. 患者症状是否缓解。

5. 患者是否安全,有无皮肤过敏。

6. 疗效评价标准见《中医护理方案》各病种护理效果评价表。

（六）技术风险点及处理措施

局部皮肤出现瘙痒、红疹、水疱等过敏现象时,应立即停止涂药,清洗药物,遵医嘱给予抗过敏药物,嘱患者勿擅自触碰或抓挠。

三、操作流程及考核评分标准

中药涂药操作流程

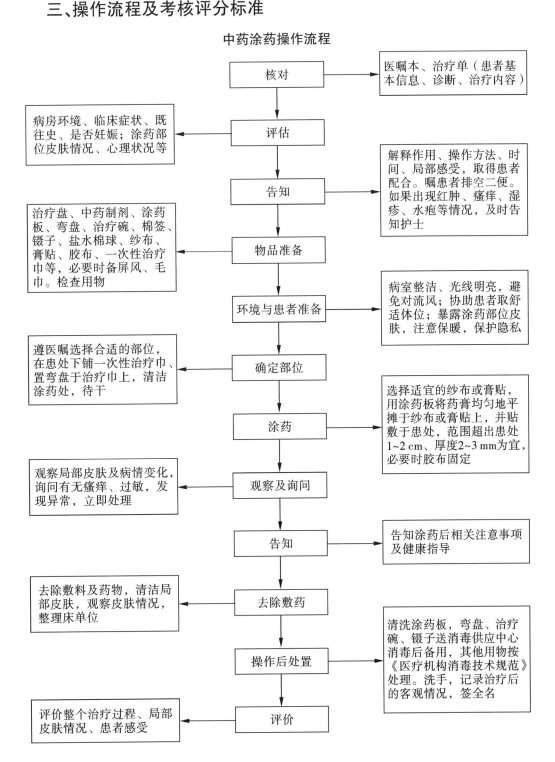

核对 → 医嘱本、治疗单（患者基本信息、诊断、治疗内容）

病房环境、临床症状、既往史、是否妊娠；涂药部位皮肤情况、心理状况等 ← 评估

告知 → 解释作用、操作方法、时间、局部感受，取得患者配合。嘱患者排空二便。如果出现红肿、瘙痒、湿疹、水疱等情况，及时告知护士

治疗盘、中药制剂、涂药板、弯盘、治疗碗、棉签、镊子、盐水棉球、纱布、膏贴、胶布、一次性治疗巾等，必要时备屏风、毛巾。检查用物 ← 物品准备

环境与患者准备 → 病室整洁、光线明亮，避免对流风；协助患者取舒适体位；暴露涂药部位皮肤，注意保暖，保护隐私

遵医嘱选择合适的部位，在患处下铺一次性治疗巾、置弯盘于治疗巾上，清洁涂药处，待干 ← 确定部位

涂药 → 选择适宜的纱布或膏贴，用涂药板将药膏均匀地平摊于纱布或膏贴上，并贴敷于患处，范围超出患处1~2 cm、厚度2~3 mm为宜，必要时胶布固定

观察局部皮肤及病情变化，询问有无瘙痒、过敏，发现异常，立即处理 ← 观察及询问

告知 → 告知涂药后相关注意事项及健康指导

去除敷料及药物，清洁局部皮肤，观察皮肤情况，整理床单位 ← 去除敷药

操作后处置 → 清洗涂药板，弯盘、治疗碗、镊子送消毒供应中心消毒后备用，其他用物按《医疗机构消毒技术规范》处理。洗手，记录治疗后的客观情况，签全名

评价整个治疗过程、局部皮肤情况、患者感受 ← 评价

中药涂药操作考核评分标准

项目	分值	技术操作要求	评分等级 A	B	C	D	评分说明
仪表	2	仪表端庄、戴表	2	1	0	0	一项未完成扣1分
核对	2	核对医嘱	2	1	0	0	未核对扣2分;内容不全面扣1分
评估	6	临床症状、既往史、药物过敏史、是否妊娠	4	3	2	1	一项未完成扣1分
		涂药部位皮肤情况、对疼痛的耐受程度	2	1	0	0	一项未完成扣1分
告知	4	解释作用、简单的操作方法、局部感受及配合要点,取得患者配合	4	3	2	1	一项未完成扣1分
用物准备	5	洗手,戴口罩	2	1	0	0	未洗手扣1分;未戴口罩扣1分
		备齐并检查用物	3	2	1	0	少备一项扣1分;未检查一项扣1分,最高扣3分
环境与患者准备	7	病室整洁、光线明亮、温度适宜	2	1	0	0	未进行环境准备扣2分;环境准备不扣1分
		协助患者取舒适体位	2	1	0	0	未进行体位摆放扣2分;体位不舒适扣1分
		暴露患处,注意保暖、保护隐私	3	2	1	0	未充分暴露患处扣1分;未保暖扣1分;未保护隐私扣1分
操作过程 敷药	45	核对医嘱	2	1	0	0	未核对扣2分;内容不全面扣1分
		在涂药部位下方铺一次性治疗巾,将弯盘置于患处旁边	6	4	2		未正确铺单扣2分/项;未正确放置弯盘扣2分
		根据患处大小,沿单方向清洁局部皮肤,避免反复涂擦	4	2	0	0	未清洁局部皮肤扣4分;清洁方法不规范扣2分
		再次核对药物,将药物均匀涂于患处,范围:超出患处1~2 cm,厚度:以2~3 mm为宜	12	10	8	6	未再次核对扣2分;涂擦方法不准确扣4分;未超出患处1~2 cm扣4分;厚薄不均匀扣4分,最高扣12分
		覆盖敷料,妥善固定	5	3	2	0	敷料选择不适当扣3分;未妥善固定扣2分
		观察局部皮肤情况,询问患者感受	6	4	2	0	未观察皮肤情况扣4分;未询问患者感受扣2分
		告知相关注意事项:如有不适或敷料脱落及时告知护士	4	2	0	0	未告知扣4分;少告知一项扣2分
		协助患者取舒适体位,整理床单位	4	2	0	0	未安置体位扣2分;未整理床单位扣2分
		洗手,再次核对	2	1	0	0	未洗手扣1分;未核对扣1分
整理	7	去除敷料及药物,清洁局部皮肤	1	0	0	0	未清洁扣1分
		观察皮肤情况,整理床单位	4	2	0	0	未观察扣2分;未整理床单位扣2分
		洗手,再次核对	2	1	0	0	未洗手扣1分;未核对扣1分

项目	分值	技术操作要求	评分等级				评分说明
			A	B	C	D	
操作后处置	6	清洗涂药板、弯盘、治疗碗、镊子送消毒供应中心消毒后备用,其他用物按《医疗机构消毒技术规范》处理	2	1	0	0	处置方法不正确扣1分/项,最高扣2分
		洗手	2	0	0	0	未洗手扣2分
		记录	2	1	0	0	未记录扣2分;记录不完全扣1分
评价	6	流程合理、技术熟练、局部皮肤无损伤、询问患者感受	6	4	2	0	一项不合格扣2分,最高扣6分
理论提问	10	中药涂药的禁忌证	5	3	0	0	回答不全面扣2分/题;未答出扣5分/题
		中药涂药的注意事项	5	3	0	0	
得　分							

25　中药封包

一、技术简介

中药封包是根据病情或治疗需要,将配方药混合研磨成粉末,通过各种介质(如蜂蜜、醋、姜汁、水等)调成糊状,平铺于医用药贴、棉垫或置于布袋内,药物厚约 2 mm,贴敷于病患部位或相关穴位。通过药物的透皮吸收,渗透入经络血脉,输布全身,起到清热解毒、活血化瘀、消肿止痛、通经活络、镇静安神等作用,从而达到治病防病目的的一种外治方法。

(一)适应证

1. 心血管疾病:胸痹心痛、心悸、喘证、水肿、眩晕等。
2. 骨伤科疾病:颈椎病、腰椎间盘突出、骨关节炎等。
3. 消化系统疾病:脾胃虚寒性腹泻、胃脘痛、肠胀气、便秘等。
4. 热毒炽盛导致的疾病:疮疡肿痛、带状疱疹等。
5. 其他疾病引起的疼痛等。

(二)禁忌证

1. 局部不明肿块、出血、皮肤感染、破溃、有皮肤病的患者禁用。
2. 孕妇的腹部及腰骶部禁用。
3. 对中草药过敏者禁用。
4. 患者知觉、触觉不敏感者慎用。
5. 皮肤过敏者慎用。

二、技术操作要求

(一)评估要点

1. 患者疾病诊断、证型、禁忌证、过敏史等。
2. 患者治疗部位的皮肤情况。
3. 患者有无感觉迟钝或障碍。
4. 患者认知能力、目前心理状况、依从性等。

(二)操作要点

1. 治疗期间患者不要剧烈活动,避免药物脱落,影响疗效。

2. 操作环境温度适宜,协助患者取舒适体位;充分暴露封包部位皮肤,保护隐私。

3. 注意药物黏稠度适宜,以防止药物外溢污染衣物。

4. 药物厚度以 2 mm 为宜,面积应大于病变部位 2 cm 左右。

5. 封包治疗时间:夏季 4~6 h,冬季 6~8 h。

(三)注意事项

1. 治疗前告知患者操作方法、局部感受,取得患者配合。

2. 告知患者治疗期间有污染衣物的可能。

3. 封包后若皮肤出现皮疹、瘙痒等过敏现象,局部出现张力性水疱或者皮肤有完整性受损等情况,应停止用药,报告医生,遵医嘱处理。

(四)操作后处置

1. 用物按《医疗机构消毒技术规范》处理。

2. 床单、枕巾等直接接触患者的用品应每人次更换,亦可选择使用一次性床单。

3. 一次性使用的治疗巾应一人一用一更换,头面部、下肢及足部应区分使用。

4. 职业防护:每次治疗前后,医护人员须按相关要求做好手卫生,防治交叉感染。

5. 记录:患者的一般情况和封包局部皮肤情况;封包时患者的反应及病情变化;异常情况、处理措施及效果等。

(五)评价

1. 流程合理、技术熟练。

2. 患者能否理解中药封包的目的,并主动配合。

3. 中药封包部位或穴位是否准确,体位安排是否合理舒适。

4. 中药封包后局部皮肤有无出现皮疹、瘙痒等过敏现象,有无张力性水疱,皮肤是否有破损。

5. 疗效评价标准见《中医护理方案》各病种护理效果评价表。

(六)技术风险点及处理措施

1. 过敏:若中药封包部位出现皮疹、瘙痒等过敏现象,应立即停止封包,遵医嘱给予抗过敏药物应用,嘱患者卧床休息,适当抬高床头,适量饮用温开水,畅情志,勿抓挠。

2. 张力性水疱:如果祛除胶布后出现小水疱,无须处理,会自行吸收;如果水疱较大,可用无菌注射器抽去疱内液体,覆盖无菌纱布,保持干燥,防止感染。

三、操作流程及考核评分标准

中药封包操作流程

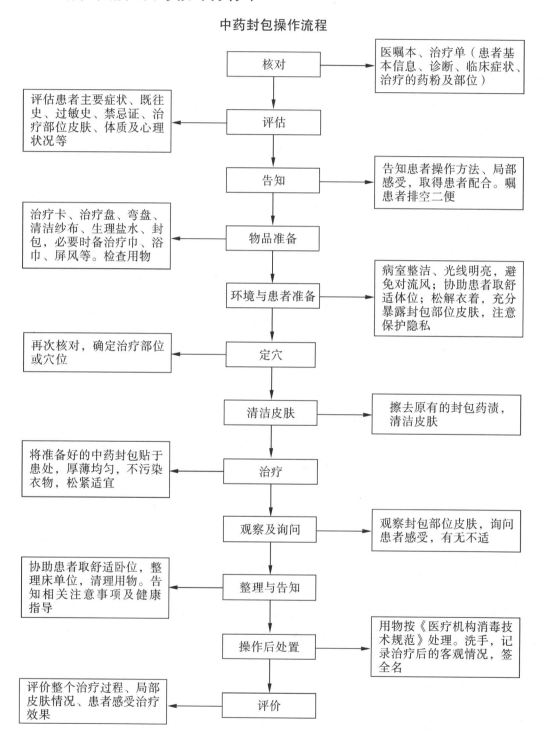

中药封包操作考核评分标准

项目	分值	技术操作要求	评分等级				评分说明
			A	B	C	D	
仪表	2	仪表端庄、戴表	2	1	0	0	一项未完成扣1分
核对	2	核对医嘱	2	1	0	0	未核对扣2分;内容不全面扣1分
评估	7	患者诊断、临床症状、治疗的药粉及部位	4	3	2	1	一项未完成扣1分
		封包部位皮肤情况、有无感觉迟钝或障碍	3	2	1	0	一项未完成扣1分
告知	3	解释作用、操作方法、局部感受,取得患者配合	3	2	1	0	一项未完成扣1分
用物准备	5	洗手,戴口罩	2	1	0	0	未洗手扣1分;未戴口罩扣1分
		备齐并检查用物	3	2	1	0	少备一项扣1分;未检查一项扣1分,最高扣3分
环境与患者准备	7	病室整洁、光线明亮,避免对流风	2	1	0	0	未进行环境准备扣2分;准备不全扣1分
		协助患者取舒适体位	2	1	0	0	未进行体位摆放扣2分;体位不舒适扣1分
		暴露封包部位皮肤,注意保暖,保护隐私	3	2	1	0	未充分暴露封包部位扣1分;未保暖扣1分;未保护隐私扣1分
操作过程	52	核对医嘱	6	4	2	0	未核对扣2分;内容不全面扣1分
		确定封包部位	8	4	0	0	未确定封包部位扣8分;部位或穴位不准确扣4分
		清洁局部皮肤,将药包正确贴敷于治疗部位	20	15	10	5	未清洁皮肤扣5分;贴敷不平整扣10分;封包药膏稀流出扣10分;药膏过干扣5分
		协助患者取舒适体位,整理床单位	5	3	2	1	未安置体位扣2分;未整理床单位扣2分
		观察患者局部皮肤,询问患者感受	5	3	2	1	封包后未观察皮肤扣2分;未询问患者感受扣2分
		告知相关注意事项,酌情开窗通风	5	3	2	1	注意事项内容少一项扣1分,最高扣2分;未酌情开窗扣2分
		洗手,再次核对	3	2	1	0	未洗手扣1分;未核对扣1分
操作后处置	6	用物按《医疗机构消毒技术规范》处理	2	1	0	0	处置方法不正确扣1分/项,最高扣2分
		洗手	2	0	0	0	未洗手扣2分
		记录	2	1	0	0	未记录扣2分;记录不完全扣1分
评价	6	流程合理、技术熟练、局部皮肤无损伤、询问患者感受	6	4	2	0	一项不合格扣2分,最高扣6分;出现皮肤破损扣6分

项目	分值	技术操作要求	评分等级				评分说明
			A	B	C	D	
理论提问	10	封包的禁忌证	5	3	0	0	回答不全面扣2分/题;未答出扣5分/题
		封包常见不良反应及处理	5	3	0	0	
得　分							

26　中药塌渍(湿敷)

一、技术简介

中药塌渍(湿敷)是将塌法和浸渍法相结合,以中药煎汤后用敷布浸透,趁热湿敷、淋洗、浴渍患部,药物经肌肤毛窍、孔穴腠理,通经贯络,作用全身,从而达到疏通气血、散寒止痛、软坚散结、祛风除湿、疏肝解郁、通络下乳的治疗目的。

(一)适应证

1. 跌打损伤引起的局部瘀血、肿痛等。
2. 风湿痹症引起的关节冷痛、麻木、沉重、酸胀等。
3. 脾胃虚寒引起的畏寒泄泻、脘腹部疼痛、呕吐等。
4. 乳腺增生、乳房结节、乳房炎症、产后泌乳不足或乳腺管不调引起的乳房胀痛。
5. 皮肤急慢性炎症。
6. 水肿、尿潴留、便秘。

(二)禁忌证

1. 肿瘤、结核病、急性出血性疾病、表皮松解症者、腹部疼痛或包块性质不明者禁用。
2. 跌打损伤早期、疮疡脓肿迅速扩散期、局部无知觉或麻醉未清醒患者禁用。
3. 年老体弱者禁用。
4. 孕妇腹部及腰骶部禁用。
5. 皮肤过敏、局部皮肤溃烂禁用。
6. 药物过敏者禁用。

二、技术操作要求

(一)评估要点

1. 患者基本情况、诊断、证型、临床表现、既往史、过敏史等。
2. 患者塌渍部位的皮肤情况。
3. 患者对热的耐受程度。
4. 女性患者是否处于妊娠期、月经期。
5. 患者认知能力、目前心理状况、依从性等。
6. 环境适宜。

(二)操作要点

1. 协助患者取合理体位,暴露塌渍部位,注意保暖和遮挡。下垫一次性中单,局部涂凡士林,范围应大于塌渍面积,根据塌渍部位可将弯盘放在中单上以接取滴落的药液。

2. 遵医嘱配制药液,药液温度适宜(38～40 ℃),并倒入容器内,敷布在药液中浸湿后,用镊子取出稍加拧挤至不滴水为宜,抖开,用手背试温后敷患处,并轻压使之与皮损处密切接触,敷布大小与患处相当。如患处为四肢远端,则将四肢远端浸泡于药液中。

3.塌渍中注意观察敷布的温度和湿度。每隔 3~5 min 用镊子夹取纱布浸湿温热药液淋在敷布上,每 5~10 min 更换敷布 1 次,以保持温度。一般塌渍 2~3 次/d,20~30 min/次。

（三）注意事项

1.治疗前告知患者操作方法、局部感受,取得患者配合。

2.协助患者取合理体位:原则上要充分暴露塌渍部位皮肤,使患者舒适持久,方便术者操作。注意保暖和遮挡,保护隐私。

3.注意室温的调节,保持室内空气流通,但应避免直接吹风。

4.治疗过程中应有专人负责,密切观察局部皮肤反应,询问患者有无不适,如出现皮肤苍白、红斑、水疱、痒痛或破溃等症状时,立即停止治疗,告知医师,并配合处理。

5.注意消毒隔离,避免交叉感染。药液要新鲜,敷布一定要紧贴患处,方可奏效。

6.药液温度适宜,常规 38~40 ℃。敷药前要辨证:热证凉敷,低于体温,以患者可耐受为宜;寒证热敷,老人、儿童药液温度不超过 42 ℃,避免烫伤。

7.操作时不宜外盖不透气的敷料,如油纸、塑料膜等,以免阻止渗出性病变的水分蒸发而加重病情。

8.有伤口部位在进行塌渍前应揭去敷料,塌渍完毕后按换药法重新包扎伤口。

9.治疗结束后,嘱患者缓慢坐起,饮适量温开水,休息片刻再外出,注意防寒保暖。

（四）操作后处置

1.用物按《医疗机构消毒技术规范》处理:纱布应一人一用一丢弃,一次性使用。浴巾应一人一用一更换,使用后清洗和消毒,若患处皮肤有破损,上述用品应一人一用一丢弃,如复用应达到灭菌水平;盛装药液的容器一人一用一清洁一消毒。

2.床单、枕巾等直接接触患者的用品应每人次更换,亦可选择使用一次性床单。一次性使用的治疗巾应一人一用一更换,头面部、下肢及足部应区分使用。

3.每次治疗前后,医务人员须按相关要求做好手卫生。

4.职业防护:医务人员应遵循标准预防原则。

5.记录:患者的一般情况和塌渍局部皮肤情况;塌渍时患者的反应及病情变化;异常情况、处理措施及效果等。

（五）评价

1.流程合理、技术熟练。

2.患者能否理解塌渍的目的,并主动配合。

3.塌渍部位是否准确,体位安排是否合理舒适。

4.塌渍后患者是否觉得温度适宜、舒适,症状缓解。

5.患者是否安全,有无着凉;局部有无皮肤烫伤。

6.床铺整洁有无潮湿、污染。

7.疗效评价标准见《中医护理方案》各病种护理效果评价表。

（六）技术风险点及处理措施

1.烫伤:如果塌渍出现小水疱,无须处理,可自行吸收。如果水疱较大,可用无菌注射器抽去疱内液体,覆盖无菌纱布,保持干燥,防止感染。

2.局部及全身的皮肤过敏:如有丘疹、奇痒或局部肿胀等过敏现象,应立即停用,并将药物拭净,必要时遵医嘱内服或外用抗过敏药物。

三、操作流程及考核评分标准

中药塌渍(湿敷)操作流程

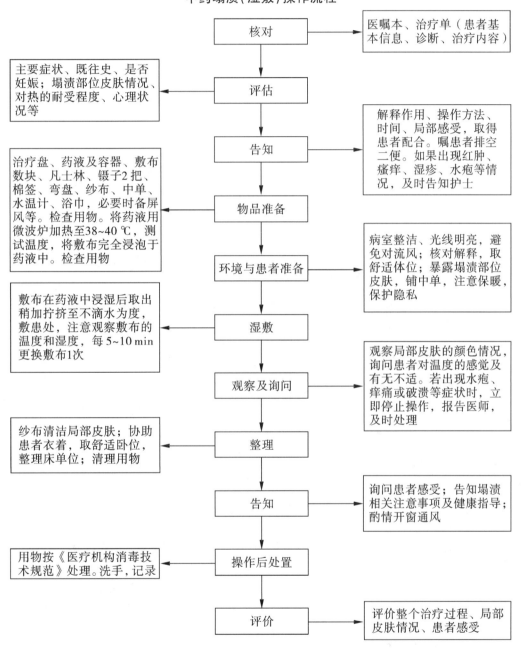

核对 → 医嘱本、治疗单(患者基本信息、诊断、治疗内容)

评估 ← 主要症状、既往史、是否妊娠;塌渍部位皮肤情况、对热的耐受程度、心理状况等

告知 → 解释作用、操作方法、时间、局部感受,取得患者配合。嘱患者排空二便。如果出现红肿、瘙痒、湿疹、水疱等情况,及时告知护士

物品准备 ← 治疗盘、药液及容器、敷布数块、凡士林、镊子2把、棉签、弯盘、纱布、中单、水温计、浴巾,必要时备屏风等。检查用物。将药液用微波炉加热至38~40℃,测试温度,将敷布完全浸泡于药液中。检查用物

环境与患者准备 → 病室整洁、光线明亮,避免对流风;核对解释,取舒适体位;暴露塌渍部位皮肤,铺中单,注意保暖,保护隐私

湿敷 ← 敷布在药液中浸湿后取出稍加拧挤至不滴水为度,敷患处,注意观察敷布的温度和湿度,每5~10 min更换敷布1次

观察及询问 → 观察局部皮肤的颜色情况,询问患者对温度的感觉及有无不适。若出现水疱、痒痛或破溃等症状时,立即停止操作,报告医师,及时处理

整理 ← 纱布清洁局部皮肤;协助患者衣着,取舒适卧位,整理床单位;清理用物

告知 → 询问患者感受;告知塌渍相关注意事项及健康指导;酌情开窗通风

操作后处置 ← 用物按《医疗机构消毒技术规范》处理。洗手,记录

评价 → 评价整个治疗过程、局部皮肤情况、患者感受

中药塌渍(湿敷)操作考核评分标准

项目	分值	技术操作要求	A	B	C	D	评分说明
仪表	2	仪表端庄、戴表	2	1	0	0	一项未完成扣1分
核对	2	核对医嘱	2	1	0	0	未核对扣2分;内容不全面扣1分
评估	7	临床症状、既往史、过敏史、是否妊娠、出血性疾病	4	3	2	1	一项未完成扣1分
		塌渍部位皮肤情况、对热的耐受程度、心理状况、嘱排空二便	3	2	1	0	一项未完成扣1分
告知	3	解释作用、操作方法、局部感受,取得配合	3	2	1	0	一项未完成扣1分
用物准备	10	洗手,戴口罩	2	1	0	0	未洗手扣1分;未戴口罩扣1分
		备齐并检查用物	2	1	0	0	少备一项扣1分;未检查一项扣1分
		将药液用微波炉加热至38~40℃,测试温度,将敷布完全浸泡于药液中	6	4	2	0	未测试温度扣2分;温度过高或过低扣2分;未完全浸泡扣2分
环境与患者准备	10	病室整洁、光线明亮,避免对流风	2	1	0	0	未进行环境准备扣2分;准备不全扣1分
		协助患者取舒适体位	2	1	0	0	未进行体位摆放扣2分;体位不舒适扣1分
		暴露塌渍部位皮肤,患处下方铺中单,注意保暖,保护隐私	6	4	2	0	未充分暴露塌渍部位扣2分;未保暖扣2分;未保护隐私扣2分
操作过程	44	核对医嘱	4	2	1	0	未核对扣2分;内容不全面扣1分
		敷布在药液中浸湿后取出稍加拧挤至不滴水为度,敷患处,注意观察敷布的温度和湿度,每5~10 min更换敷布1次	10	8	4	0	湿度不够扣3分;滴水扣2分;未观察扣3分;未及时更换扣2分
		保持温度、湿度适宜,塌渍时间20~30 min	6	4	2	0	温度湿度不适宜扣4分,最高扣6分
		询问患者对温度的感觉及有无不适,观察塌渍部位皮肤颜色情况	8	6	4	2	未观察皮肤扣4分;未询问患者感受扣4分
		纱布擦净局部皮肤,协助患者着衣,取舒适体位,整理床单位	8	6	4	2	未擦拭扣2分;未协助着衣扣2分;未取舒适卧位扣2分;未整理床单位扣2分
		告知相关注意事项	4	2	0	0	未告知扣4分;告知不全面扣2分
		洗手,再次核对	4	2	0	0	未洗手扣2分;未再次核对扣2分

项目	分值	技术操作要求	评分等级				评分说明
			A	B	C	D	
操作后处置	6	用物按《医疗机构消毒技术规范》处理	2	1	0	0	处置方法不正确扣1分/项,最高扣2分
		洗手	2	0	0	0	未洗手扣2分
		记录	2	1	0	0	未记录扣2分;记录不完全扣1分
评价	6	流程合理、技术熟练、局部皮肤无损伤、询问患者感受	6	4	2	0	一项不合格扣2分,最高扣6分;出现烫伤扣6分
理论提问	10	中药塌渍的禁忌证	5	3	0	0	回答不全面扣2分/题;未答出扣5分/题
		中药塌渍的注意事项	5	3	0	0	
得 分							

27　中药热奄包

一、技术简介

中药热奄包是将加热好的中药药包置于身体的患病部位或身体的某一特定位置(如穴位上)。通过热奄包的热蒸气使局部的毛细血管扩张,血液循环加速,又可通过热蒸气促使热奄包内中药离子渗透到患者病痛部位,利用其温热达到温经通络、调和气血、祛湿驱寒目的的一种外治方法。

(一)适应证

1. 局部红肿热痛而无溃疡者。

2. 手术后刀口周围肿胀疼痛。

3. 各种滑膜炎、筋膜炎、软组织损伤、关节冷痛、酸胀麻木、沉重等。

4. 颈椎病、腰椎间盘突出、肩周炎、膝关节骨关节炎、股骨头坏死等。

5. 适用于痛经、月经不调、慢性盆腔炎等。

6. 各种原因引起的虚寒型腹胀、腹痛;脾胃虚弱所致的胃脘部疼痛、腹冷泄泻、寒性呕吐等。

(二)禁忌证

1. 孕妇的腹部及腰骶部禁用。

2. 皮肤感染、破溃者及有皮肤病的患者禁用。

3. 严重的糖尿病、截瘫、偏瘫、脊髓空洞等感觉神经功能障碍者禁用。

4. 对中药过敏者、不明肿块或有出血倾向者禁用。

5. 急性损伤 24 h 内禁用。

6. 腹痛尚未明确原因和性质者慎用。

二、技术操作要求

(一)评估要点

1. 患者现病史、热敷史、过敏史等。

2. 主要临床表现、对温热耐受程度及热敷部位的皮肤情况。

3. 患者的体质、心理状况、依从性。

4. 评估女性患者是否在妊娠期。

（二）操作要点

1. 将药包放入微波炉内加热 2 min，用测温仪进行测温，温度控制在 50～70 ℃ 时方可用于治疗。

2. 将加热好的药包放入一次性棉纺布袋中，平整放置于患者患病部位或穴位上，上面覆盖棉被或毛毯，避免温度散失。

3. 治疗过程中不断询问患者温度是否合适，及时查看局部皮肤情况，避免烫伤皮肤。

4. 治疗频次：1 次/d 或 2 次/d，治疗时间：20～30 min/次。

（三）注意事项

1. 治疗过程中注意保暖，避免对流风，避免大幅度活动。

2. 定时巡视，询问患者感受，出现皮疹、瘙痒、烫伤等立即停止治疗。并遵医嘱给予对症处理。

3. 温度不宜过烫，一般温度在 50～70 ℃，用药时间每次应间隔 5 h。

4. 治疗结束 30 min 后外出，2 h 后洗澡为宜。

5. 治疗期间注意清淡饮食，忌辛辣刺激、油腻生冷之品。

（四）操作后处置

1. 治疗完毕，撤去热奄包，清洁局部皮肤，查看局部皮肤情况。

2. 协助患者着衣，安置舒适体位，整理床单位。

3. 整理用物：布套、毛巾用后清洗消毒或专人专用，避免交叉感染。

4. 记录：患者的一般情况和治疗后的情况；治疗时患者的感受及病情变化；异常情况、处理措施及治疗效果等。

（五）评价

1. 流程合理、技术熟练。

2. 患者能否理解中药热奄包疗法的目的，并主动配合。

3. 治疗部位是否准确，体位安排是否合理、舒适。

4. 治疗后局部皮肤是否潮红；患者是否觉得舒适，症状是否缓解。

5. 患者是否安全，有无皮肤过敏、烫伤。

6. 疗效评价标准见《中医护理方案》各病种护理效果评价表。

（六）技术风险点及处理措施

烫伤：如果出现小水疱，无须处理，会自行吸收；如果水疱较大，可用无菌注射器抽去疱内液体，烫伤膏涂抹后无菌纱布覆盖，保持纱布干燥清洁，防止感染。

三、操作流程及考核评分标准

中药热奄包操作流程

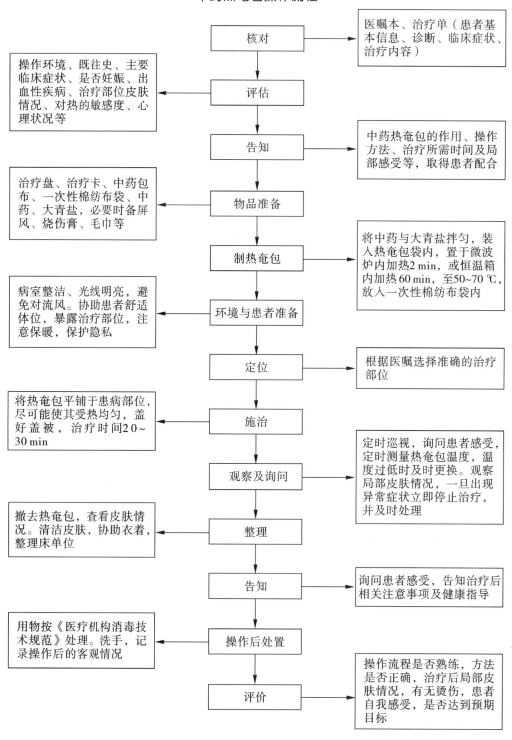

| 核对 | → | 医嘱本、治疗单（患者基本信息、诊断、临床症状、治疗内容） |

操作环境、既往史、主要临床症状、是否妊娠、出血性疾病、治疗部位皮肤情况、对热的敏感度、心理状况等 ← 评估

告知 → 中药热奄包的作用、操作方法、治疗所需时间及局部感受等，取得患者配合

治疗盘、治疗卡、中药包布、一次性棉纺布袋、中药、大青盐，必要时备屏风、烧伤膏、毛巾等 ← 物品准备

制热奄包 → 将中药与大青盐拌匀，装入热奄包袋内，置于微波炉内加热2 min，或恒温箱内加热60 min，至50~70 ℃，放入一次性棉纺布袋内

病室整洁、光线明亮，避免对流风。协助患者舒适体位，暴露治疗部位，注意保暖，保护隐私 ← 环境与患者准备

定位 → 根据医嘱选择准确的治疗部位

将热奄包平铺于患病部位，尽可能使其受热均匀，盖好盖被，治疗时间20~30 min ← 施治

观察及询问 → 定时巡视，询问患者感受，定时测量热奄包温度，温度过低时及时更换。观察局部皮肤情况，一旦出现异常症状立即停止治疗，并及时处理

撤去热奄包，查看皮肤情况。清洁皮肤，协助衣着，整理床单位 ← 整理

告知 → 询问患者感受，告知治疗后相关注意事项及健康指导

用物按《医疗机构消毒技术规范》处理。洗手，记录操作后的客观情况 ← 操作后处置

评价 → 操作流程是否熟练，方法是否正确，治疗后局部皮肤情况，有无烫伤，患者自我感受，是否达到预期目标

操作考核评分标准

项目	分值	技术操作要求	评分等级 A	B	C	D	评分说明
仪表	2	仪表端庄、戴表	2	1	0	0	一项未完成扣1分
核对	2	核对医嘱本、治疗单	2	1	0	0	未核对扣2分;内容不全面扣1分
评估	7	操作环境、既往史、主要临床症状、是否妊娠、出血性疾病	4	3	2	1	一项未完成扣1分
		治疗部位皮肤情况,对热、对中药气味的耐受程度	3	2	1	0	一项未完成扣1分
告知	3	解释操作的目的、方法、局部感受,取得患者配合	3	2	1	0	一项未完成扣1分
用物准备	7	洗手,戴口罩	2	1	0	0	未洗手扣1分;未戴口罩扣1分
		备齐并检查用物	2	1	0	0	少备一项扣1分;未检查一项扣1分
		核对药物,将中药与大青盐拌匀,装入布袋内,置于微波炉内加热约2 min或恒温箱内加热60 min,进行测温,温度达到50~70 ℃时放入一次性棉纺布袋内	3	2	1	0	未核对药物扣2分;没有测温扣1分
环境与患者准备	5	病室整洁、光线明亮,避免对流风	1	0	0	0	未进行环境准备扣1分
		协助患者取舒适体位	2	1	0	0	未进行体位摆放扣2分;体位不舒适扣1分
		确定治疗部位或穴位	2	1	0	0	未确定治疗部位扣2分;穴位不准确扣1分
操作过程	52	核对医嘱	2	1	0	0	未核对扣2分;内容不全面扣1分
		充分暴露治疗部位皮肤,注意保暖,保护患者隐私	4	2	0	0	未充分暴露治疗部位扣2分;未保护隐私扣1分
		将50~70 ℃的热奄包装入一次性棉纺袋内,平铺于患病部位,使治疗部位受热均匀。为患者盖好盖被,注意保暖	6	4	2	0	一项不符合要求扣2分,最高扣6分
		询问患者感受,治疗过程中注意查看局部皮肤情况,一旦发现异常症状立即停止治疗,并及时处理	12	8	4	0	未及时询问患者感受扣4分;未查看局部皮肤情况扣4分
		定时巡视,测量热奄包温度,温度过低时及时更换,治疗时间20~30 min	8	4	0	0	未及时巡视扣4分;未及时测温扣4分
		治疗完毕观察患者局部皮肤情况,询问患者感受	6	4	2	0	未观察皮肤扣4分;未询问患者感受扣2分
		清洁局部皮肤,整理床单位,协助患者取舒适体位	6	4	2	0	未清洁皮肤扣2分;未整理床单扣2分;最高扣6分
		告知相关注意事项,酌情开窗通风	4	2	0	0	注意事项内容少一项扣1分
		洗手,再次核对	4	2	0	0	未洗手扣1分;未核对扣1分

项目	分值	技术操作要求	评分等级				评分说明
			A	B	C	D	
操作后处置	6	用物按《医疗机构消毒技术规范》处理	2	1	0	0	处置方法不正确扣1分/项,最高扣2分
		洗手	2	0	0	0	未洗手扣2分
		记录	2	1	0	0	未记录扣2分;记录不完全扣1分
评价	6	流程合理、技术熟练、局部皮肤无烫伤、询问患者感受	6	4	2	0	一项不合格扣2分,最高扣6分;出现烫伤扣6分
理论提问	10	中药热奄包的定义	5	3	0	0	回答不全面扣2分/题;未答出扣5分/题
		中药热奄包的禁忌证	5	3	0	0	
得　分							

28　砭石熨摩中药透入法

一、技术简介

砭石熨摩中药透入法是将中药膏剂涂于体表相应部位,利用砭石在操作部位上施以热、熨、摩等方法,同时配合音乐治疗,以发挥砭石、热熨、推摩、贴敷、音乐等综合治疗作用,达到温阳散寒、健脾行气,来防治疾病的一种方法。

(一)适应证

1. 适用于呕吐、胃痛、腹痛、泄泻、食积、腹胀、便秘、积聚等胃肠疾病。
2. 关节炎、肩周炎、腰痛等骨科疾病。
3. 遗尿、惊风、肿胀、夜啼、颈源性眩晕、哮喘等疾病。

(二)禁忌证

1. 肿瘤、结核病、急性出血性疾病患者禁用。
2. 高热及急性炎症等实热证禁用。
3. 孕妇腹部及腰骶部禁用,妇女月经期慎用。
4. 空腹、饱餐后禁用。
5. 局部皮肤溃烂、皮肤有感染或出血倾向者禁用。

二、技术操作要求

(一)评估要点

1. 患者基本情况、诊断、证型、临床表现、既往史、过敏史等。
2. 熨摩部位的皮肤情况。
3. 对热、疼痛的耐受程度。
4. 女性患者是否处于妊娠期、月经期。
5. 患者认知能力、目前心理状况、依从性等。

(二)操作要点

1. 砭石温灸仪充电预热至 60 ℃,播放选定的音乐曲目,将中药膏均匀涂抹于已预热的砭石温灸仪,操作时温度 60~90 ℃,以患者自身感觉为准,操作中随时调整按摩力度和热度,防止烫伤。
2. 将砭石温灸仪上面的中药膏均匀涂于操作部位。

3.顺时针按摩每个穴位,每穴着力推摩,同时关注患者的感受。

4.按摩 15 min 后用透明薄膜贴于操作部位,避免弄脏衣物,使中药膏的作用继续通过皮肤透入,1 h 后纸巾擦净。

(三)注意事项

1.治疗前告知患者操作方法、局部感受,取得患者配合。

2.协助患者取舒适卧位,原则上要充分暴露熨摩部位皮肤,使患者舒适,方便术者操作,注意保暖,保护隐私。

3.砭石应圆润、光滑、清洁,不得有粗糙、毛刺等。

4.操作轻柔,以患者感觉温热舒适为宜,操作中随时调整力度和热度,防止烫伤。

5.治疗结束后饮用辨证中药或温开水,注意腹部保暖。

6.操作中出现皮肤瘙痒、发红等应立即停止操作并通知医生。

(四)操作后处置

1.砭石应一人一用一清洁一消毒,遇到污染应及时先清洁,后消毒,可用 75% 的乙醇、碘类消毒剂、氯己定、季铵盐类等擦拭消毒。如有血液、体液、分泌物等污染,消毒采用含有效氯 2000 mg/L 的溶液浸泡,大于 30 min,清水冲洗,干燥保存。

2.其他用物按《医疗机构消毒技术规范》处理。

3.每次治疗前后,医务人员须按相关要求做好手卫生。

4.职业防护:医务人员应遵循标准预防原则。

5.记录:患者的一般情况和烫熨局部皮肤情况,烫熨时患者的反应及病情变化,异常情况,处理措施及效果等。

(五)评价

1.流程合理、技术熟练。

2.患者能否理解砭石烫熨治疗的目的,并主动配合。

3.熨摩部位是否准确,体位安排是否合理舒适。

4.熨摩后患者是否感觉温热舒适,症状缓解。

5.患者是否安全,有无皮肤灼伤、烧伤。

6.疗效评价标准见《中医护理方案》各病种护理效果评价表。

(六)技术风险点及处理措施

1.熨摩过程中局部皮肤可能产生烧灼、热烫的感觉,如出现小水疱,可不予处理,自行吸收;水疱较大时,可用无菌注射器抽去液体,用无菌纱布覆盖,保持干燥,防止感染。

2.熨摩过程中如患者有头痛、头晕、恶心、心悸、心慌等不良反应,应立即停止治疗,报告医生。

3.熨摩过程中如出现药物过敏,应立即停止使用,告知医生,遵医嘱给予抗过敏药物。

三、操作流程及考核评分标准

砭石熨摩中药透入法操作流程

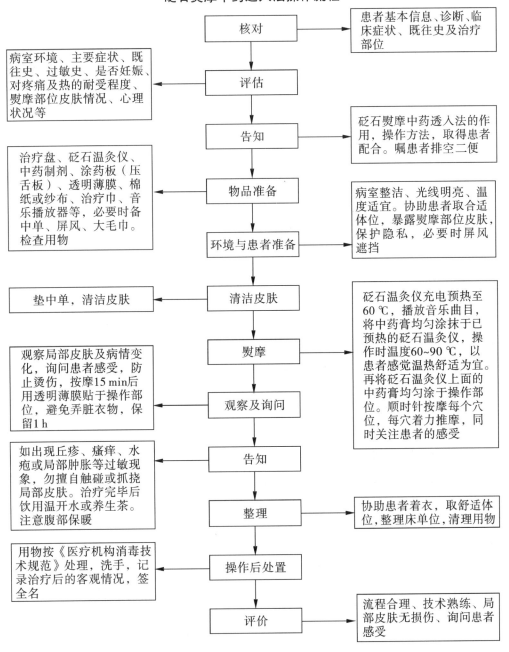

核对 → 患者基本信息、诊断、临床症状、既往史及治疗部位

病室环境、主要症状、既往史、过敏史、是否妊娠、对疼痛及热的耐受程度、熨摩部位皮肤情况、心理状况等 ← 评估

告知 → 砭石熨摩中药透入法的作用，操作方法，取得患者配合。嘱患者排空二便

治疗盘、砭石温灸仪、中药制剂、涂药板（压舌板）、透明薄膜、棉纸或纱布、治疗巾、音乐播放器等，必要时备中单、屏风、大毛巾。检查用物 ← 物品准备

环境与患者准备 → 病室整洁、光线明亮、温度适宜。协助患者取合适体位，暴露熨摩部位皮肤，保护隐私，必要时屏风遮挡

垫中单，清洁皮肤 ← 清洁皮肤

砭石温灸仪充电预热至60℃，播放音乐曲目，将中药膏均匀涂抹于已预热的砭石温灸仪，操作时温度60~90℃，以患者感觉温热舒适为宜。再将砭石温灸仪上面的中药膏均匀涂于操作部位。顺时针按摩每个穴位，每穴着力推摩，同时关注患者的感受 ← 熨摩

观察局部皮肤及病情变化，询问患者感受，防止烫伤，按摩15 min后用透明薄膜贴于操作部位，避免弄脏衣物，保留1 h ← 观察及询问

如出现丘疹、瘙痒、水疱或局部肿胀等过敏现象，勿擅自触碰或抓挠局部皮肤。治疗完毕后饮用温开水或养生茶。注意腹部保暖 ← 告知

整理 → 协助患者着衣，取舒适体位，整理床单位，清理用物

用物按《医疗机构消毒技术规范》处理，洗手，记录治疗后的客观情况，签全名 ← 操作后处置

评价 → 流程合理、技术熟练、局部皮肤无损伤、询问患者感受

（二）操作考核评分标准

砭石熨摩中药透入法操作考核评分标准

项目		分值	技术操作要求	评分等级				评分说明
				A	B	C	D	
仪表		2	仪表端庄、戴表	2	1	0	0	一项未完成扣1分
核对		2	核对医嘱	2	1	0	0	未核对扣2分;内容不全面扣1分
评估		6	临床症状、既往史、过敏史、是否妊娠	4	3	2	1	一项未完成扣1分
			熨摩部位皮肤情况,对疼痛的耐受程度	2	1	0	0	一项未完成扣1分
告知		4	解释作用、操作方法、局部感受及配合要点,取得患者配合	4	3	2	1	一项未完成扣1分
用物准备		5	洗手、戴口罩	2	1	0	0	未洗手扣1分;未戴口罩扣1分
			备齐并检查用物	3	2	1	0	少备一项扣1分;未检查一项1分,最高扣3分
环境与患者准备		7	病室整洁、光线明亮、温度适宜	2	1	0	0	未进行环境准备扣2分;环境准备不全扣1分
			协助患者取舒适体位	2	1	0	0	未进行体位摆放扣2分;体位不舒适扣1分
			暴露熨摩部位皮肤,注意保暖、保护隐私	3	2	1	0	未充分暴露患处扣分;未保暖扣1分;未保护隐私扣1分
操作过程	熨摩	45	核对医嘱	2	1	0	0	未核对扣2分;内容不全面扣1分
			加热砭石温灸仪,涂药于砭石上,药物完全融化;再将砭石温灸仪上面的中药膏均匀涂于操作部位。	6	4	2	0	砭石温度不适宜扣2分/项;涂药不均匀扣2分,药物未完全化开扣2分/项
			为患者进行顺时针按摩	4	2	0	0	未顺时针按摩扣4分
			穴位处着力按摩,力度以患者能耐受为度,熨摩时间10~15 min	12	10	8	6	力度不均扣2分;穴位处未着力按摩扣4分;熨摩时间不足扣4分,最高扣12分
			治疗给药后覆盖透明薄膜贴,妥善固定	5	3	2	0	敷料覆盖不适当扣3分;未妥善固定扣2分
			告知相关注意事项:如有不适或敷料脱落及时告知护士	4	2	0	0	未告知扣4分;少告知一项扣2分
			观察局部皮肤情况,询问患者感受	6	4	2	0	未观察皮肤情况扣4分;未询问患者感受扣2分
			协助患者取舒适体位,整理床单位	4	2	0	0	未安置体位扣2分;未整理床单位扣2分
			洗手,再次核对	2	1	0	0	未洗手扣1分;未核对扣1分
	整理	7	去除透明薄膜贴及中药膏,清洁局部皮肤	1	0	0	0	未清洁扣1分
			观察皮肤情况,整理床单位	4	2	0	0	未观察扣2分;未整理床单位扣2分
			洗手,再次核对	2	1	0	0	未洗手扣1分;未核对扣1分

项目	分值	技术操作要求	评分等级				评分说明
			A	B	C	D	
操作后处置	6	用物按《医疗机构消毒技术规范》处理	2	1	0	0	处置方法不正确扣1分/项,最高扣2分
		洗手	2	0	0	0	未洗手扣2分
		记录	2	1	0	0	未记录扣2分;记录不完全扣1分
评价	6	流程合理、技术熟练、局部皮肤无损伤、询问患者感受	6	4	2	0	一项不合格扣2分,最高扣6分
理论提问	10	砭石熨摩中药透入法的禁忌证	5	3	0	0	回答不全面扣2分/项;未答出扣5分/题
		砭石熨摩中药透入法的注意事项	5	3	0	0	
得　分							

29 中药硬膏热贴敷

一、技术简介

中药硬膏热贴敷是将制备好的中药硬膏经微波炉加热融化后贴敷于体表局部或特定穴位;或使用自主发热贴贴于治疗部位;或是将多种药物研末成粉用药油拌成膏状涂在敷料上,贴敷在体表局部或特定的穴位上后加热。借助热力通过皮毛腠理,循经运行,以达到疏风散寒、调气活血、化痰通络、舒筋活络、温经通脉、活血化瘀、消肿止痛、化腐生肌的一种治疗方法。

(一)适应证

中药硬膏热贴敷对内、外、妇、儿、五官等疾病都有较好的疗效。如:

1. 内科疾病:眩晕、头痛、中风、咳嗽、哮喘、心悸、胸痹心痛、胃痛、胃痞、腹痛、泄泻、便秘、癃闭等。

2. 疼痛科疾病:颈椎病、肩周炎、骨关节炎、腰痛、坐骨神经痛、骨质疏松、肋间神经痛、跌打损伤所致的瘀血、肿痛等。

3. 妇科疾病:痛经、月经不调、盆腔炎、带下病等。

4. 癌症:各种癌症引起的疼痛。

(二)禁忌证

1. 有出血性疾病、皮肤有破溃、瘢痕、疮疖、过敏等不能使用中药硬膏热贴敷。

2. 妊娠期妇女腹部、腰骶部禁用。

3. 中药或胶布过敏者禁用。

二、技术操作要求

(一)评估要点

1. 病室环境,室温适宜。

2. 主要症状、既往史、过敏史、凝血机制、是否妊娠或月经期、贴敷处皮肤情况及相关因素。

3. 对热的耐受程度。

4. 患者意识状况、认知能力、目前心理状况、依从性等。

(二)操作要点

1. 将配置好的中药硬膏用微波炉加热融化为稠糊状。

2. 适量搅拌,用皮温计测试温度在38～42℃,可挑起少许硬膏在患者手腕内侧测试温度,以患者感觉稍烫能耐受为宜。

3.再将硬膏均匀涂抹于患病部位或治疗部位,厚度为 2 ~ 3 cm,贴敷时间约 30 min。

4.去除硬膏,清洁皮肤后,用保鲜膜覆盖治疗部位 2 h 保温。

5.去除保鲜膜,观察局部皮肤如有红肿、破溃或过敏现象,及时处理。

（三）注意事项

1.治疗前告知患者操作方法、局部感受,取得患者配合。

2.协助患者取舒适卧位,方便术者操作,注意保暖,保护隐私。

3.注意室温的调节,保持室内空气流通,但应避免直接吹风。

4.贴敷期间,告知患者如感觉不适,随时通知操作人员。及时观察病情变化,若出现水疱、瘙痒、疼痛时立即停止。

5.治疗结束后,嘱患者缓慢坐起,饮适量温开水,休息片刻再外出,注意避风保暖。

6.注意药物的温度,防止烫伤,观察局部皮肤有无红肿、丘疹、瘙痒、水疱等过敏现象。

7.老年人、婴幼儿药物温度不宜过高,避免烫伤。

8.贴敷完成后,避免局部受压、潮湿。

9.活动时注意动作不宜过大,防止膏药脱落。

（四）操作后处置

1.用物按《医疗机构消毒技术规范》处理:使用的胶布、纱布应一人一用一丢弃,一次性使用。

2.床单、枕巾等直接接触患者的用品应每人次更换,亦可选择使用一次性床单。

3.每次治疗前后,医务人员须按相关要求做好手卫生。

4.医务人员应遵循标准预防原则。

5.记录:患者的治疗效果情况、患者的一般情况、贴敷局部皮肤情况、患者的反应及病情变化、异常情况、处理措施及效果等。

（五）评价

1.流程合理、技术熟练。

2.患者能否理解中药硬膏热贴敷的目的,并主动配合。

3.治疗部位是否准确,体位安排是否合理舒适。

4.患者是否觉得温热、舒适,症状是否得到缓解。

5.患者是否安全,有无皮肤损伤情况。

6.疗效评价标准见《中医护理方案》各病种护理效果评价表。

（六）技术风险点及处理措施

1.烫伤:如果治疗后出现小水疱,无须处理,会自行吸收;如果水疱较大,可用无菌注射器抽去疱内液体,覆盖消毒纱布,保持干燥,防止感染。

2.皮肤过敏反应:出现局部瘙痒、红疹、水疱等过敏现象时,应立即停止敷药,并遵医嘱进行抗过敏处理。

三、操作流程及考核评分标准

中药硬膏热贴敷操作流程

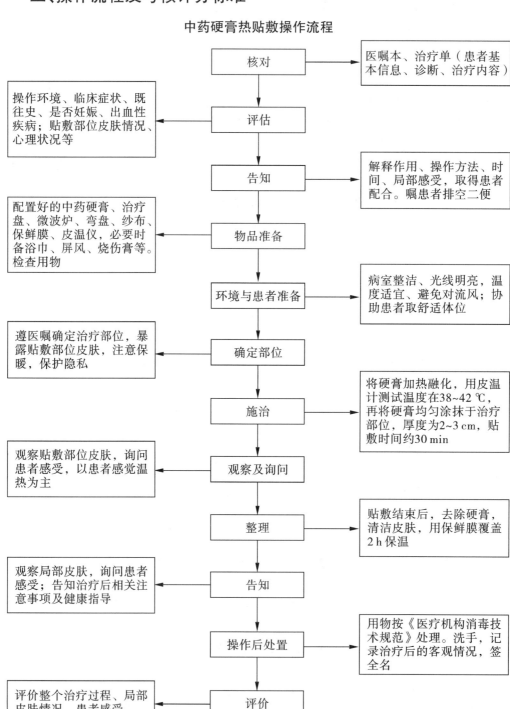

核对	医嘱本、治疗单（患者基本信息、诊断、治疗内容）
评估	操作环境、临床症状、既往史、是否妊娠、出血性疾病；贴敷部位皮肤情况、心理状况等
告知	解释作用、操作方法、时间、局部感受，取得患者配合。嘱患者排空二便
物品准备	配置好的中药硬膏、治疗盘、微波炉、弯盘、纱布、保鲜膜、皮温仪，必要时备浴巾、屏风、烧伤膏等。检查用物
环境与患者准备	病室整洁、光线明亮，温度适宜、避免对流风；协助患者取舒适体位
确定部位	遵医嘱确定治疗部位，暴露贴敷部位皮肤，注意保暖，保护隐私
施治	将硬膏加热融化，用皮温计测试温度在38~42℃，再将硬膏均匀涂抹于治疗部位，厚度为2~3 cm，贴敷时间约30 min
观察及询问	观察贴敷部位皮肤，询问患者感受，以患者感觉温热为主
整理	贴敷结束后，去除硬膏，清洁皮肤，用保鲜膜覆盖2 h保温
告知	观察局部皮肤，询问患者感受；告知治疗后相关注意事项及健康指导
操作后处置	用物按《医疗机构消毒技术规范》处理。洗手，记录治疗后的客观情况，签全名
评价	评价整个治疗过程、局部皮肤情况、患者感受

中药硬膏热贴敷操作考核评分标准

项目	分值	技术操作要求	评分等级 A	B	C	D	评分说明
仪表	2	仪表端庄、戴表	2	1	0	0	一项未完成扣1分
核对	2	核对医嘱	2	1	0	0	未核对扣2分;内容不全面扣1分
评估	7	临床症状、既往史、是否妊娠、出血性疾病	4	3	2	1	一项未完成扣1分
		贴部位皮肤情况、对热的耐受程度	3	2	1	0	一项未完成扣1分
告知	3	解释作用、操作方法、局部感受,取得患者配合	3	2	1	0	一项未完成扣1分
用物准备	5	洗手,戴口罩	2	1	0	0	未洗手扣1分;未戴口罩扣1分
		备齐并检查用物	3	2	1	0	少备一项扣1分;未检查一项扣1分,最高扣3分
环境与患者准备	7	病室整洁、光线明亮,避免对流风	2	1	0	0	未进行环境准备扣2分;准备不全扣1分
		协助患者取舒适体位	2	1	0	0	未进行体位摆放扣2分;体位不舒适扣1分
		暴露贴敷部位皮肤,注意保暖,保护隐私	3	2	1	0	未充分暴露贴敷部位扣1分;未保暖扣1分;未保护隐私扣1分
操作过程	52	核对医嘱	2	1	0	0	未核对扣2分;内容不全面扣1分
		确定贴敷部位	4	2	0	0	未确定贴敷部位扣4分;部位不准确扣2分
		加热融化中药硬膏	4	2	0	0	未加热或加热温度过高扣2分/穴位,最高扣4分
		挑起少许硬膏在患者敏感皮肤处测试温度,以患者感觉稍烫能耐受为宜	4	2	1	0	未进行测试温度扣4分
		用皮温计测试温度在38~42℃,将硬膏涂抹于患病部位或治疗部位,厚度为2~3 cm,贴敷时间约30 min	16	8	4	0	厚度不符合要求扣8分;未进行测温扣4分,贴敷时间不符合要求扣4分
		贴敷过程中随时询问患者感受	4	3	2	1	未询问患者感受扣4分
		贴敷结束后用纱布清洁局部皮肤,用保鲜膜覆盖2 h保温	4	2	0	0	未清洁皮肤扣2分;未覆盖保鲜膜扣2分
		协助患者取舒适体位,整理床单位	4	2	0	0	未安置体位扣2分;未整理床单位扣2分
		观察患者局部皮肤,询问患者感受	4	2	0	0	未观察皮肤扣2分;未询问患者感受扣2分
		告知相关注意事项	4	3	2	1	注意事项内容少一项扣2分,最高扣4分
		洗手,再次核对	2	1	0	0	未洗手扣1分;未核对扣1分

项目	分值	技术操作要求	评分等级				评分说明
			A	B	C	D	
操作后处置	6	用物按《医疗机构消毒技术规范》处理	2	1	0	0	处置方法不正确扣1分/项,最高扣2分
		洗手	2	0	0	0	未洗手扣2分
		记录	2	1	0	0	未记录扣2分;记录不完全扣1分
评价	6	流程合理、技术熟练、局部皮肤无损伤、询问患者感受	6	4	2	0	一项不合格扣2分,最高扣6分;出现烫伤扣6分
理论提问	10	中药硬膏热贴敷操作技术的禁忌证	5	3	0	0	回答不全面扣2分/题;未答出扣5分/题
		中药硬膏热贴敷技术的注意事项及适应证	5	3	0	0	
得　分							

30 中药冷敷

一、技术简介

中药冷敷是将中药洗剂、散剂、酊剂冷敷于患处,通过中药透皮吸收,同时应用低于皮温的物理因子刺激机体,达到降温、止痛、止血、消肿、减轻炎性渗出的一种操作方法。

(一)适应证

外伤、骨折、脱位、软组织损伤的初期,衄血、蜇伤,也适用于感染性皮肤病、过敏性皮肤病以及高热、中暑等患者。

(二)禁忌证

1. 阴寒证、皮肤感觉减退的患者不宜冷敷。
2. 伴有循环障碍,如动脉栓塞、雷诺病等禁用。
3. 急性炎症后期、慢性炎症或深部化脓病灶禁用。
4. 系统性红斑狼疮、冷过敏及断肢再植后等禁用。

二、技术操作要点

(一)评估要点

1. 冷敷环境。
2. 当前主要症状、既往史、药物过敏史、冷敷部位的皮肤情况。
3. 患者体质、对冷的敏感度、心理状态、依从性。

(二)操作要点

1. 协助患者取合理、舒适体位,暴露冷敷部位。
2. 测试药液温度,将敷料(或其他合适材料)浸入药液,外敷患处,每隔 5 min 更换敷料一次,必要时用冰敷袋,持续保持患处低温 20 ~ 30 min。
3. 观察患者皮肤情况,询问有无不适感。

(三)注意事项

1. 冰袋不能与皮肤直接接触。操作过程中观察皮肤变化,特别是创伤靠近关节、皮下脂肪少的患者,注意观察患肢末梢血运。
2. 定时询问患者局部感受。冷敷时间为 20 ~ 30 min,如有不适及时告诉护士,如发现皮肤苍白、青紫,应停止冷敷。

3.冬季注意其他部位保暖,必要时遮挡保护患者隐私。

4.中药可致皮肤着色,数日后可自行消退。

（四）操作后处置

1.用物按《医疗机构消毒技术规范》处理:直接接触皮肤的纱布、冰敷袋、治疗巾应一人一用一更换,使用后清洗和消毒,若患处皮肤有破损,上述用品应一人一用一丢弃,如复用应达到灭菌水平。

2.床单、枕巾等直接接触患者的用品应每人次更换,亦可选择使用一次性床单。一次性使用的治疗巾应一人一用一更换。每次治疗前后,医务人员须按手卫生相关要求做好手卫生。

3.职业防护:医务人员应遵循标准预防原则,冷敷物品应规范处置,用75%酒精擦拭消毒。

4.记录:患者的一般情况和冷敷局部皮肤情况;冷敷时患者的反应及病情变化;异常情况、处理措施及效果等。

（五）评价

1.冷敷方法、温度是否正确、部位是否准确。

2.患者体位是否合理,局部皮肤有无异常。

3.患者满意度,是否达到预期目标。

（六）技术风险点及处理措施

1.中药汤剂过敏时,应立即停止中药冷敷,必要时可以口服或涂抹抗过敏药物对症治疗。

2.如果出现冻伤,应首先停止冷敷,立即给予复温。

附:其他湿冷敷方法

1.中药冰敷:将中药散剂敷于患处,面积大于病变部位1~2 cm。敷料覆盖,将冰敷袋放置于敷料上保持低温。

2.中药酊剂凉涂法:将中药酊剂喷涂于患处,喷2~3遍,面积大于病变部位1~2 cm。敷料覆盖,将冰敷袋放置于敷料上保持低温。

3.中药散剂冷敷法:将中药粉剂揉于患处或均匀撒在有凉性物理介质的膏贴上,敷于患处,面积大于病变部位1~2 cm,保留膏贴1 h。

三、操作流程及操作评分标准

中药冷敷操作流程

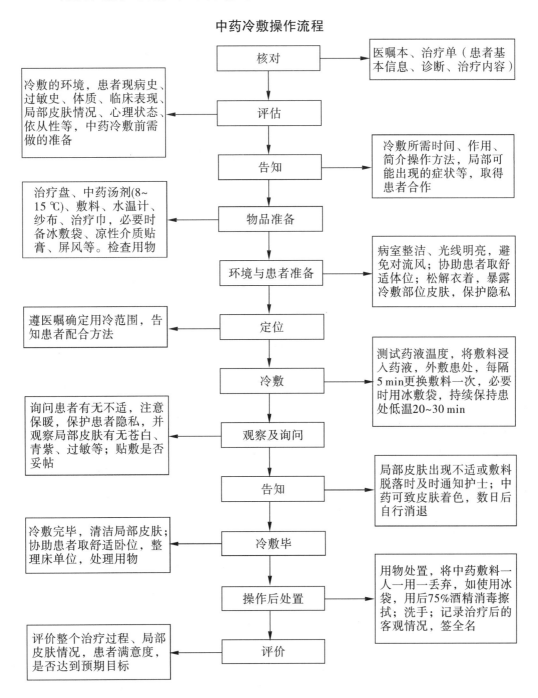

中药冷敷操作考核评分标准

项目	分值	技术操作要求	评分等级				评分说明
			A	B	C	D	
仪表	2	仪表端庄、戴表	2	1	0	0	一项未完成扣1分
核对	2	核对医嘱	2	1	0	0	未核对扣2分;内容不全面扣1分
评估	6	主要症状、既往史、过敏史、是否妊娠	4	3	2	1	一项未完成扣1分
		患者体质、冷敷部位皮肤情况	2	1	0	0	一项未完成扣1分
告知	4	解释目的、操作方法、时间、局部感受,取得患者配合	4	3	2	1	一项未完成扣1分
用物准备	6	洗手、戴口罩	2	1	0	0	未洗手扣1分;未戴口罩扣1分
		备齐并检查用物	4	3	2	1	少备一项扣1分;未检查一项扣1分,最高扣4分
环境与患者准备	6	病室整洁,光线明亮	2	1	0	0	未进行环境准备扣2分;环境准备不全扣1分
		协助患者取舒适体位	2	1	0	0	未进行体位摆放扣2分;体位不舒适扣1分
		暴露部位,保护隐私	2	1	0	0	未充分暴露部位扣1分;未保护隐私扣1分
操作过程	冷敷 42	核对医嘱	2	1	0	0	未核对扣2分;内容不全面扣1分
		测试药液温度 8～15 ℃,用敷料浸取药液敷于患处,药量适宜	12	8	4	0	温度过高或过低扣4分;药液量过多或过少扣4分;位置不准确扣4分
		每5 min 重复操作1次,持续20～30 min,保持患处低温	6	3	0	0	未及时更换扣6分;未保持药液温度扣3分
		询问患者有无不适,注意保暖,保护患者隐私	8	6	4	2	未询问患者感受扣4分;未保暖扣2分;未保护隐私扣2分
		观察局部皮肤有无苍白、青紫、过敏等;贴敷是否妥帖	4	2	0	0	未观察皮肤扣4分;观察不全面扣2分
		告知相关注意事项:局部皮肤出现不适或敷料脱落时及时通知护士;中药可致皮肤着色,数日后自行消退	6	4	2	0	未告知扣2分/项
		洗手,再次核对	4	2	0	0	未洗手扣2分;未核对扣2分
	整理 10	撤除敷料	2	0	0	0	未撤除敷料扣2分
		观察、清洁皮肤	4	2	0	0	未观察皮肤扣2分;未清洁皮肤扣2分
		协助患者取舒适体位,整理床单位	2	1	0	0	未安置体位扣1分;未整理床单位扣1分
		洗手,再次核对	2	1	0	0	未洗手扣1分;未核对扣1分

项目	分值	技术操作要求	评分等级				评分说明
			A	B	C	D	
操作后处置	6	用物按《医疗机构消毒技术规范》处理	2	1	0	0	处置方法不正确扣1分/项,最高扣2分
		洗手	2	0	0	0	未洗手扣2分
		记录	2	1	0	0	未记录扣2分;记录不完全扣1分
评价	6	流程合理、技术熟练、询问患者感受	6	4	2	0	一项不合格扣2分
理论提问	10	中药冷敷的适应证	5	3	0	0	回答不全面扣2分/题;未答出扣5分/题
		中药冷敷的注意事项	5	3	0	0	
得 分							

注:冻伤一项扣20分。

31　中医定向透药

一、技术简介

中医定向透药是根据生物电药导理论、热敷医学、药物动力学、中医学及现代微电脑技术,通过非对称中频电流产生的电场,使药物中的有效成分更深入、有效地透过角质层快速进入人体,靶向作用于患者病灶的一种治疗方法。根据患者诊断及辨证分型,采用不同的透药药物,如活血化瘀药、消炎止痛药等。

(一)适应证

1. 颈肩腰腿痛(包括颈椎病、落枕、肩周炎、肩袖损伤、腰肌劳损、腰椎间盘突出症、腰椎管狭窄症、腰椎滑脱症、骨关节炎、滑膜炎、骨质疏松症等)。

2. 神经病理性疼痛:三叉神经痛、带状疱疹后神经痛、残端痛、手术后疼痛综合征等。

3. 脊柱相关疾病:颈源性眩晕、脊源性内脏痛等。

4. 适用于乳腺术后引起的上肢淋巴水肿。

5. 风湿免疫性疼痛。

6. 癌性疼痛。

7. 小儿腹泻、肺炎。

8. 妇科炎症。

9. 外科术后疼痛、腹胀、肠麻痹等。

10. 消化系统疾病,如便秘、呃逆、肠梗阻等。

(二)禁忌证

1. 急性脑出血、高血压危象及极度衰弱者禁用。

2. 中草药过敏史者慎用。

3. 孕妇的腹部和腰骶部、乳头、外生殖器及婴幼儿不宜透药。

4. 实热证、阴虚发热者慎用,如高热等。

5. 有心脏起搏器、动态心电图、动态血压监测及不适应电刺激治疗的患者禁用。

6. 高度饥饿、高度紧张时、局部皮肤有瘢痕、溃疡者、伤口感染或严重皮肤病患者禁用。

二、技术操作要求

(一)评估要点

1. 患者基本情况、诊断、证型、临床表现、既往史、过敏史等。

2. 透药部位的皮肤情况,患者对直流电耐受能力。

3. 患者对热、疼痛的耐受程度。

4. 女性患者是否处于妊娠期、月经期。

5. 患者认知能力、目前心理状况、依从性等。

6. 操作环境、药物属性、作用、仪器和使用情况。

（二）操作要点

1.核对患者及医嘱,据治疗部位选择合适体位,检查电源和仪器连接线是否良好。

2.接通电源在患处或穴位上,敷上温热过的药贴,将电极片放置在药贴上,盖好棉被,注意保暖。

3.打开仪器开关,选择开始,定时 20 min,开机治疗 5 min 后治疗部位有温热感,可根据患者感受调节强度(缓慢增加)。

4.治疗结束时,取下电极片、中药贴,观察患者局部皮肤,清洁皮肤。

5.关闭仪器开关,协助患者整理衣物,取舒适体位。整理用物,垃圾分类处理。

（三）注意事项

1.治疗前告知患者操作方法、局部感受,取得患者配合。

2.协助患者取舒适卧位;原则上要充分暴露透药部位皮肤,使患者舒适持久,方便术者操作,注意保暖,保护隐私。

3.注意室温的调节,保持室内空气流通,但应避免直接吹风,治疗过程中出现蚁爬感或锤动感属于正常现象。

4.透药期间,告知患者不要随意改变体位,电极片应与皮肤紧密、均匀接触。

5.治疗过程中应有专人负责,密切观察患者皮肤情况,询问患者有无不适,嘱患者出现发红或痒及时告知,治疗后局部皮肤颜色改变或有丘疹水疱出现时,立即停用,保证安全。立即报告医师,遵医嘱给予处置。

6.治疗后纱布清洁皮肤,避免用力以免擦伤。操作完毕后,记录导入部位皮肤情况及患者感受。

（四）操作后处置

1.用物按《医疗机构消毒技术规范》处理。

2.床单、枕巾等直接接触患者的用品应每人次更换,亦可选择使用一次性床单。

3.一次性使用的治疗巾应一人一用一更换,头面部、下肢及足部应区分使用。每次治疗前后,医务人员须按相关要求做好手卫生。

4.职业防护:医务人员应遵循标准预防原则,及时关闭开关、切断电源,防止漏电。

5.记录:患者的一般情况和透药局部皮肤情况;透药时患者的反应及病情变化;异常情况、处理措施及效果等。

（五）评价

1.流程合理、技术熟练。

2.患者能否理解透药的目的,并主动配合。

3.透药部位是否准确,体位安排是否合理舒适。

4.透药后局部皮肤是否潮红;患者是否觉得温热、舒适,症状缓解。

5.患者是否安全,有无皮肤过敏或灼伤、烧伤。

6.疗效评价标准见《中医护理方案》各病种护理效果评价表。

（六）技术风险点及处理措施

1.过敏:贴中药片部位出现发红或瘙痒及时告知,治疗后局部皮肤颜色改变或有丘疹水疱出现时,立即停用;严密观察皮肤变化。

2.烫伤:如果治疗后出现小水疱,无须处理,会自行吸收;如果水疱较大,可用无菌注射器抽去疱内液体,覆盖无菌纱布,保持干燥,防止感染。

三、操作流程及考核评分标准

中医定向透药操作流程

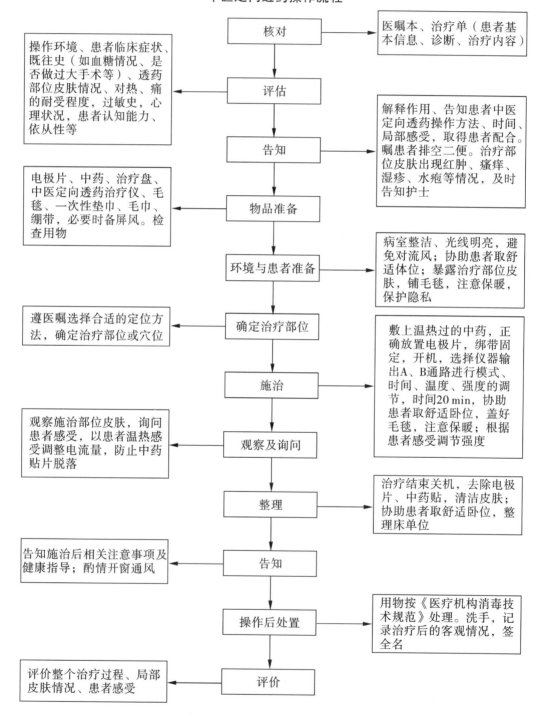

中医定向透药操作考核评分标准

项目	分值	技术操作要求	A	B	C	D	评分说明
仪表	2	仪表端庄、戴表	2	1	0	0	一项未完成扣1分
核对	2	核对医嘱	2	1	0	0	未核对扣2分;内容不全面扣1分
评估	7	临床症状、既往史、是否妊娠、出血性疾病等	4	3	2	1	一项未完成扣1分
		透药部位皮肤情况、对热、电刺激的耐受程度及心理状况	3	2	1	0	一项未完成扣1分
告知	3	解释作用、操作方法、局部感受,取得患者配合	3	2	1	0	一项未完成扣1分
用物准备	5	洗手,戴口罩	2	1	0	0	未洗手扣1分;未戴口罩扣1分
		备齐并检查用物,电极片、治疗盘、中医定向透药治疗仪、毛毯、一次性垫巾、毛巾、绷带,必要时备屏风	3	2	1	0	少备一项扣1分;未检查一项扣1分,最高扣3分
环境与患者准备	7	病室整洁、光线明亮,避免对流风	2	1	0	0	未进行环境准备扣2分;准备不全扣1分
		协助患者取舒适体位	2	1	0	0	未进行体位摆放扣2分;体位不舒适扣1分
		暴露施治部位皮肤,注意保暖,保护隐私	3	2	1	0	未充分暴露施治部位扣1分;未保暖扣1分;未保护隐私扣1分
操作过程	52	核对医嘱	2	1	0	0	未核对扣2分;内容不全面扣1分
		确定施治部位或穴位	4	2	0	0	未确定施治部位扣4分;治疗部位不准确扣2分
		定向透药仪导联电极线一端连接理疗电极,中药片放置患者所需治疗部位,绑带固定	4	2	0	0	中药片与电极片距离不符合要求扣2分/部位,最高扣4分
		开机,选择仪器输出A、B通路进行模式、时间、温度、强度的调节,时间20 min	12	8	4	0	调强度大小不合适扣4分;中药片和电极片距离不符合要求扣4分;时间设置不合适扣4分
		随时观察患者的情况,询问强度是否适宜	8	4	0	0	未观察扣4分;未询问患者扣4分
		观察患者对热、痛、电刺激的耐受程度及局部皮肤情况,一旦出现不适,立即停止,报告医生及时处理	4	3	2	1	未观察皮肤扣2分;未询问患者感受扣1分;未及时调整施治部位扣1分
		关闭仪器开关,去除电极片、中药贴,纱布清洁局部皮肤	4	2	0	0	去中药片和电极片方法不正确扣2分;未清洁皮肤扣2分
		观察患者局部皮肤,询问患者感受	4	2	0	0	施治后未观察皮肤扣2分;未询问患者感受扣2分
		协助患者取舒适体位,整理床单位	4	2	0	0	未安置体位扣2分;未整理床单位扣2分

项目	分值	技术操作要求	评分等级				评分说明
			A	B	C	D	
操作过程	52	告知相关注意事项,酌情开窗通风	4	3	2	1	注意事项内容少一项扣1分,最高扣2分;未酌情开窗扣2分
		洗手,再次核对	2	1	0	0	未洗手扣1分;未核对扣1分
操作后处置	6	用物按《医疗机构消毒技术规范》处理	2	1	0	0	处置方法不正确扣1分/项,最高扣2分
		洗手	2	0	0	0	未洗手扣2分
		记录	2	1	0	0	未记录扣2分;记录不完全扣1分
评价	6	流程合理、技术熟练、部位准确、局部皮肤无损伤、询问患者感受	6	4	2	0	一项不合格扣2分,最高扣6分;出现烫伤扣6分
理论提问	10	中医定向透药的禁忌证	5	3	0	0	回答不全面扣2分/题;未答出扣5分/题
		中医定向透药的注意事项以及操作手法	5	3	0	0	
得　分							

32 中药熏药

一、技术简介

中药熏药是根据辨证选用中药煎煮后,使用熏蒸治疗仪,借用中药热力及药理作用熏蒸患处达到疏通腠理、祛风除湿、温经通络、活血化瘀、扶正祛邪及调理脏腑功能的一种中医外治疗法。

(一)适应证

1. 适用于肛肠科、妇科、内科、外科、男科、耳鼻喉科、皮肤科、乳腺科等疾病引起的疼痛、炎症、水肿、瘙痒等症状。

2. 适用于肩周炎、颈椎病、骨关节炎等骨伤科疾病引起的疼痛、炎症、水肿等症状。

3. 适用于风湿、类风湿疾病,缓解患者的局部关节疼痛、肿胀、屈伸不利等症状。

4. 适用于感冒、咳嗽、失眠、中风及截瘫引起的肌张力增高、糖尿病及周围神经病变引起的肢体感觉障碍、小儿脑性瘫痪等病症。

5. 美体减肥等。

(二)禁忌证

1. 高血压、心脏病、急性脑血管疾病、急性心功能不全、重度贫血等禁用。

2. 发热、急性炎症、昏迷、精神病、恶性肿瘤、黄疸、有出血倾向、哮喘发作者禁用。

3. 餐前、餐后 30 min 内,饥饿、过度疲劳者,急性传染病患者禁用。

4. 妊娠期、月经期禁用。

5. 年龄过大或体质特别虚弱者,有开放性伤口、感染性病灶等禁用。

6. 对药物过敏者禁用。

二、技术操作要求

(一)评估要点

1. 患者基本情况、诊断、证型、临床表现、既往史、过敏史等。

2. 病室环境、温度适宜,保护患者隐私。

3. 患者用餐情况、体质及熏药部位皮肤情况。

4. 患者对热的耐受程度,熏蒸治疗仪性能良好。

5 女性患者评估妊娠及月经期情况。

6. 患者认知能力、目前心理状况、依从性等。

(二)操作要点

1. 根据患者病情,按医嘱配制药液,协助患者取合理、舒适体位,暴露熏药部位,观察熏药部位皮肤情况,必要时用屏风遮挡,注意保暖。

2. 熏药时间为 20~30 min,预热温度为 90~95 ℃。

3. 治疗开始,喷头对准熏药部位,距皮肤 10~20 cm,熏药过程中,及时根据患者感受调节温度。随时观察患者神志、面色、皮肤及汗出情况,询问有无胸闷、心慌等不适,如有不适,应立即停止,保证安全。

4. 熏药完毕,应及时擦干药液和汗液,以防着凉。

（三）注意事项

1. 熏药前清洁熏药部位皮肤,包扎部位熏药时应去除敷料。

2. 容器内加入清水及药包,或直接加入药液,药液不能太浓稠,以免喷雾孔堵塞。容器盖要拧紧,避免药液烧干及温度不升。

3. 根据熏蒸治疗仪设置和功能,喷头放置位置要根据温度及患者承受度调节,治疗时喷头高度应高于第一个活动关节,温度适宜,以防烫伤。

4. 熏药过程中密切观察患者有无胸闷、心慌等症状,冬季注意保暖,熏药完毕应及时擦干药液和汗液,暴露部位尽量加盖衣被。

5. 熏药后嘱患者饮温开水或淡盐水 200 mL,避免出汗过多引起脱水。

6. 熏药完毕注意保暖,避免直接吹对流风。

7. 年老体弱者熏药时间不宜过长,并需家属陪同。

（四）操作后处置

1. 治疗完毕后,待药液温度低于 90 ℃以下用清水进行排液清洗容器。

2. 患者每次使用过的熏蒸治疗仪以 500 mg/L 含氯消毒溶液擦拭,熏药房间每晚紫外线照射 1 h,紫外线灯应按国家相关规范安装和使用,定期进行辐照强度监测。

3. 直接接触患者的床单、中单等用品应一人一用一更换。间接接触患者的被芯、枕芯、褥子、床垫等,应定期清洗与消毒。医务人员须按手卫生相关要求做好手卫生。

4. 职业防护:医务人员应遵循标准预防的原则,在工作中执行标准预防的具体措施。

5. 记录:患者熏药时间、部位及皮肤情况。

（五）评价

1. 流程合理、技术熟练。

2. 患者能否理解中药熏药的目的,并主动配合。

3. 熏药是否准确,体位安排是否合理舒适。

4. 熏药后局部皮肤是否潮红;患者是否觉得温热、舒适、症状缓解。

5. 患者是否安全,有无皮肤灼伤、烧伤。

6. 疗效评价标准见《中医护理方案》各病种护理效果评价表。

（六）技术风险点及处理措施

1. 低血糖反应:头晕、胸闷、心慌、气促等,应立即停止熏药,告知医生,饮少量糖水或热水,平卧休息片刻,注意保暖。

2. 皮肤过敏反应:出现皮疹、瘙痒等,立即停止熏药,遵医嘱给予相应抗过敏处理。

3. 烫伤:如果治疗后出现小水疱,无须处理,会自行吸收;如果水疱较大,可用无菌注射器抽去疱内液体,覆盖无菌纱布,保持干燥,防止感染。

三、操作流程及考核评分标准

中药熏药操作流程

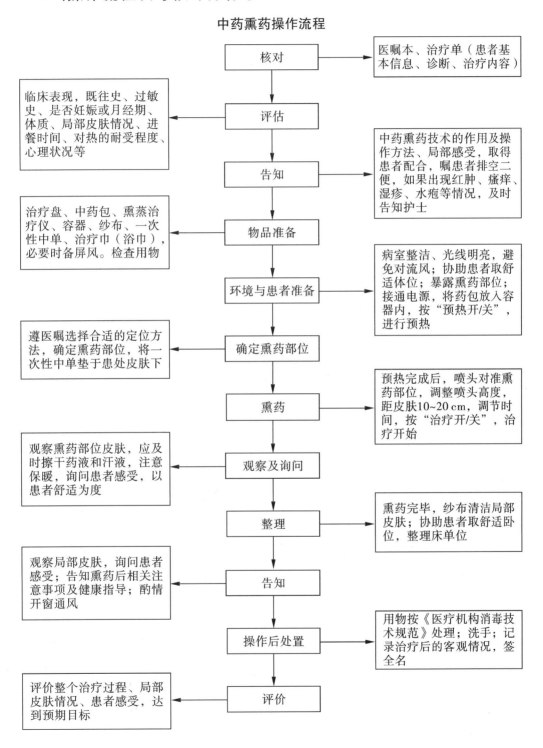

核对 → 医嘱本、治疗单（患者基本信息、诊断、治疗内容）

临床表现，既往史、过敏史、是否妊娠或月经期、体质、局部皮肤情况、进餐时间、对热的耐受程度、心理状况等 ← 评估

告知 → 中药熏药技术的作用及操作方法、局部感受，取得患者配合，嘱患者排空二便，如果出现红肿、瘙痒、湿疹、水疱等情况，及时告知护士

治疗盘、中药包、熏蒸治疗仪、容器、纱布、一次性中单、治疗巾（浴巾），必要时备屏风。检查用物 ← 物品准备

环境与患者准备 → 病室整洁、光线明亮，避免对流风；协助患者取舒适体位；暴露熏药部位；接通电源，将药包放入容器内，按"预热开/关"，进行预热

遵医嘱选择合适的定位方法，确定熏药部位，将一次性中单垫于患处皮肤下 ← 确定熏药部位

熏药 → 预热完成后，喷头对准熏药部位，调整喷头高度，距皮肤10~20 cm，调节时间，按"治疗开/关"，治疗开始

观察熏药部位皮肤，应及时擦干药液和汗液，注意保暖，询问患者感受，以患者舒适为度 ← 观察及询问

整理 → 熏药完毕，纱布清洁局部皮肤；协助患者取舒适卧位，整理床单位

观察局部皮肤，询问患者感受；告知熏药后相关注意事项及健康指导；酌情开窗通风 ← 告知

操作后处置 → 用物按《医疗机构消毒技术规范》处理；洗手；记录治疗后的客观情况，签全名

评价整个治疗过程、局部皮肤情况、患者感受，达到预期目标 ← 评价

中药熏药操作考核评分标准

项目	分值	技术操作要求	评分等级				评分说明
			A	B	C	D	
仪表	2	仪表端庄,戴表	2	1	0	0	一项未完成扣1分
核对	2	核对医嘱	2	1	0	0	未核对扣2分;内容不全面扣1分
评估	7	临床表现、既往史、过敏史、是否妊娠等	4	3	2	1	一项未完成扣1分
		体质及局部皮肤情况、进餐时间、耐受程度、心理状况等	3	2	1	0	一项未完成扣1分
告知	4	解释目的、操作方法、熏药时间、局部感受,取得患者配合	4	3	2	1	一项未完成扣1分
用物准备	5	洗手,戴口罩	2	1	0	0	未洗手扣1分;未戴口罩扣1分
		备齐并检查用物	3	2	1	0	少备一项扣1分;未检查一项扣1分,最高扣3分
环境与患者准备	11	病室整洁、光线明亮、避免对流风	2	1	0	0	未进行环境准备扣2分;准备不全扣1分
		协助患者取舒适体位	2	1	0	0	未进行体位摆放扣2分;体位不舒适扣1分
		接通电源,将药包放入容器内,按"预热开/关",进行预热	4	2	0	0	一项未完成扣2分
		暴露熏药部位皮肤,注意保暖,保护隐私	3	2	1	0	未充分暴露熏药部位扣1分;未保暖扣1分;未保护隐私扣1分
操作过程	47	核对医嘱	2	1	0	0	未核对扣2分;内容不全面扣1分
		确定熏药部位	4	2	0	0	未确定熏药部位扣4分;部位不准确扣2分
		将一次性中单垫于患处皮肤下,保护患者隐私	2	1	0	0	未垫中单扣1分;未保护患者隐私扣1分
		预热完成后,喷头对准熏药部位,调整喷头高度,距皮肤10~20 cm,按"治疗开/关",治疗开始	8	6	4	0	喷头未对准熏药部位扣2分;未调整喷头高度扣2分;距离不正确扣2分;未按开始扣2分
		遵医嘱调节熏药时间20~30 min	2	0	0	0	未调节时间扣2分
		询问患者感受,观察局部皮肤情况	8	4	2	0	未询问患者感受扣2分;未观察皮肤情况扣2分
		及时调整药液温度,患者感觉舒适	4	2	0	0	未及时调节药温扣2分;患者不舒适扣2分
		熏药完毕,清洁患者皮肤	4	2	0	0	未清洁皮肤扣2分
		协助患者取舒适体位,注意保暖,整理床单位	3	2	1	0	未安置体位扣1分;未保暖扣1分;未整理床单位扣1分
		观察患者局部皮肤,询问患者感受	4	2	0	0	熏药后未观察皮肤扣2分;未询问患者感受扣2分
		告知相关注意事项,酌情开窗通风	4	3	2	1	注意事项内容少一项扣1分,最高扣2分;未酌情开窗扣2分
		洗手,再次核对	2	1	0	0	未洗手扣1分;未核对扣1分

项目	分值	技术操作要求	评分等级				评分说明
			A	B	C	D	
操作后处置	6	用物按《医疗机构消毒技术规范》处理	2	1	0	0	处置方法不正确扣1分/项,最高扣2分
		洗手	2	0	0	0	未洗手扣2分
		记录	2	1	0	0	未记录扣2分;记录不完全扣1分
评价	6	流程合理、技术熟练、局部皮肤无烫伤、询问患者感受	6	4	2	0	一项不合格扣2分,最高扣6分;出现烫伤扣6分
理论提问	10	中药熏药的禁忌证	5	3	0	0	回答不全面扣2分/题;未答出扣5分/题
		中药熏药的注意事项	5	3	0	0	
得　分							

33　中药直肠滴入

一、技术简介

中药直肠滴入技术是将中药药液从肛门滴入直肠或结肠,药液保留在肠道内,通过肠黏膜的吸收达到清热解毒、软坚散结、泄浊排毒、活血化瘀等作用的一种操作方法。

(一)适应证

1.盆腔疾病:热证所致的腹痛、泄泻、便秘、前列腺炎、泌尿系统感染、急慢性盆腔炎。

2.肠道疾病:慢性阑尾炎、结肠炎、肠梗阻等病症。

3.儿科疾病:小儿上呼吸道感染、小儿肺炎、小儿肠炎、支气管炎、支气管哮喘。

(二)禁忌证

1.重度水肿患者不宜行中药直肠滴入。

2.年老体弱、孕妇、妇女月经期、严重痔疮,急腹症疑有肠坏死穿孔患者、下消化道出血、肛门疾患、严重腹泻者不宜行中药直肠滴入,产褥期应慎用。

3.肛门、直肠和结肠等手术或大便失禁的患者。

4.气虚、阴虚、极度衰弱、脱水者。

二、技术操作要求

(一)评估要点

1.患者基本情况、诊断、证型、临床表现、既往史、过敏史及是否妊娠等。

2.病室环境,温度适宜。

3.肛门周围皮肤情况。

4.患者腹部、肛门等情况及大便的自控力。

5.患者的意识状态、心理状态、对操作的认知能力、依从性及合作程度。

(二)操作要点

1.协助患者取左侧卧位或俯卧位,双膝屈曲,若为阿米巴痢疾则取右侧卧位,双膝屈曲。

2.将药液或药物装入灌肠装置内(药液温度控制在39～41 ℃),排气完成后,用石蜡油润滑灌肠管前端3～5 cm。

3.插入肛门20～30 cm,松开调节器开关,调节滴速,缓慢滴入药液(60～80 滴/min)滴入完毕(滴速视病情而定),关闭调节器并拔除肛管,协助患者擦干肛门皮肤,用纱布轻柔肛门处,协助患者取舒适卧位,抬高臀部。

(三)注意事项

1.保护患者隐私,冬季注意保暖。

2. 告知患者直肠滴入前先排便,有利于药物吸收。

3. 慢性痢疾,病变多在直肠和乙状结肠,已采取左侧卧位,插入深度 15～20 cm,溃疡性结肠炎病变多在乙状结肠或降结肠,插入深度 18～25 cm;阿米巴痢疾病变多在回盲部应取右侧卧位。

4. 滴注时间 15～20 min,滴注过程中随时观察患者的耐受情况,如患者有不适或便意及时调节滴入速度,必要时终止滴入,成年人中药灌肠药液量每次不超过 200 mL;儿童中药灌肠药液量:6 个月～1 岁 10 mL/次;1～2 岁 15 mL/次;2～3 岁 20 mL/次;3～4 岁 25 mL/次;4～5 岁 30 mL/次;5～15 岁 35 mL/次。

5. 插入肛管时禁用暴力,损伤肠黏膜;如插入受阻,嘱患者进行腹式深呼吸,减轻腹压,然后再轻巧缓慢插入;如有肛管紧贴肠壁或有被堵塞之感时,可将肛管轻轻拔出少许,再缓缓插入或挤压滴管,使药液顺利进入;儿童及肛门松弛者,操作时应将便盆置于臀下,以免污染衣服。

6. 中药直肠滴入药液不应超过 200 mL,肛管按年龄选择,药液流速要慢,直肠滴入前应将药物充分溶解摇匀。

7. 治疗结束后嘱患者臀部适量抬高,勿过度变换体位,尽量保留 1 h 以上。

8. 肠道、盆腔感染患者以夜间睡眠前直肠滴入为宜,有利于药液的长时间保留吸收。

（四）操作后处置

1. 协助患者取舒适卧位,整理床单位,清理用物。

2. 一次性器具应使用符合相关标准要求的产品,一人一用一废弃,按医疗废物处理,严禁重复使用。

3. 床单、枕巾等直接接触患者的用品应每人次更换,亦可选择使用一次性床单。一次性使用的治疗巾应一人一用一更换。

4. 每次治疗前后,医务人员须按要求做好手卫生。

5. 职业防护:医务人员应遵循标准预防的原则进行标准预防,直肠滴入治疗中正确使用防护用品,熟知职业暴露事件处理报告流程等。

6. 记录:患者的直肠滴入的时间、量、灌肠后的排便情况。

（五）评价

1. 操作流程熟练,方法正确。

2. 灌肠液的温度、量、滴速符合要求。

3. 操作后一般情况如何,肛门局部皮肤是否正常,腹部是否有不适症状。

4. 患者感受,达到预期目标。

5. 疗效评价标准见《中医护理方案》各病种护理效果评价表。

（六）技术风险点及处理措施

1. 头晕恶心:若发生,应立即停操作,使患者平卧,轻者一般休息片刻即可恢复;重者可掐按人中、内关、足三里即可恢复;严重时按晕厥处理。

2. 肠黏膜损伤及肠穿孔:如果操作后出现腹痛、腹泻、便秘可能为肠黏膜损伤,应短时间内不再进行灌肠治疗,严重者在医生的指导下口服药物治疗。如突发剧烈腹痛、腹胀、腹膜刺激征,可能为肠穿孔,应立即停止操作,报告医生处理。

三、操作流程及考核评分标准

中药直肠滴入操作流程

```
                        ┌──────────┐      医嘱本、治疗单（患者基
                        │   核对   │────→ 本信息、诊断、治疗内容）
                        └────┬─────┘
病室环境、主要症状、既       │
往史、过敏史、排便情况、 ┌────┴─────┐
是否妊娠、肛周皮肤情况、←│   评估   │
耐受程度、心理状况等     └────┬─────┘
                             │             中药直肠滴入的作用及
                        ┌────┴─────┐      操作方法、局部感受、
                        │   告知   │────→ 体位及保留时间，取得
                        └────┬─────┘      患者配合，嘱患者排空
治疗盘、煎煮好的药液、       │             二便
一次性灌肠袋、水温计、 ┌────┴─────┐
纱布、一次性手套、垫   ←│ 物品准备 │
枕、中单、石蜡油、棉     └────┬─────┘
签等，必要时备便盆、         │             病室整洁、光线明亮；协
屏风。检查用物          ┌────┴──────┐     助患者取左侧卧位或俯卧，
                       │环境与患者准备│──→ 双膝屈曲；暴露臀部，注
                       └────┬──────┘     意保暖，垫中单于臀下，
核对医嘱，确定直肠滴入       │             抬高臀部10 cm左右
方法                   ┌────┴─────┐
                      ←│ 确定医嘱 │
                       └────┬─────┘      戴手套，测量药液温度39~
                             │             41 ℃，液面距离肛门不超
                        ┌────┴─────┐      过40~60 cm，润滑肛管前
                        │ 直肠滴入 │────→ 端，暴露肛门，轻轻插入
                        └────┬─────┘      20~30 cm，缓慢滴入药液，
观察并询问患者耐受情况，     │             60~80滴/min
如有便意或不适，应及时 ┌────┴─────┐
告知护士              ←│ 观察及询问 │
                       └────┬─────┘
                             │             药液滴注完毕，缓慢拔管，
                        ┌────┴─────┐      纱布清洁肛周；协助患者
                        │   整理   │────→ 取舒适卧位，整理床单位
                        └────┬─────┘
询问患者感受；告知直肠       │
滴入后相关注意事项及健 ┌────┴─────┐
康指导；保留时间、如有 ←│   告知   │
不适，及时通知护士     └────┬─────┘
                             │             用物按《医疗机构消毒技
                        ┌────┴─────┐      术规范》处理；洗手；记
                        │ 操作后处置 │──→ 录直肠滴入的时间、量、
                        └────┬─────┘      直肠滴入后排便情况，签
评价整个治疗过程、药液       │             全名
温度、局部皮肤情况、患 ┌────┴─────┐
者感受，达到预期目标   ←│   评价   │
                       └──────────┘
```

中药直肠滴入操作考核评分标准

项目	分值	技术操作要求	评分等级				评分说明
			A	B	C	D	
仪表	2	仪表端庄、戴表	2	1	0	0	一项未完成扣1分
核对	2	核对医嘱	2	1	0	0	未核对扣2分;内容不全面扣1分
评估	7	临床症状、既往史、过敏史、是否妊娠	4	3	2	1	一项未完成扣1分
		肛周皮肤情况、排便情况及患者合作程度	3	2	1	0	一项未完成扣1分
告知	4	解释作用、操作方法、局部感受,取得患者配合	4	3	2	1	一项未完成扣1分
用物准备	5	洗手,戴口罩	2	1	0	0	未洗手扣1分;未戴口罩扣1分
		备齐并检查用物	3	2	1	0	少备一项扣1分;未检查一项扣1分;最高扣3分
环境与患者准备	12	病室整洁、光线明亮	2	1	0	0	未进行环境准备扣2分;环境准备不全扣1分
		嘱患者排空二便	2	1	0	0	未嘱咐扣2分;内容不全面扣1分
		协助患者取左侧卧位或俯卧,双膝屈曲	2	1	0	0	未进行体位摆放扣2分;体位不舒适扣1分
		充分暴露肛门,注意保暖及保护隐私	3	2	1	0	未充分暴露部位扣1分;未保暖扣1分;未保护隐私扣1分
		垫中单于臀下,抬高臀部10 cm左右	3	2	1	0	未垫中单扣1分;未抬高臀部扣2分
操作过程	46	核对医嘱	2	1	0	0	未核对扣2分;内容不全面扣1分
		戴手套,测量药液温度39~41 ℃,药量不超过200 mL	6	4	2	0	未戴手套扣2分;药液温度过高或过低扣4分;药量过多或过少扣2分
		液面距肛门不超过40~60 cm,用石蜡油润滑肛管前端,排液	6	4	2	0	液面距肛门过高或过低扣2分;石蜡油未润滑至肛管前端扣2分;排液过多或空气未排净扣2分
		插肛管时,嘱患者深呼吸,使肛门松弛,插入20~30 cm,缓慢滴入药液60~80滴/min	8	6	4	2	未与患者沟通直接插入扣2分;未嘱患者深呼吸扣2分;插入深度不合适扣2分;滴注时间过快扣2分
		询问患者耐受情况,及时调节滴速,必要时终止	6	3	0	0	未询问患者耐受情况扣3分;未及时调节滴速扣3分
		药液滴完,夹紧并拔除肛管,擦干肛周皮肤,用纱布轻揉肛门	6	4	2	0	拔除肛管污染床单位扣2分;未擦干肛周皮肤扣2分;未用纱布轻揉肛门处扣2分
		协助患者取舒适体位,抬高臀部	4	2	0	0	未按病情取卧位扣2分;未抬高臀部扣2分
		告知相关注意事项:保留时间、如有不适或便意及时通知护士	4	2	0	0	未告知扣2分/项
		整理床单位,洗手,再次核对	4	3	2		未整理床单位扣2分;未洗手扣1分;未核对扣1分

项目	分值	技术操作要求	评分等级				评分说明
			A	B	C	D	
操作后处置	6	用物按《医疗机构消毒技术规范》处理	2	1	0	0	处置方法不正确扣1分/项,最高扣2分
		洗手	2	0	0	0	未洗手扣2分
		记录	2	1	0	0	未记录扣2分;记录不全扣1分
评价	6	流程合理、技术熟练、询问患者感受	6	4	2	0	一项不合格扣2分
理论提问	10	中药直肠滴入的禁忌证	5	3	0	0	回答不全面扣2分/题;未答出扣5分/题
		中药直肠滴入的注意事项	5	3	0	0	
得　分							

34　中药灌肠

一、技术简介

中药灌肠是将中药药液用灌肠器通过肛门插管,灌入直肠或结肠,能刺激肠蠕动,软化粪便,清洁肠道,并有降温、稀释肠内毒物、减少吸收的作用;此外,亦可达到供给药物、营养、水分等治疗目的。

(一)适应证

1.慢性肾功能衰竭、慢性结肠炎、慢性痢疾、慢性盆腔炎、慢性前列腺炎、盆腔包块、尿毒症、带下病、发热、腹部手术后、腹泻及便秘和肠道检查准备等。

2.肠梗阻、急性胰腺炎。

(二)禁忌证

1.肛门、直肠和结肠术后、大便失禁、妊娠妇女、急腹症及下消化道出血患者禁用。

2.严重心脑血管疾病患者禁用。

3.年老体弱、气虚、脱水者禁用。

4.对中药过敏者、经常性的皮肤过敏者禁用。

二、技术操作要求

(一)评估要点

1.患者基本情况、诊断、证型、临床表现、既往史、过敏史及是否妊娠等。

2.病室环境,温度适宜。

3.患者腹部、肛门等情况及大便的自控力。

4.患者的意识状态、心理状态、对操作的认知能力、依从性及合作程度等。

(二)操作要点

1.协助患者选择合适体位,如病变部位在直肠和乙状结肠取左侧卧位;病变在回盲部取右侧卧位。

2.药液温度39~41 ℃,可用恒温箱调至40 ℃。

3.液面距肛门不超过30 cm。

4.插入深度为15~20 cm,调节流量,缓慢滴入药液(滴入的速度视病情而定),缓慢滴入药液30~100滴/min。

5.中药灌肠药量不宜超过200 mL。

（三）注意事项

1. 保护患者隐私，冬季注意保暖。

2. 肛管插入的深度 15～20 cm，灌肠前嘱患者排空大小便。

3. 根据灌肠的目的和病变部位采取合适卧位：慢性细菌性痢疾，病变多在直肠或乙状结肠，应取左侧卧位；阿米巴痢疾病变多在回盲部，应取右侧卧位。

4. 灌肠时臀部垫软枕适当抬高。

5. 肛管插入受阻时，嘱患者进行腹式深呼吸或将肛管轻轻拔出少许，再缓缓插入，使药液顺利进入。

6. 缓慢滴入药液 30～100 滴/min，滴入的速度视病情而定，虚寒证 30～50 滴/min 为宜；实热证 50～100 滴/min 为宜。

7. 按年龄选择合适的肛管型号，中药灌肠前应将药物充分溶解摇匀，灌肠液应保留 1 h 以上，利于药物的吸收。

8. 肠道疾病以夜间睡前灌肠为宜，有利于药液的长时间保留吸收。

9. 灌肠前排便排尿，排便后休息 30～60 min，再行灌肠。

（四）操作后处置

1. 用物按《医疗机构消毒技术规范》处理。

2. 一次性器具应使用符合相关标准要求的产品，一人一用一废弃，按医疗废物处理，严禁重复使用。

3. 床单、枕巾等直接接触患者的用品应每人次更换，亦可选择使用一次性床单，一次性使用的治疗巾应一人一用一更换。

4. 每次治疗前后，医务人员须按要求做好手卫生。

5. 职业防护：医务人员应遵循标准预防的原则进行标准预防，操作中正确使用防护用品，熟知职业暴露事件处理报告流程等。

6. 记录：中药灌肠的时间、量、灌肠后排便情况。

（五）评价

1. 流程合理、技术熟练。

2. 灌肠液的温度、量、滴速是否符合要求。

3. 肛管插入深度、卧位是否合理。

4. 患者感受，是否达到预期目标。

5. 疗效评价标准见《中医护理方案》各病种护理效果评价表。

（六）技术风险点及处理措施

1. 腹痛或腹泻：轻者遵医嘱给予中药热奄包热敷下腹部，重者立即停止灌肠。

2. 肠道黏膜损伤：应立即停止灌肠，遵医嘱给予对症处理，必要时禁食，待黏膜痊愈再继续灌肠。

3. 过敏：包括皮肤过敏和胃肠道过敏，遵医嘱对症处理。

三、操作流程及考核评分标准

中药灌肠操作流程

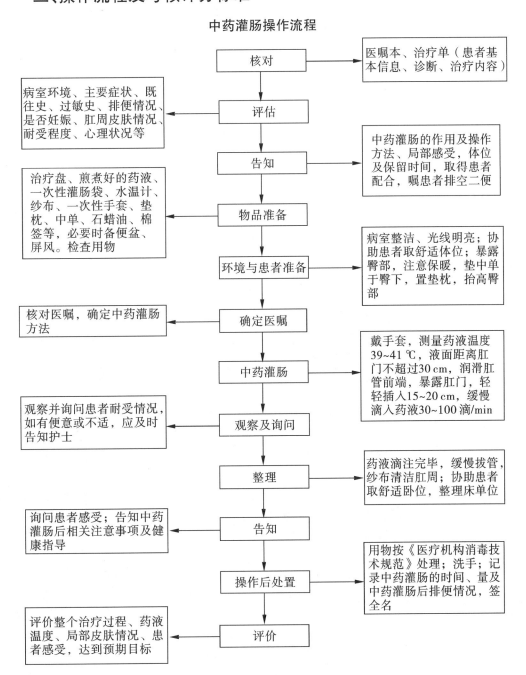

核对 → 医嘱本、治疗单（患者基本信息、诊断、治疗内容）

病室环境、主要症状、既往史、过敏史、排便情况、是否妊娠、肛周皮肤情况、耐受程度、心理状况等 ← 评估

告知 → 中药灌肠的作用及操作方法、局部感受，体位及保留时间，取得患者配合，嘱患者排空二便

治疗盘、煎煮好的药液、一次性灌肠袋、水温计、纱布、一次性手套、垫枕、中单、石蜡油、棉签等，必要时备便盆、屏风。检查用物 ← 物品准备

环境与患者准备 → 病室整洁、光线明亮；协助患者取舒适体位；暴露臀部，注意保暖，垫中单于臀下，置垫枕，抬高臀部

核对医嘱，确定中药灌肠方法 ← 确定医嘱

中药灌肠 → 戴手套，测量药液温度39~41℃，液面距离肛门不超过30 cm，润滑肛管前端，暴露肛门，轻轻插入15~20 cm，缓慢滴入药液30~100滴/min

观察并询问患者耐受情况，如有便意或不适，应及时告知护士 ← 观察及询问

整理 → 药液滴注完毕，缓慢拔管，纱布清洁肛周；协助患者取舒适卧位，整理床单位

询问患者感受；告知中药灌肠后相关注意事项及健康指导 ← 告知

操作后处置 → 用物按《医疗机构消毒技术规范》处理；洗手；记录中药灌肠的时间、量及中药灌肠后排便情况，签全名

评价整个治疗过程、药液温度、局部皮肤情况、患者感受，达到预期目标 ← 评价

中药灌肠操作考核评分标准

项目	分值	技术操作要求	A	B	C	D	评分说明
仪表	2	仪表端庄、戴表	2	1	0	0	一项未完成扣1分
核对	2	核对医嘱	2	1	0	0	未核对扣2分;内容不全面扣1分
评估	7	临床症状、既往史、过敏史、是否妊娠	4	3	2	1	一项未完成扣1分
		肛周皮肤情况、排便情况及患者合作程度	3	2	1	0	一项未完成扣1分
告知	4	解释作用、操作方法、局部感受,取得患者配合	4	3	2	1	一项未完成扣1分
用物准备	5	洗手,戴口罩	2	1	0	0	未洗手扣1分;未戴口罩扣1分
		备齐并检查用物	3	2	1	0	少备一项扣1分;未检查一项1分;最高扣3分
环境与患者准备	12	病室整洁、光线明亮	2	1	0	0	未进行环境准备扣2分;环境准备不全1分
		嘱患者排空二便	2	1	0	0	未嘱咐扣2分;内容不全面扣1分
		协助患者取合适卧位	2	1	0	0	未进行体位摆放扣2分;体位不舒适扣1分
		充分暴露肛门,注意保暖及保护隐私	3	2	1	0	未充分暴露部位扣1分;未保暖扣1分;未保护隐私扣1分
		垫中单于臀下,垫枕以抬高臀部	3	2	1	0	未垫中单扣1分;未抬高臀部扣2分
操作过程	46	核对医嘱	2	1	0	0	未核对扣2分;内容不全面扣1分
		戴手套,测量药液温度39~41 ℃,药量不超过200 mL	6	4	2	0	未戴手套扣2分;药液温度过高或过低扣2分;药量过多或过少扣2分
		液面距肛门不超过30 cm,用石蜡油润滑肛管前端,排液	6	4	2	0	液面距肛门过高或过低扣2分;石蜡油未润滑至肛管前端扣2分;排液过多或空气未排净扣2分
		插肛管时,嘱患者深呼吸,使肛门松弛,插入15~20 cm,缓慢滴入药液30~100滴/min	8	6	4	2	未与患者沟通直接插入扣2分;未嘱患者深呼吸扣2分;插入深度小于10 cm扣2分;滴注时间过快扣2分
		询问患者耐受情况,及时调节滴速,必要时终止	6	3	0	0	未询问患者耐受情况扣3分;未及时调节滴速扣3分
		药液滴完,夹紧并拔除肛管,擦干肛周皮肤,用纱布轻揉肛门	6	4	2	0	拔除肛管污染床单位扣2分;未擦干肛周皮肤扣2分;未用纱布轻揉肛门处扣2分
		协助患者取舒适体位,抬高臀部	4	2	0	0	未按病情取卧位扣2分;未抬高臀部扣2分

项目	分值	技术操作要求	评分等级 A	B	C	D	评分说明
操作过程	46	告知相关注意事项,保留时间,如有不适或便意及时通知护士	4	2	0	0	未告知扣2分/项
		整理床单位,洗手,再次核对	4	3	2	0	未整理床单位扣2分;未洗手扣1分;未核对扣1分
操作后处置	6	用物按《医疗机构消毒技术规范》处理	2	1	0	0	处置方法不正确扣1分/项,最高扣2分
		洗手	2	0	0	0	未洗手扣2分
		记录	2	1	0	0	未记录扣2分;记录不全扣1分
评价	6	流程合理、技术熟练、询问患者感受	6	4	2	0	一项不合格扣2分
理论提问	10	中药灌肠的禁忌证	5	3	0	0	回答不全面扣2分/题;未答出扣5分/题
		中药灌肠的注意事项	5	3	0	0	
得　分							

35 穴位注射

一、技术简介

穴位注射疗法,又称水针,是将适量中西药物的注射液注入穴位,通过针刺与药物对穴位的双重治疗作用,以防治疾病的方法。穴位注射具有操作简便、用药量少、适应证广、作用迅速等特点。

(一)适应证

各种急慢性疾病。凡针灸治疗的适应证大部分可采用本法。

(二)禁忌证

1. 局部皮肤有感染、瘢痕,或者有出血倾向及水肿的患者禁用。
2. 贫血、低血压、妊娠期、过饥、过饱、醉酒、过度疲劳者禁用。
3. 对注射药物过敏的患者禁用。

二、技术操作要求

(一)评估要点

1. 患者临床表现、既往史及过敏史。
2. 对疼痛的耐受程度。
3. 女性患者是否处于妊娠期、月经期。
4. 患者认知能力、目前心理状况、依从性等。
5. 取穴部位的皮肤情况。

(二)操作要点

1. 根据医嘱选穴,协助患者取舒适体位,松解衣服,冬季应注意保暖,保护隐私。
2. 根据注射部位选择注射器及针头。
3. 确定腧穴,常规皮肤消毒。注射器排尽空气后,一手拇指及中指绷紧局部皮肤,将针尖对准穴位,迅速刺入皮下,上下提插"得气"后,回抽无血,将药液注入。
4. 注射时随时观察,是否有晕针、弯针、折针及其他不良反应;询问患者有无针感及其他不适,如患者有触电感,应立即退针,改换角度再进针。
5. 注射后用无菌干棉签按压针孔片刻。

(三)注意事项

1. 严格执行三查七对及无菌操作原则,使用一次性无菌注射器,操作前检查注射器情况,每注射一个穴位更换一个针头,防止感染。

2. 注意药物性能、药理作用、剂量、有效期、配伍禁忌、不良反应和过敏反应。

3. 向患者讲解穴位注射的作用、操作方法、局部感受等,以取得患者配合。注射后局部可能有酸胀感,但一般不超过 1 d。

4. 严格遵医嘱执行注射药量,熟练掌握腧穴的定位和注射的深度。

5. 注射时避开血管丰富部位,避免将药物注入关节腔、脊髓腔和血管内,还应避开神经干,患者有触电感时针体往外退出少许后再进行注射。

6. 注射器的处理按消毒隔离规范要求执行。

7. 预防晕针、弯针、折针等情况发生。

（四）操作后处置

1. 用物按《医疗机构消毒技术规范》处理:一次性针具一人一用一废弃,放入耐刺、防渗漏的专用利器盒中,集中处置。

2. 每次治疗前后,医务人员须按相关要求做好手卫生。

3. 职业防护:医务人员应遵循标准预防原则,注意自我保护。

4. 记录:患者的一般情况和注射部位皮肤情况;注射后患者的异常情况、处理措施及效果等。

（五）评价

1. 流程合理、技术熟练、无菌操作规范。

2. 患者能否理解穴位注射的目的,并主动配合。

3. 选穴是否准确,体位安排是否合理。

4. 询问患者感受。

5. 疗效评价标准见《中医护理方案》各病种护理效果评价表。

（六）技术风险点及处理措施

1. 感染:多由于消毒不严或药液浓度较大,注于软组织较薄处,长时间不吸收所致。感染局部轻者发炎,重者化脓,甚至形成溃疡,愈合后留有瘢痕,有的发生深部脓肿,出现败血症,如关节腔内感染,可致关节强直。对于感染者应做到早期发现、早期治疗,防止化脓,如已化脓应予以外科处理。

2. 神经损伤:多由于针头较粗,刺伤神经干或因药物作用致使神经麻痹。其中以上肢正中神经、桡神经及下肢腓神经损伤者较多,颜面神经损伤以及小儿坐骨神经损伤者偶有所见。神经麻痹的治疗,常用维生素 B_1 注射液、维生素 B_{12} 注射液注射,中药内服或熏洗以及针灸、理疗、功能锻炼等。轻者经过治疗可恢复;重者经治疗后尚无好转者,则难以恢复。

3. 药物过敏:轻者局部或全身出现药疹,重者可出现过敏性休克。发生过敏反应时,应立即停止注射,应用脱敏药物进行治疗。如遇过敏性休克者需要立即抢救。

4. 血肿:多由于进针不当刺破血管或针尖尖端带钩损伤组织所致。一般注射局部出现肿胀疼痛,继则皮下瘀紫。发生血肿时,若局部小块瘀血,一般不必处理,可自行消退。若出血过多,瘀肿较大,疼痛较剧者,先冷敷止血,再热敷促进瘀血消散吸收。

三、操作流程及考核评分标准

穴位注射操作流程

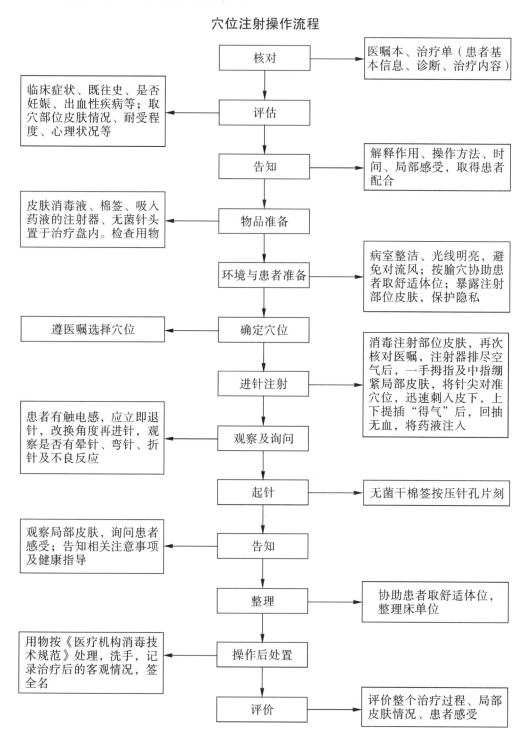

穴位注射操作考核评分标准

项目	分值	技术操作要求	评分等级 A	B	C	D	评分说明
仪表	2	仪表端庄、戴表	2	1	0	0	一项未完成扣1分
核对	2	核对医嘱	2	1	0	0	未核对扣2分;内容不全面扣1分
评估	7	临床症状、既往史、是否妊娠、出血性疾病等	4	3	2	1	一项未完成扣1分
		注射部位皮肤情况、对疼痛的耐受程度及患者合作程度	3	2	1	0	一项未完成扣1分
告知	4	解释作用、操作方法、局部感受,取得患者配合	4	3	2	0	一项未完成扣1分
用物准备	9	洗手,戴口罩	2	1	0	0	未洗手扣1分;未戴口罩扣1分
		核对医嘱,配置药液	3	2	1	0	未核对扣1分;内容不全扣1分,配药不规范扣1分
		备齐并检查用物	4	3	2	1	少备一项扣一分;未检查一项扣1分;最高扣4分
环境与患者准备	5	病室整洁、光线明亮,避免对流风	2	1	0	0	未进行环境准备扣2分;准备不全扣1分
		协助患者取舒适体位,暴露操作部位,注意保暖,保护隐私	3	2	1	0	未进行体位摆放扣2分;体位不舒适扣1分
							未充分暴露施灸部位扣1分;未保暖扣1分;未保护隐私扣1分;最高扣3分
操作过程	49	核对医嘱	2	1	0	0	未核对扣2分;内容不全面扣1分
		确定穴位,询问患者感受	4	3	2	1	动作不规范扣1分;穴位不准确扣2分;未询问患者感受扣1分
		消毒方法正确:以所取穴中心由内向外消毒,范围大于5 cm	4	2	0	0	消毒方法不正确扣2分;消毒范围不规范扣2分
		再次核对医嘱,排气	4	3	2	1	未核对扣2分;内容不全面扣1分;未排气扣2分;排气不规范扣1分
		注射手法正确	8	6	4	2	未绷紧皮肤扣2分;未对准穴位扣4分;注射方法不正确扣2分
		将针身推至一定深度,上下提插"得气",询问患者感受	6	4	2	0	手法不规范扣4分;未询问患者感受扣2分
		确认无回血后,缓慢注入药液	6	4	2	0	未抽回血扣4分;注入药液速度不规范扣2分
		注射过程应观察是否有晕针、弯针、折针等异常情况	4	2	0	0	未观察扣4分;观察不全面扣2分
		拔针后用无菌棉球按压针孔片刻	2	0	0	0	未按要求按压扣2分
		观察注射部位皮肤,询问患者是否有不适	2	1	0	0	未观察皮肤扣1分;未询问患者扣1分

项目	分值	技术操作要求	评分等级				评分说明
			A	B	C	D	
操作过程	49	告知患者注射部位 24 h 内避免着水	2	0	0	0	未告知扣 2 分
		协助患者着衣,取舒适体位,整理床单位	3	2	1	0	未协助着衣扣 1 分;体位不舒适扣 1 分;未整理床单位扣 1 分
		洗手,再次核对	2	1	0	0	未洗手扣 1 分;未核对扣 1 分
操作后处置	6	用物按《医疗机构消毒技术规范》处理	2	1	0	0	处置方法不正确扣 1 分/项,最高扣 2 分
		洗手	2	0	0	0	未洗手扣 2 分
		记录	2	1	0	0	未记录扣 2 分;记录不完全扣 1 分
评价	6	无菌观念、流程合理、技术熟练、选穴正确、询问患者感受	6	4	2	0	一项不合格扣 2 分,最高扣 6 分;穴位不正确扣 4 分
理论提问	10	穴位注射的适应证、禁忌证	5	3	0	0	回答不全面扣 2 分/题;未答出扣 5 分/题
		穴位注射的注意事项	5	3	0	0	
得　分							

36　刮痧疗法

一、技术简介

刮痧疗法是以边缘钝滑的器具,如牛角刮板、瓷匙等物,蘸上刮痧油、水或润滑剂等介质,在患者体表一定部位反复刮拭,使皮肤出现块状或片状紫红色痧斑,从而疏通腠理,使脏腑秽浊之气通达于外,促使周身气血流畅,逐邪外出,最终达到治疗和预防疾病目的的一种操作方法。

(一)适应证

本法临床应用范围较广,适用于呼吸系统、消化系统等疾病,如中暑、感冒、发热、咳嗽、咽喉肿痛、呕吐、腹痛、疳积、伤食、头痛、头昏、小腿痉挛、汗出不畅、风寒湿痹等。

(二)禁忌证

形体过于消瘦、皮肤病变处、大血管处、有出血倾向者、过度饥饱、过度疲劳、醉酒者、女性经期及孕妇腹部、腰骶部禁刮。

二、技术操作要求

(一)评估要点

1. 患者基本情况、诊断、证型、临床表现、既往史。
2. 刮痧部位皮肤情况。
3. 疼痛的耐受程度。
4. 女性患者是否处于妊娠期、月经期。
5. 患者认知能力、目前心理状况、依从性等。

(二)操作要点

1. 关闭门窗,取舒适体位,暴露刮痧部位。
2. 检查刮具边缘是否光滑,先在选定部位上涂抹刮痧油(头部刮拭无须涂油)。
3. 单一方向,由上而下,从内到外,根据不同部位及沿肌肉骨骼自然纹理走向,进行斜刮、竖刮、横刮等,告知患者局部发红或出现红色痧斑及有酸、麻、胀、痛、灼热为正常现象。
4. 根据患者耐受力及刮痧部位不同,刮具与身体保持45°角,肌肉丰厚的部位可成90°角,力度以患者能够承受为度,禁用暴力。如皮肤干涩,随时涂抹刮痧油,直至刮透。
5. 刮痧过程中随时保持与患者的沟通,询问患者有无不适,观察病情及局部皮肤颜色变化,随时调节手法及力度,发现异常情况(如晕板)及时处理。

6.刮痧后刮痧部位注意保暖,避免吹风,6 h 内禁止洗澡,两次刮痧一般间隔 5 ~ 7 d,以痧退为标准。

(三)注意事项

1.操作环境空气清新、保暖舒适,注意保护患者隐私。

2.患者体位依病情而定,一般有仰卧、俯卧、仰靠、俯靠等,以患者舒适为度。

3.操作前检查刮具边缘是否光滑,及时涂抹刮痧油保持肌肤润滑,不可干刮。

4.刮痧过程中随时观察病情,询问患者感受,发现异常,及时处理。

5.刮痧后协助患者擦净油渍,饮适量温开水,休息片刻再行外出,注意避风保暖,忌食生冷、油腻、刺激食品,保持情绪稳定。

(四)操作后处置

1.协助患者清洁皮肤部位油渍、水渍、润肤剂等,协助衣着,注意保暖。

2.刮痧服、浴巾等一人一用一更换,用后送洗消毒,每次治疗前后,医务人员须按手卫生相关要求做好手卫生。

3.按《医疗机构消毒技术规范》处理:刮具应一人一用一清洁一消毒,宜专人专用。刮具消毒方法首选由消毒供应中心集中处置。条件不具备者,流动水下清洗,必要时使用清洁剂去除油渍等附着物,然后用含有效氯 500 ~ 1000 mg/L 的溶液浸泡,浸泡时间大于 30 min。如被血液、体液污染时应及时去除污染物,再用含有效氯 2000 ~ 5000 mg/L 消毒液浸泡消毒大于 30 min,清水冲洗,干燥保存。

4.职业防护,医务人员应遵循标准预防原则。

5.记录患者的一般情况和刮痧后局部皮肤情况;刮痧过程中患者的反应及病情变化;异常情况、处理措施及效果等。

(五)评价

1.流程合理、技术熟练。

2.患者能否理解刮痧的目的,并主动配合。

3.体位安排是否合理舒适。

4.刮痧后局部皮肤出痧情况,刮拭力度是否合适,症状有无缓解。

5.患者是否安全,刮拭过程有无皮肤损伤及晕板等情况出现。

6.疗效评价标准见《中医护理方案》各病种护理效果评价表。

(六)技术风险点及处理措施

晕板:立即停止操作,取头低足高位平卧,注意保暖,轻者一般休息片刻或饮温开水后即可恢复;重者按压内关、极泉,一般情况数分钟即可恢复,严重时报告医生按晕厥处理。

三、操作流程及考核评分标准

刮痧疗法操作流程

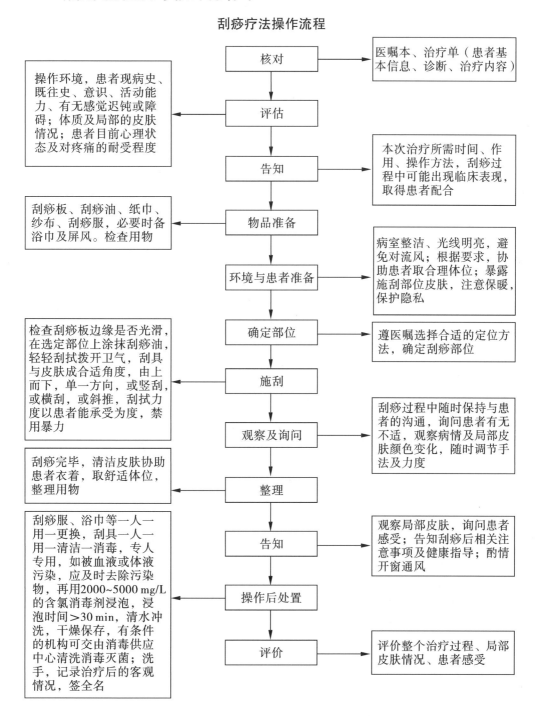

核对 → 医嘱本、治疗单（患者基本信息、诊断、治疗内容）

操作环境，患者现病史、既往史、意识、活动能力、有无感觉迟钝或障碍；体质及局部的皮肤情况；患者目前心理状态及对疼痛的耐受程度 ← 评估

告知 → 本次治疗所需时间、作用、操作方法，刮痧过程中可能出现临床表现，取得患者配合

刮痧板、刮痧油、纸巾、纱布、刮痧服，必要时备浴巾及屏风。检查用物 ← 物品准备

环境与患者准备 → 病室整洁、光线明亮，避免对流风；根据要求，协助患者取合理体位；暴露施刮部位皮肤，注意保暖，保护隐私

确定部位 → 遵医嘱选择合适的定位方法，确定刮痧部位

检查刮痧板边缘是否光滑，在选定部位上涂抹刮痧油，轻轻刮拭拨开卫气，刮具与皮肤成合适角度，由上而下，单一方向，或竖刮，或横刮，或斜推，刮拭力度以患者能承受为度，禁用暴力 ← 施刮

观察及询问 → 刮痧过程中随时保持与患者的沟通，询问患者有无不适，观察病情及局部皮肤颜色变化，随时调节手法及力度

刮痧完毕，清洁皮肤协助患者衣着，取舒适体位，整理用物 ← 整理

刮痧服、浴巾等一人一用一更换，刮具一人一用一清洁一消毒，专人专用，如被血液或体液污染，应及时去除污染物，再用2000~5000 mg/L的含氯消毒剂浸泡，浸泡时间＞30 min，清水冲洗，干燥保存，有条件的机构可交由消毒供应中心清洗消毒灭菌；洗手，记录治疗后的客观情况，签全名 ← 操作后处置

告知 → 观察局部皮肤，询问患者感受；告知刮痧后相关注意事项及健康指导；酌情开窗通风

评价 → 评价整个治疗过程、局部皮肤情况、患者感受

刮痧疗法操作考核评分标准

项目	分值	技术操作要求	A	B	C	D	评分说明
仪表	2	仪表端庄、戴表	2	1	0	0	一项未完成扣1分
核对	2	核对医嘱	2	1	0	0	未核对扣2分;内容不全面扣1分
评估	10	临床症状、既往史、是否妊娠或月经期、出血性疾病、刮痧部位皮肤情况	6	3	2	1	一项未完成扣1分
		心理状态、对疼痛耐受程度	4	2	1	0	一项未完成扣2分
告知	3	解释作用、操作方法、局部感受,取得患者配合	3	2	1	0	一项未完成扣1分
用物准备	5	洗手,戴口罩	2	1	0	0	未洗手扣1分;未戴口罩扣1分
		备齐并检查用物	3	2	1	0	少备一项扣1分;未检查一项1分,最高扣3分
环境与患者准备	6	病室整洁、光线明亮,避免对流风	2	1	0	0	未进行环境准备扣2分;准备不全扣1分
		根据刮痧要求协助患者取舒适体位	2	1	0	0	未进行体位摆放扣2分;体位不舒适扣1分
		暴露刮痧部位皮肤,注意保暖,保护隐私	2	2	1	0	未充分暴露刮痧部位扣1分;未保暖扣1分;未保护隐私扣1分
操作过程	50	核对医嘱	2	1	0	0	未核对扣2分;内容不全面扣1分
		确定刮痧部位	4	2	0	0	未确定部位扣4分;穴位不准确扣2分
		检查刮具边缘是否光滑,涂抹刮痧油,拨开卫气	4	2	0	0	未检查扣2分/穴位;未涂油扣2分,最高扣4分
		根据刮拭部位,刮具与皮肤成合适角度,由上而下、单一方向,或竖刮,或横刮,或斜推,刮拭时采用徐而和手法,禁用暴力	12	8	4	0	角度错误扣4分;方向方式不符合要求扣4分;手法生硬,力度过大扣4分
		如皮肤干涩及时涂抹适量刮痧油,刮至皮肤出现点、片、块状痧斑或潮红,力求刮透,不可强求出痧	8	4	0	0	未及时涂抹刮痧油扣2分;涂油太多扣1分;皮肤未出现点、片、块状痧斑或潮红扣2分,未刮透扣3分
		观察施刮部位皮肤,询问患者感受,以患者感受调整刮痧手法及力度	4	3	2	1	未观察皮肤扣1分;未询问患者感受扣1分;未及时调整手法力度扣2分
		刮痧后清洁刮痧部位皮肤,协助患者衣着	2	1	0	0	未清洁皮肤扣1分;未协助患者衣着扣1分
		协助患者取舒适体位,整理用物	4	2	0	0	未安置体位扣2分;未整理用物扣2分
		观察患者刮痧部位皮肤,询问患者感受	4	2	0	0	未观察皮肤扣2分;未询问患者感受扣2分

项目	分值	技术操作要求	评分等级				评分说明
			A	B	C	D	
操作过程	50	告知相关注意事项,酌情开窗通风	4	3	2	1	注意事项未告知扣2分;未酌情开窗扣2分
		洗手,再次核对	2	1	0	0	未洗手扣1分;未核对扣1分
操作后处置	6	用物按《医疗机构消毒技术规范》处理	2	1	0	0	处置方法不正确扣1分/项,最高扣2分
		洗手	2	0	0	0	未洗手扣2分
		记录	2	1	0	0	未记录扣2分;记录不完全扣1分
评价	6	流程合理、技术熟练、局部皮肤无损伤、询问患者感受	6	4	2	0	一项不合格扣2分,最高扣6分;出现损伤扣6分
理论提问	10	刮痧的禁忌证	5	3	0	0	回答不全面扣2分/题;未答出扣5分/题
		刮痧后的注意事项	5	3	0	0	
得　分							

37 虎符铜砭刮痧

一、技术简介

虎符铜砭刮痧是以中医基础理论为指导,运用特制的虎符铜砭,加以"徐而和"的刮痧手法,蘸取一定介质,以人体十二皮部为治病平台,通过刮摩使皮肤出现块状或片状红色斑点,甚至黑色"出痧"变化,从而达到疏通腠理,使脏腑秽浊之气通达于外,促使周身气血流畅,逐邪外出,最终达到治疗和预防疾病的目的。

(一)适应证

1. 痛证:头痛、腰痛、坐骨神经痛、胃痛等。
2. 心脑病证:眩晕、心悸、失眠、颤病、郁病、面瘫、中风等。
3. 肺系病证:感冒、咳嗽、哮喘、肺胀等。
4. 肝胆脾胃病证:黄疸、鼓胀、痞满、呕吐、呃逆、便秘、泄泻等。
5. 肾膀胱病证:水肿、淋证、癃闭等。
6. 气血津液病证:肥胖病、消渴、瘿病等。
7. 妇科病证:月经不调、痛经、闭经、经前期综合征、绝经前后诸证、崩漏、盆腔炎症、不孕症、子宫脱垂等。
8. 儿科病症:小儿惊风、发热、感冒、咳嗽、积滞、小儿亚健康等。
9. 五官皮肤病证:牙痛、目赤肿痛、咽喉肿痛、麦粒肿、近视、黄斑变性、耳鸣、耳聋、鼻渊、风疹、湿疹等。

(二)禁忌证

1. 急性传染性疾病、急性高热、急性骨髓炎、结核性关节炎、急性腹痛、传染性皮肤病禁刮。
2. 年老体弱、久病虚弱、形体过于消瘦、严重心脑血管疾病、肝肾功能不全、全身浮肿的患者禁刮。
3. 大血管处、女性经期及孕妇腹部、腰骶部禁刮。
4. 骨折部位、乳头、阴部禁刮,石门穴是绝育穴有生殖需要的患者禁刮。
5. 有出血倾向者,如严重贫血、白血病、再生障碍性贫血、血小板减少慎用本法。
6. 过度饥饱、过度疲劳、醉酒者禁刮。

二、技术操作要求

(一)评估要点

1.患者基本情况、诊断、证型、临床表现、凝血机制、既往史(如严重的心肺疾患)等。

2.刮痧部位皮肤情况。

3.疼痛的耐受程度。

4.女性患者是否处于妊娠期、月经期。

5.患者认知能力、心理状况、依从性等。

(二)操作要点

1.检查铜砭边缘是否光滑,先在选定部位上涂抹刮痧油(头部刮拭无须涂油)。

2.刮痧时,持虎符铜砭单一方向,由上而下,从内到外,根据不同部位及沿肌肉骨骼自然纹理走向,进行斜刮、竖刮、横刮等。

3.根据患者耐受力及刮痧部位不同,虎符铜砭与身体保持45°的角度,肌肉丰厚的部位可成90°,采取徐而和的方式,力度以患者能够承受为度,禁用暴力。如皮肤干涩,随时涂抹刮痧油,直至刮透。

4.刮痧过程中随时保持与患者的沟通,询问患者有无不适,观察病情及局部皮肤颜色变化,随时调节手法及力度,发现异常情况(如晕板)及时处理。

(三)注意事项

1.操作环境空气清新、保暖舒适,注意保护患者隐私。

2.操作前检查铜砭边缘是否光滑,告知患者局部发红或出现红色痧斑及有酸、麻、胀、痛、灼热,为正常现象。

3.患者采取舒适坐位,进入安静放松状态,并根据刮拭部位的不同随时更换高低适中的刮痧凳。

4.操作者安静放松,做到沉肩坠肘,用力要均匀,勿损伤皮肤。

5.刮拭部位较多时,在遵循首开四穴开阳脉的前提下,先上后下、先头项部、背部、上肢,后胸腹部和下肢;有心肺疾患的患者先刮拭肺经、心包经、心经稳定上焦。

6.长期便秘的患者,慎刮少腹部,防止浊气上逆,引起晕板。

7.刮痧过程中随时观察病情,询问患者感受,发现晕板,立即处理。

8.刮痧后嘱患者保持情绪稳定,饮食宜清淡,全背刮痧要辟谷24 h,可饮温开水或红糖水,糖尿病患者不可饮糖水,癌症患者不必辟谷。

9.刮痧部位注意保暖,避免吹风,6 h内禁止洗澡,两次刮痧一般间隔5～7 d,以痧退为标准。

10.治疗结束后,饮适量温开水,休息片刻再行外出,注意避风保暖。

11.刮痧后常见的退病反应:腹泻、发热、皮肤瘙痒等,操作者需提前告知。

（四）操作后处置

1.协助患者清洁皮肤部位油渍、水渍、润肤剂等,协助衣着,注意保暖。

2.刮痧服、浴巾等一人一用一更换,用后送洗消毒,每次治疗前后,医务人员须按手卫生相关要求做好手卫生。

3.按《医疗机构消毒技术规范》处理:刮具应一人一用一清洁一消毒,宜专人专用。刮具消毒方法首选由消毒供应中心集中处置。条件不具备者,流动水下清洗,必要时使用清洁剂去除油渍等附着物,然后用含有效氯 500～1000 mg/L 的溶液浸泡,浸泡时间大于 30 min。如被血液、体液污染时应及时去除污染物,再用含有效氯 2000～5000 mg/L 消毒液浸泡消毒大于 30 min,清水冲洗,干燥保存。

4.职业防护:医务人员应遵循标准预防原则。

5.记录:患者的一般情况和刮痧后局部皮肤情况;刮痧过程中患者的反应及病情变化;异常情况、处理措施及效果等。

（五）评价

1.流程合理、技术熟练。

2.患者能否理解虎符铜砭刮痧的目的,并主动配合。

3.刮痧方案制定的是否合理,体位安排是否合理舒适。

4.刮痧后局部皮肤出痧情况,刮拭力度是否合适,症状有无缓解。

5.患者是否安全,刮拭过程有无皮肤损伤及晕板等情况出现。

6.疗效评价标准见《中医护理方案》各病种护理效果评价表。

（六）技术风险点及处理措施

晕板:立即停止操作,取头低足高位平卧,注意保暖,轻者一般休息片刻或饮温开水后即可恢复;重者按压内关、极泉,一般情况数分钟即可恢复,严重时报告医生按晕厥处理。

三、操作流程及考核评分标准

虎符铜砭刮痧操作流程

核对 → 医嘱本、治疗单（患者基本信息、诊断、治疗内容）

操作环境，患者现病史、既往史、意识、活动能力、有无感觉迟钝或障碍；体质及局部的皮肤情况；患者目前心理状态及对疼痛的耐受程度 ← 评估

告知 → 本次治疗所需时间、作用、简介操作方法，刮痧过程中可能出现临床表现，取得患者合作

虎符铜砭、刮痧油、纸巾、纱布、刮痧服，必要时备浴巾及屏风等。检查用物 ← 物品准备

环境与患者准备 → 病室整洁、光线明亮，避免对流风；协助患者取舒适坐位；暴露施刮部位皮肤，注意保暖，保护隐私

遵医嘱选择合适的定位方法，确定刮痧部位 ← 确定部位

施刮 → 检查铜砭边缘是否光滑，在选定部位上涂抹刮痧油，拨开卫气，铜砭与皮肤成合适角度，由上而下，单一方向，或竖刮，或横刮，或斜推，刮拭时采用徐而和手法，禁用暴力

刮痧过程中随时保持与患者的沟通，询问患者有无不适，观察病情及局部皮肤颜色变化，随时调节手法及力度 ← 观察及询问

整理 → 刮痧完毕，清洁皮肤，协助患者衣着，取舒适位，整理用物

观察局部皮肤，询问患者感受；告知刮痧后相关注意事项及健康指导；酌情开窗通风 ← 告知

操作后处置 → 刮痧服、浴巾等一人一用一更换，铜砭一人一用一清洁一消毒，专人专用，如被血液或体液污染，应及时去除污染物，再用2000~5000 mg/L的含氯消毒剂浸泡，浸泡时间>30 min，清水冲洗，干燥保存，有条件的机构可交由消毒供应中心清洗消毒灭菌。洗手，记录治疗后的客观情况，签全名

评价整个治疗过程、局部皮肤情况、患者感受 ← 评价

虎符铜砭刮痧操作考核评分标准

项目	分值	技术操作要求	A	B	C	D	评分说明
仪表	2	仪表端庄、戴表	2	1	0	0	一项未完成扣1分
核对	2	核对医嘱	2	1	0	0	未核对扣2分;内容不全面扣1分
评估	8	临床症状、既往史、是否妊娠或月经期、出血性疾病、刮痧部位皮肤情况	8	3	2	1	一项未完成扣1分
		心理状态、对疼痛耐受程度	4	2	1	0	一项未完成扣2分
告知	3	解释作用、操作方法、局部感受,取得患者配合	3	2	1	0	一项未完成扣1分
用物准备	5	洗手,戴口罩	2	1	0	0	未洗手扣1分;未戴口罩扣1分
		备齐并检查用物	3	2	1	0	少备一项扣1分;未检查一项1分,最高扣3分
环境与患者准备	6	病室整洁、光线明亮、避免对流风	2	1	0	0	未进行环境准备扣2分;准备不全扣1分
		协助患者取舒适坐位	2	1	0	0	未进行体位摆放扣2分;体位不舒适扣1分
		暴露刮痧部位皮肤,注意保暖,保护隐私	2	2	1	0	未充分暴露刮痧部位扣1分;未保暖扣1分;未保护隐私扣1分
操作过程	52	核对医嘱	2	1	0	0	未核对扣2分;内容不全面扣1分
		确定刮痧部位	4	2	0	0	未确定部位扣4分;穴位不准确扣2分
		检查铜砭边缘是否光滑,涂抹刮痧油,拨开卫气	4	2	0	0	未检查扣2分/穴位,未涂油扣2分,最高扣4分
		根据刮拭部位,铜砭与皮肤成合适角度,由上而下、单一方向、或竖刮、或横刮、或斜推,刮拭时采用徐而和手法,禁用暴力	12	8	4	0	角度错误扣4分;方向方式不符合要求扣4分,手法生硬、力度过大扣4分
		如皮肤干湿及时涂抹适量刮痧油,刮至皮肤出现点、片、块状痧斑或潮红,力求刮透,不可强求出痧	8	4	0	0	未及时涂抹刮痧油扣2分;涂油太多扣1分;皮肤未出现点、片、块状痧斑或潮红扣2分,未刮透扣3分
		观察施刮部位皮肤,询问患者感受,以患者感受调整刮痧手法及力度	4	3	2	1	未观察皮肤扣1分;未询问患者感受扣1分;未及时调整手法力度扣2分
		刮痧后清洁刮痧部位皮肤,协助患者衣着	4	3	2	1	未清洁皮肤扣2分;未协助患者衣着扣2分
		协助患者取舒适位,整理用物	4	2	0	0	未安置体位扣2分;未整理用物扣2分
		观察患者刮痧部位皮肤,询问患者感受	4	2	0	0	未观察皮肤扣2分;未询问患者感受扣2分

项目	分值	技术操作要求	评分等级				评分说明
			A	B	C	D	
操作过程	52	告知相关注意事项,酌情开窗通风	4	3	2	1	注意事项未告知扣2分;未酌情开窗扣2分
		洗手,再次核对	2	1	0	0	未洗手扣1分;未核对扣1分
操作后处置	6	用物按《医疗机构消毒技术规范》处理	2	1	0	0	处置方法不正确扣1分/项,最高扣2分
		洗手	2	0	0	0	未洗手扣2分
		记录	2	1	0	0	未记录扣2分;记录不完全扣1分
评价	6	流程合理、技术熟练、局部皮肤无损伤、询问患者感受	6	4	2	0	一项不合格扣2分,最高扣6分;出现损伤扣6分
理论提问	10	刮痧的禁忌证	5	3	0	0	回答不全面扣2分/题;未答出扣5分/题
		刮痧后的注意事项	5	3	0	0	
得 分							

38　耳部全息铜砭刮痧

一、技术简介

耳部全息铜砭刮痧是在耳部全息理论和李氏虎符铜砭刮痧的基础上,使用与人体达到很好共振频率的黄铜制作的刮痧板作用于耳部相应穴位,用"徐而和"的手法在耳部进行刮痧,通过调动人体的气血,引邪出表,发挥舒筋通络、活血化瘀、排除毒素等作用,从而达到预防和治疗疾病的目的。

(一)适应证

1. 疼痛性疾病:如头痛、颈肩腰痛、风湿痹痛等。
2. 呼吸系统疾病:如咳嗽、咽喉炎等。
3. 消化系统疾病:如腹痛、疳积、伤食、呕吐等。
4. 内分泌系统疾病:如单纯性甲状腺肿、甲状腺功能亢进、绝经期综合征等。
5. 妇科疾病:如月经不调、痛经等。
6. 其他疾病:如痤疮、感冒、发热、耳鸣、头昏等。

(二)禁忌证

1. 孕妇及习惯性流产者慎刮。
2. 耳部皮肤有炎症、冻伤或溃烂者禁用。
3. 有出血倾向、饱食后、饥饿等禁用。

二、技术操作要求

(一)评估要点

1. 患者当前意识、临床症状、既往史。
2. 女性是否处于妊娠期。
3. 耳部皮肤情况。
4. 患者身心状况、依从性等。

(二)操作要点

1. 先在局部涂抹介质循环按摩,打开耳部小周天及大周天,促进全身气血运行。
2. 自下而上、由外到内的方向对耳部的前面和背面进行基础刮痧。刮耳部前面具体顺序:耳垂→耳轮→耳舟→对耳轮→耳甲腔→耳甲艇→三角窝;刮耳部背面具体顺序:耳垂背面→耳轮尾背面→耳轮背面→对耳轮后沟→对耳屏后沟→耳甲腔后隆起→耳轮脚后沟→耳甲艇后隆起→对耳轮下脚后沟→三角窝后隆起→耳后至胸锁乳突肌。

3.根据患者具体情况辨证施术,选择重点部位刮拭。

4.耳部按摩。

（三）注意事项

1.操作前检查铜砭边缘是否光滑。

2.刮痧过程中如果出现皮肤破溃,消毒处理后尽量保持干燥。

3.耳部全息铜砭刮痧后 4 h 内不宜沾水,避免吹风。

4.刮痧频次根据患者具体情况而定。

5.施术过程中,如出现晕板现象,可让被刮者平躺,头部垫高,点按内关穴或极泉穴即可缓解。

（四）操作后处置

1.按《医疗机构消毒技术规范》处理:刮具应一人一用一清洁一消毒,宜专人专用。刮具消毒方法首选由消毒供应中心集中处置。条件不具备者,流动水下清洗,必要时使用清洁剂去除油渍等附着物,然后用含有效氯 500～1000 mg/L 的溶液浸泡,浸泡时间大于 30 min。如被血液、体液污染时应及时去除污染物,再用含有效氯 2000～5000 mg/L 消毒液浸泡消毒大于 30 min,清水冲洗,干燥保存。

2.床单、枕巾等直接接触患者的用品应每人次更换,亦可选择使用一次性床单。

3.一次性使用的治疗巾应一人一用一更换,每次治疗前后,医务人员须按相关要求做好手卫生。

4.记录:患者的一般情况和耳部局部皮肤情况;患者的反应及病情变化;疗效评价;签名。

（五）评价

1.流程合理、技术熟练。

2.患者能否理解耳部全息铜砭刮痧的目的,并主动配合。

3.体位安排是否合理舒适。

4.患者症状是否缓解。

5.患者是否安全,有无不良反应发生。

6.疗效评价标准见《中医护理方案》各病种护理效果评价表。

（六）技术风险点及处理措施

1.皮肤破溃:刮痧过程中如果出现皮肤破溃,给予碘伏消毒处理,尽量保持干燥。

2.晕板:立即停止操作,让被刮者平躺,头部垫高,点按内关穴或极泉穴即可缓解。严重时报告医生按晕厥处理。

三、操作流程及考核评分标准

耳部全息铜砭刮痧操作流程

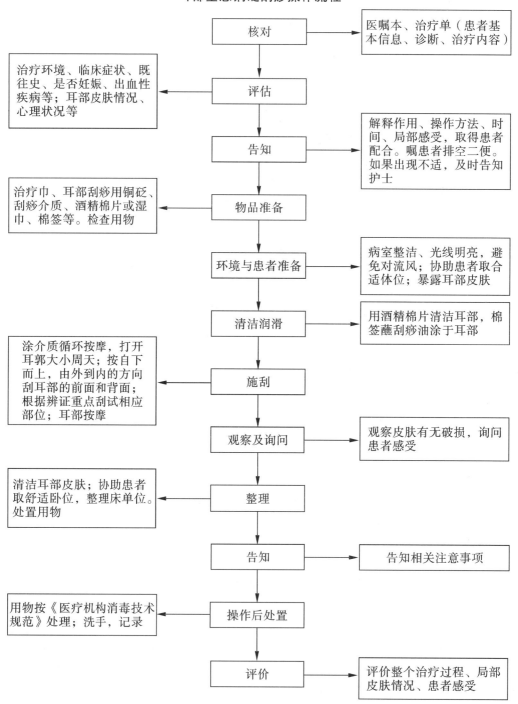

核对 → 医嘱本、治疗单（患者基本信息、诊断、治疗内容）

治疗环境、临床症状、既往史、是否妊娠、出血性疾病等；耳部皮肤情况、心理状况等 ← 评估

告知 → 解释作用、操作方法、时间、局部感受，取得患者配合。嘱患者排空二便。如果出现不适，及时告知护士

治疗巾、耳部刮痧用铜砭、刮痧介质、酒精棉片或湿巾、棉签等。检查用物 ← 物品准备

环境与患者准备 → 病室整洁、光线明亮，避免对流风；协助患者取合适体位；暴露耳部皮肤

清洁润滑 → 用酒精棉片清洁耳部，棉签蘸刮痧油涂于耳部

涂介质循环按摩，打开耳郭大小周天；按自下而上、由外到内的方向刮耳部的前面和背面；根据辨证重点刮试相应部位；耳部按摩 ← 施刮

观察及询问 → 观察皮肤有无破损，询问患者感受

清洁耳部皮肤；协助患者取舒适卧位，整理床单位。处置用物 ← 整理

告知 → 告知相关注意事项

用物按《医疗机构消毒技术规范》处理；洗手，记录 ← 操作后处置

评价 → 评价整个治疗过程、局部皮肤情况、患者感受

耳部全息铜砭刮痧操作考核评分标准

项目	分值	技术操作要求	评分等级				评分说明
			A	B	C	D	
仪表	2	仪表端庄、戴表	2	1	0	0	一项未完成扣1分
核对	2	核对医嘱	2	1	0	0	未核对扣2分;内容不全面扣1分
评估	7	临床症状、既往史、是否妊娠、出血性疾病等	4	3	2	1	一项未完成扣1分
		耳部皮肤情况、心理状况	3	2	1	0	一项未完成扣1分
告知	3	解释作用、操作方法、局部感受,取得患者配合	3	2	1	0	一项未完成扣1分
用物准备	5	洗手,戴口罩	2	1	0	0	未洗手扣1分;未戴口罩扣1分
		备齐并检查用物	3	2	1	0	少备一项扣1分;未检查一项扣1分,最高扣3分
环境与患者准备	7	病室整洁、光线明亮,避免对流风	2	1	0	0	未进行环境准备扣2分;准备不全扣1分
		协助患者取合适体位	2	1	0	0	未进行体位摆放扣2分;体位不合适扣1分
		暴露耳部皮肤	3	2	1	0	未充分暴露耳部皮肤扣3分
操作过程	52	核对医嘱	2	1	0	0	未核对扣2分;内容不全面扣1分
		清洁耳部,涂润滑介质	4	2	0	0	未清洁扣2分;未涂润滑介质扣2分
		按摩耳郭,打开耳部大小周天	6	4	2	0	未按摩扣4分;按摩顺序不对扣2分
		自下而上,由外到内的方向刮耳部的前面和背面	12	8	4	0	顺序不对扣1分/处,最高扣8分;刮痧力量不均衡扣4分
		根据辨证重点刮试相应部位	8	4	0	0	未辨证扣4分,刮试部位与辨证穴位不符扣4分
		耳部按摩	4	2	0	0	未耳部按摩扣4分,按摩不到位扣2分
		观察耳部皮肤,询问患者感受	4	2	0	0	未观察皮肤扣2分;未询问患者感受扣2分
		清洁耳部皮肤	2	0	0	0	未清洁扣2分
		协助患者取舒适体位,整理床单位	4	2	0	0	未安置体位扣2分;未整理床单位扣2分
		告知相关注意事项	4	3	2	1	注意事项内容少一项扣1分
		洗手,再次核对	2	1	0	0	未洗手扣1分;未核对扣1分
操作后处置	6	用物按《医疗机构消毒技术规范》处理	2	1	0	0	处置方法不正确扣1分/项,最高扣2分
		洗手	2	0	0	0	未洗手扣2分
		记录	2	1	0	0	未记录扣2分;记录不完全扣1分

项目	分值	技术操作要求	评分等级				评分说明
			A	B	C	D	
评价	6	流程合理、技术熟练、局部皮肤无损伤、询问患者感受	6	4	2	0	一项不合格扣2分,最高扣6分
理论提问	10	耳部全息铜砭刮痧技术的操作要点	5	3	0	0	回答不全面扣2分/题;未答出扣5分/题
		耳部全息铜砭刮痧技术的注意事项	5	3	0	0	
得　分							

39 全息刮痧

一、技术简介

全息刮痧是在中医经络理论和生物全息理论的指导下,对头、手、足、面部、耳部、脊椎等局部器官的不同区域进行刮拭刺激来达到治疗和保健目的,又可以通过在刮拭过程中所发现的敏感点和出痧形态,察知内脏健康损害的部位和程度。这种集诊断、治疗、保健、美容于一体的外治疗法叫中医全息刮痧法。

(一)适应证

1. 本法临床应用范围较广。

(1)呼吸系统疾病,如咳嗽、急慢性支气管炎、哮喘、咽喉肿痛等。

(2)消化系统疾病,如腹泻、便秘、食欲缺乏等。

(3)各种神经痛、急慢性扭伤、感受风寒湿邪、劳损导致的颈肩腰腿痛,落枕等。

(4)心悸、高血压、高血脂、痛风眩晕、中风后遗症、糖尿病、失眠、多梦等血管神经失调及代谢性疾病。

(5)痛经、闭经、月经不调、乳腺增生等病症。

(6)中暑、感冒发热、头痛、牙痛、鼻炎、视力减退、痔疮等病症。

2. 美容、美体:适用于黑眼圈、眼袋、皱纹、皮肤干燥、毛孔粗大、肌肤松懈、痤疮、黄褐斑等损美性疾病和养颜美容、减肥、瘦身、美体。

3. 防病保健:益智健脑、强身健体,改善亚健康、病后恢复,延缓衰老。

(二)禁忌证

1. 有出血倾向的疾病,如白血病、血小板减少症、严重贫血、过敏性紫癜等,在疾病恢复期慎刮,血小板低于 $50×10^9$/L 禁刮;长期服用抗凝剂者慎刮。

2. 严重心脑血管病急性期、肝肾功能不全、全身水肿者禁刮。

3. 新发生的骨折患部,韧带、肌腱急性损伤部位禁刮。

4. 原因不明的肿块及恶性肿瘤部位禁刮。恶性肿瘤术后瘢痕处禁刮。

5. 妇女月经期、妊娠期下腹部、腰骶部禁刮。

6. 感染性皮肤病,皮肤破溃、渗液处,严重下肢静脉曲张局部禁刮。

7. 过度饥饱、过度疲劳、醉酒者、大汗后暂缓刮痧。

二、技术操作要求

(一)评估要点

1. 患者基本情况、诊断、证型、临床表现、既往史。
2. 在头、手、足、面部、耳部、脊椎等局部确定全息刮痧部位。
3. 查看所确定的全息胚部位皮肤情况。
4. 疼痛的耐受程度及心理状况。
5. 女性患者是否处于妊娠期、月经期。
6. 患者认知能力、目前心理状况、依从性等。

(二)操作要点

1. 关闭门窗,取舒适体位,暴露所选全息刮痧部位。
2. 检查刮具边缘是否光滑,先在选定全息部位上涂抹刮痧油(头部刮拭无须涂油)。
3. 单一方向,由上而下,从内到外,在所选的全息部位,根据体质、病情及患者对疼痛的耐受度,采用舒适减痛三级刮痧术,结合全息刮痧的七要素,灵活选择平刮痧、揉刮法、推刮法、摩刮法等手法进行刮拭。告知患者局部发红或出现红色痧斑及有酸、麻、胀、痛、灼热,为正常现象。
4. 根据患者耐受力及采取不同的刮痧法。刮板与皮肤呈现不同点角度,摩刮法 0°,平刮法、揉刮法、软坚散结法小于 15°,推刮法小于 45°,疼痛敏感的部位,最好小于 15°。刮板的按压力大小,可以从 3 分力开始,逐渐过渡到 5 分、7 分力。在逐层加力的同时,可综合使用推、揉、摩等手法,力度以患者能够承受为度,禁用暴力。如皮肤干涩,随时涂抹刮痧油,直至刮透。
5. 刮痧过程中随时保持与患者的沟通,询问患者有无不适,观察病情及局部皮肤颜色变化,随时调节手法及力度,发现异常情况(如晕板)及时处理。
6. 刮痧后刮痧部位注意保暖,避免吹风,3 h 内禁止洗澡,两次刮痧一般间隔 5~7 d,也可根据被刮拭者的体质、刮痧后的恢复情况灵活掌握,以同一部位局部皮肤痧像完全消退,疲劳和触痛感消失为准。痧的消退一般需要 5~7 d,快者 2~3 d,慢者需要 2 周左右。

(三)注意事项

1. 操作环境空气清新、保暖舒适,注意保护患者隐私。
2. 患者体位依病情及所选取的全息部位而定,一般有坐位、仰卧位、侧卧位、俯卧位等,以患者舒适为度。
3. 操作前检查刮具边缘是否光滑,及时涂抹刮痧油保持肌肤润滑,不可干刮。
4. 根据体质和部位选择适当的刮拭手法,但是每次刮痧均应从补法开始,逐渐向平补平泻过渡。每次刮痧不超过 30 min,体弱者应缩短时间。每次刮痧只治疗一种病症,如需刮痧部位较多,可分次交替选择全息穴区、经络穴区刮拭。

5. 刮痧治疗不要过分追求出痧,防止过度刮拭,消耗正气,损伤组织。

6. 刮痧过程注意保暖,忌食生冷、油腻、刺激食品,保持情绪稳定。

7. 刮痧过程中随时观察病情,询问患者感受,发现异常,及时处理。

8. 刮痧后协助患者擦净油渍,饮适量温开水,休息片刻再行外出,注意避风保暖。

（四）操作后处置

1. 协助患者清洁皮肤部位油渍、水渍、润肤剂等,协助衣着,注意保暖。

2. 刮痧服、浴巾等一人一用一更换,用后送洗消毒,每次治疗前后,医务人员须按手卫生相关要求做好手卫生。

3. 按《医疗机构消毒技术规范》处理:刮具应一人一用一清洁一消毒,宜专人专用。刮具消毒方法首选由消毒供应中心集中处置。条件不具备者,流动水下清洗,必要时使用清洁剂去除油渍等附着物,然后用含有效氯 500～1000 mg/L 的溶液浸泡,浸泡时间大于 30 min。如被血液、体液污染时应及时去除污染物,再用含有效氯 2000～5000 mg/L 消毒液浸泡消毒大于 30 min,清水冲洗,干燥保存。

4. 职业防护,医务人员应遵循标准预防原则。

5. 记录患者的一般情况和刮痧后全息部位皮肤情况;刮痧过程中患者的反应及病情变化;异常情况、处理措施及效果等。

（五）评价

1. 流程合理、技术熟练。

2. 患者能否理解全息刮痧的目的,并主动配合。

3. 体位安排是否合理舒适。

4. 刮痧后全息部位皮肤出痧情况,刮拭力度是否合适,症状有无缓解。

5. 患者是否安全,刮拭过程有无皮肤损伤及晕板等情况出现。

6. 疗效评价标准见《中医护理方案》各病种护理效果评价表。

（六）技术风险点及处理措施

晕刮:晕刮是在刮痧治疗过程中出现的晕厥现象,发生晕刮时,轻者精神疲倦、头晕目眩、面色苍白、恶心欲吐、出冷汗、心慌、四肢发凉,重者血压下降,出现短时间晕厥。

处理方法:立即停止操作,轻者一般休息片刻或饮温开水后即可恢复;重者立即用刮痧板角部点按人中穴,对百会、涌泉穴施以泻刮法会即刻好转。好转后,继续刮内关、足三里。严重时报告医生按晕厥处理。

三、操作流程及考核评分标准

全息刮痧操作流程

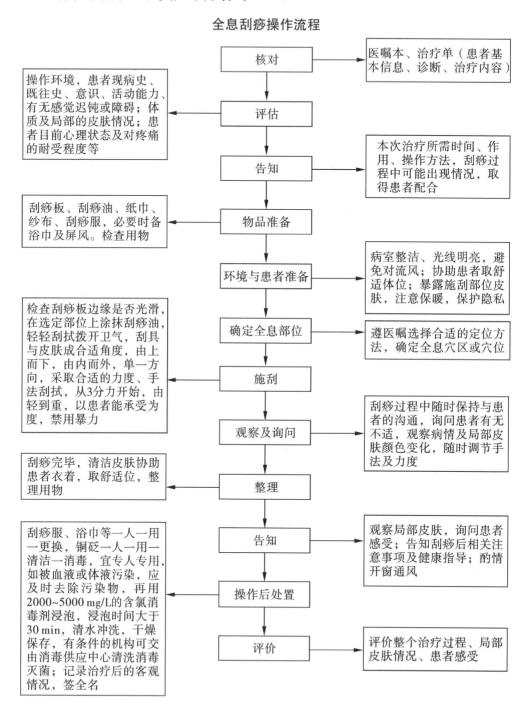

核对 → 医嘱本、治疗单（患者基本信息、诊断、治疗内容）

操作环境，患者现病史、既往史、意识、活动能力、有无感觉迟钝或障碍；体质及局部的皮肤情况；患者目前心理状态及对疼痛的耐受程度等 ← 评估

告知 → 本次治疗所需时间、作用、操作方法，刮痧过程中可能出现情况，取得患者配合

刮痧板、刮痧油、纸巾、纱布、刮痧服，必要时备浴巾及屏风。检查用物 ← 物品准备

环境与患者准备 → 病室整洁、光线明亮，避免对流风；协助患者取舒适体位；暴露施刮部位皮肤，注意保暖，保护隐私

检查刮痧板边缘是否光滑，在选定部位上涂抹刮痧油，轻轻刮拭拨开卫气，刮具与皮肤成合适角度，由上而下，由内而外，单一方向，采取合适的力度、手法刮拭，从3分力开始，由轻到重，以患者能承受为度，禁用暴力 ← 施刮

确定全息部位 → 遵医嘱选择合适的定位方法，确定全息穴区或穴位

观察及询问 → 刮痧过程中随时保持与患者的沟通，询问患者有无不适，观察病情及局部皮肤颜色变化，随时调节手法及力度

刮痧完毕，清洁皮肤协助患者衣着，取舒适位，整理用物 ← 整理

告知 → 观察局部皮肤，询问患者感受；告知刮痧后相关注意事项及健康指导；酌情开窗通风

刮痧服、浴巾等一人一用一更换，铜砭一人一用一清洁一消毒，宜专人专用，如被血液或体液污染，应及时去除污染物，再用2000~5000 mg/L的含氯消毒剂浸泡，浸泡时间大于30 min，清水冲洗，干燥保存，有条件的机构可交由消毒供应中心清洗消毒灭菌；记录治疗后的客观情况，签全名 ← 操作后处置

评价 → 评价整个治疗过程、局部皮肤情况、患者感受

全息刮痧操作考核评分标准

项目	分值	技术操作要求	评分等级				评分说明
			A	B	C	D	
仪表	2	仪表端庄、戴表	2	1	0	0	一项未完成扣1分
核对	2	核对医嘱	2	1	0	0	未核对扣2分;内容不全面扣1分
评估	10	临床症状、既往史、是否妊娠或月经期、出血性疾病、全息刮痧部位皮肤情况	6	3	2	1	一项未完成扣1分
		心理状态、对疼痛耐受程度	4	2	1	0	一项未完成扣2分
告知	3	解释作用、操作方法、局部感受,取得患者配合	3	2	1	0	一项未完成扣1分
用物准备	5	洗手,戴口罩	2	1	0	0	未洗手扣1分;未戴口罩扣1分
		备齐并检查用物	3	2	1	0	少备一项扣1分;未检查一项扣1分,最高扣3分
环境与患者准备	6	关闭门窗,病室整洁,光线明亮,避免对流风	2	1	0	0	未进行环境准备扣2分;准备不全扣1分
		协助患者取舒适体位	2	1	0	0	未进行体位摆放扣2分;体位不舒适扣1分
		暴露全息刮痧部位皮肤,注意保暖,保护隐私	2	2	1	0	未充分暴露全息刮痧部位扣1分;未保暖扣1分;未保护隐私扣1分
操作过程	50	核对医嘱	2	1	0	0	未核对扣2分;内容不全面扣1分
		确定全息刮痧部位	4	2	0	0	未确定全息部位扣4分;全息经络、穴位不准确扣2分
		检查刮具边缘是否光滑,涂抹刮痧油,拨开卫气	4	2	0	0	未检查扣2分/穴位,未涂油扣2分,最高扣4分
		刮具与皮肤成合适角度,由上而下,由内而外,单一方向,采取合适的力度、手法刮拭,从3分力开始,由轻到重,以患者能承受为度,禁用暴力	12	8	4	0	角度错误扣4分;方向方式不符合要求扣4分,手法生硬,力度过大扣4分
		如皮肤干涩及时涂抹适量刮痧油,刮至全息部位皮肤出现点、片、块状痧斑或潮红,力求刮透,不可强求出痧	8	4	0	0	未及时涂抹刮痧油扣2分;涂油太多扣1分;全息刮痧部位未出现点、片、块状痧斑或潮红扣2分,未刮透扣3分
		观察全息施刮部位皮肤,询问患者感受,以患者感受调整刮痧手法及力度	4	3	2	1	未观察皮肤扣1分;未询问患者感受扣1分;未及时调整手法力度扣2分
		刮痧后清洁全息刮痧部位皮肤,协助患者衣着	2	1	0	0	未清洁全息刮痧部位皮肤扣1分;未协助患者衣着扣1分
		协助患者取舒适位,整理用物	4	2	0	0	未安置体位扣2分;未整理用物扣2分
		观察患者全息胚刮痧部位皮肤,询问患者感受	4	2	0	0	未观察全息刮痧部位皮肤扣2分;未询问患者感受扣2分

项目	分值	技术操作要求	评分等级				评分说明
			A	B	C	D	
操作过程	50	告知相关注意事项,酌情开窗通风	4	3	2	1	注意事项未告知扣2分;未酌情开窗扣2分
		洗手,再次核对	2	1	0	0	未洗手扣1分;未核对扣1分
操作后处置	6	用物按《医疗机构消毒技术规范》处理	2	1	0	0	处置方法不正确扣1分/项,最高扣2分
		洗手	2	0	0	0	未洗手扣2分
		记录	2	1	0	0	未记录扣2分;记录不完全扣1分
评价	6	流程合理、技术熟练、局部皮肤无损伤、询问患者感受	6	4	2	0	一项不合格扣2分,最高扣6分;出现损伤扣6分
理论提问	10	全息刮痧的禁忌证	5	3	0	0	回答不全面扣2分/题;未答出扣5分/题
		全息刮痧后的注意事项	5	3	0	0	
得 分							

40 吹药法

一、技术简介

将药粉均匀地吹到患处的方法称吹药法。具有清热解毒、消肿止痛、祛腐收敛的作用。若吹于外耳道内或鼓膜上,称吹耳疗法,主治耳部疾病;若吹于鼻腔,称吹鼻疗法,可治头面部及五官科疾病;若吹入喉部,称吹喉疗法,主治咽喉部疾患。

(一)适应证

1.耳部疾病:根据病情不同,主要起到清热解毒、燥湿排脓、消肿止痛、敛疮止痒的治疗效果,主要针对急性化脓性中耳炎、慢性化脓性中耳炎、鼓膜炎、分泌性中耳炎、耳部湿疹、耳道疖肿、外耳道炎、外耳道肉芽肿、霉菌性中耳炎、耳道瘙痒、耳带状疱疹、耳痛、耳胀(咽鼓管功能不良)、耳鸣等。

2.咽部疾病:主要起到清热解毒、消肿止痛、祛腐生新的治疗效果。主要针对急慢性咽炎、急性扁桃体炎、口腔溃疡等。

3.鼻部疾病:主要起到通窍排脓、活血化瘀、理气止痛、消炎止血的治疗效果。主要针对急慢性鼻炎、急慢性鼻窦炎、小儿腺样体肥大、鼾症、鼻源性头痛、鼻出血等。

(二)禁忌证

1.无自制能力的人,如神志不清者、婴幼儿等禁用。

2.鼓膜穿孔或对药物成分过敏者禁用。

3.化脓性中耳炎耳内脓液较多者禁用,应待引流通畅,脓液减少后方可应用。

二、技术操作要求

(一)评估要点

1.患者基本情况、诊断、证型、临床表现、过敏史、吹药史等。

2.吹药部位的皮肤黏膜情况。

3.吹药的环境。

4.患者认知能力、目前心理状况、依从性等。

(二)操作要点

1.吹口腔、咽喉。

(1)嘱患者洗漱口腔或用棉球将痰涎揩拭干净。

(2)患者端坐在靠背椅上,头向后仰。

(3)嘱患者张口,查清病变部位。

（4）左手拿压舌板压住舌根,右手持喷药器挑取适量药物,迅速均匀喷入患处。

（5）清洁和整理用物。

2.吹耳、鼻:清洗、拭净耳道或鼻腔,观察病变部位,用喷药器将药粉吹入耳内或鼻腔内。

（三）注意事项

1.吹药宜轻缓,药粉需均匀撒布于整个病变部位,不使凝结成块,以免影响药力的平均发挥和产生不适的感觉。每次用量不宜多,吹入药粉薄薄一层即可。

2.吹药要求研到极细,才容易溶解渗透而发挥功效。如果粗糙不细,非但不能被局部吸收,反而会因异物障碍,引起恶心,甚至疼痛加剧。

3.吹咽喉时嘱患者暂时屏气,以免引起呛咳或吸入气管。

4.吹药后痰涎较多时可以吐出,小量可以咽下无妨。

5.口腔、咽喉吹药半小时内不要进食、饮水和吞咽,以加强药物作用。

6.吹耳前,先将外耳道用生理盐水或3%双氧水洗净。揩干,然后再吹药。

7.第二次吹耳治疗前必须取出原有药粉,防止药末堆积堵塞外耳道。鼓膜穿孔小、脓液多者忌用本法,因粉剂可堵塞穿孔,妨碍引流,甚者引起危及生命的并发症。

8.吹鼻时,每次吹药前应拭净鼻腔,吹药时令患者口含水或吹时暂时屏气,以防药物误入气道,引起呛咳、喷嚏。若吹鼻后鼻部感到严重不适,则需停止应用。

9.耳鼻有痛痒异物感时不能抓搔,避免损伤组织。

10.消肿的药物除吹布于患处外,可广布于患处周围,以防病变的蔓延。消疮祛腐的药物则不宜过多散于健康的部位,以免伤及正常肌肉组织。

（四）操作后处置

1.用物按《医疗机构消毒技术规范》处理。

2.每次治疗前后,医务人员须按相关要求做好手卫生。

3.职业防护:咽部吹粉后患者易呛咳,实施者应戴防护面罩。

4.记录:患者的一般情况和吹药后局部药粉分布情况;吹药时患者的反应;异常情况及处理措施等。

（五）评价

1.流程合理、技术熟练。

2.患者能否理解吹药法的目的,并主动配合。

3.吹药部位是否准确,体位安排是否合理舒适。

4.疗效评价标准见《中医护理方案》各病种护理效果评价表。

（六）技术风险点及处理措施

1.呛咳:咽部吹粉治疗时,用力过大易引起患者呛咳,操作时动作要轻柔,吹粉量不宜过多。

2.药物过敏:表现为吹粉后局部皮肤红肿、瘙痒、水肿,继之全身出现斑疹或风团,严重者可伴心慌、胸闷、气短。若患者出现不适症状,应及时清除药粉,对症处理。

三、操作流程及考核评分标准

吹药法操作流程

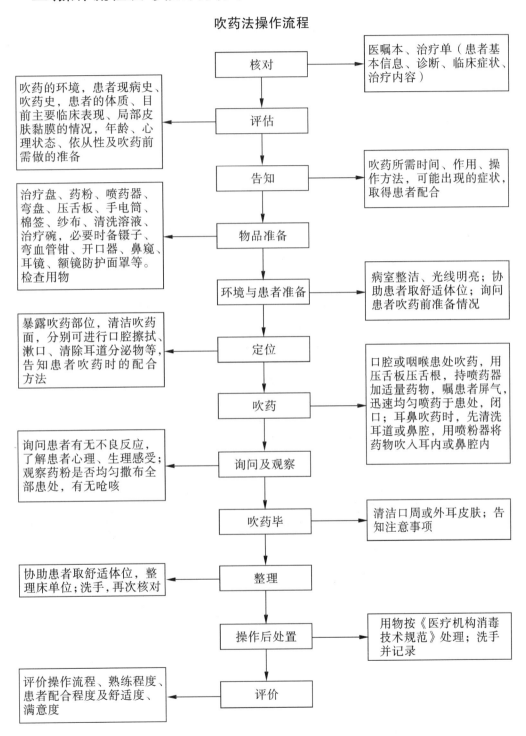

吹药法操作考核评分标准

项目	分值	技术操作要求	A	B	C	D	评分说明
仪表	2	仪表端庄、戴表	2	1	0	0	一项未完成扣1分
核对	2	核对医嘱	2	1	0	0	未核对扣2分;内容不全面扣1分
评估	7	吹药的环境,患者现病史、吹药史、患者的体质、目前主要临床表现	4	3	2	1	一项未完成扣1分
		局部皮肤黏膜的情况、年龄、心理状态、依从性及吹药前需做的准备	3	2	1	0	一项未完成扣1分
告知	4	吹药所需时间、作用、操作方法,可能出现的症状,取得患者配合	4	3	2	1	一项未完成扣1分
用物准备	6	洗手,戴口罩,必要时戴防护面罩	2	1	0	0	未洗手扣1分;未戴口罩扣1分
		备齐并检查用物	4	3	2	1	少备一项扣1分;未检查一项扣1分,最高扣4分
环境与患者准备	7	病室整洁、光线明亮	2	1	0	0	未进行环境准备扣2分;环境准备不全扣1分
		协助患者取舒适体位	2	1	0	0	未进行体位摆放扣2分;体位不舒适扣1分
		询问患者吹药前准备情况	3	0	0	0	未询问扣3分
操作过程	50	核对医嘱	2	1	0	0	未核对扣2分;内容不全面扣1分
		暴露吹药部位,清洁吹药面,分别可进行口腔擦拭、漱口、清除耳道分泌物等,告知患者吹药时的配合方法	7	4	3	1	未清洁扣3分;清洁不彻底扣1分;未告知配合方法扣3分
		口腔或咽喉患处吹药,用压舌板压舌根,持喷粉器加适量药物,嘱患者屏气,迅速均匀喷药于患处,闭口;耳鼻吹药时,先清洗耳道或鼻腔,用喷粉器将药物吹入耳内或鼻腔内	12	6	0	0	部位不准确扣6分;用力过大扣6分
		询问患者有无不适反应,了解患者心理、生理感受,观察药粉是否均匀撒布全部患处,有无呛咳	16	12	8	4	未询问患者感受扣4分;药粉未均匀撒布于整个病变部位扣4分;药物过厚或过薄扣4分;患者出现呛咳扣4分
		吹药毕,清洁口周或外耳皮肤	4	2	0	0	未清洁周围皮肤扣4分;清洁不彻底扣2分
		告知注意事项,如嘱口腔、咽喉吹药者,30 min内禁水、食等	3	2	1	0	未告知扣3分;告知不全面扣1分
		协助患者取舒适体位,整理床单位	4	2	0	0	未安置体位扣2分;未整理床单位扣2分
		洗手,再次核对	2	1	0	0	未洗手扣1分;未核对扣1分

项目	分值	技术操作要求	评分等级				评分说明
			A	B	C	D	
操作后处置	6	用物按《医疗机构消毒技术规范》处理	2	1	0	0	处置方法不正确扣1分/项,最高扣2分
		洗手	2	0	0	0	未洗手扣2分
		记录	2	1	0	0	未记录扣2分;记录不完全扣1分
评价	6	吹药部位是否准确、操作是否熟练,吹药前局部准备及吹药方法是否正确;体位是否合理、满意度,是否达到预期目标	6	4	2	0	一项不合格扣2分,最高扣6分
理论提问	10	吹药法的适应证	5	3	0	0	回答不全面扣2分/题;未答出扣5分/题
		吹药法的注意事项	5	3	0	0	
得 分							

41 小儿推拿疗法

一、技术简介

小儿推拿是在中医整体观念的基础上,以阴阳五行、脏腑经络等学说为理论指导,运用各种手法刺激穴位,使经络通畅、气血流通,以达到调整阴阳、恢复脏腑功能、治病保健目的的一种方法。

(一)适应证

1. 健脾调中:脾胃虚弱所致的伤乳食、消化不良、脾虚泻、疳积、脱肛、隐疹不透等。
2. 补益肺气:肺气郁闭或肺失宣降所致的伤风感冒、肺风痰喘、急慢性支气管炎、百日咳、便秘等。
3. 解热镇惊:外感、食积、阴虚、惊恐所致的发热、惊风、夜啼、弄舌、口舌生疮等。
4. 补肾益脑:肾气不足、肝肾阴亏所致的先天不足、遗尿、咳喘、肾亏骨软等。
5. 防病保健:可以激发人体正气、增强抗病能力、防病保健的作用,如小儿助长、增强体质等。

(二)禁忌证

1. 局部皮肤发生烧伤、烫伤、擦伤、裂伤及皮肤疮疡者,禁止推拿。
2. 患有出血性疾病,如血小板减少性紫癜、白血病、血友病等禁止推拿。
3. 各种恶性肿瘤、外伤、骨折、脱骱等禁止推拿。
4. 某些急性感染性疾病,如蜂窝组织炎、骨结核、骨髓炎、丹毒等禁止推拿。
5. 某种急性传染病,如急性肝炎、肺结核等禁止推拿。
6. 严重心脏病、肝病患者及精神病患儿禁止推拿。

二、技术操作要求

(一)评估要点

1. 患儿临床症状、诊断、证型、既往史、过敏史等。
2. 患儿体质及穴位皮肤情况。
3. 患儿及家长接受度和配合度、当前心理状态等。

(二)操作要点

1. 蘸取介质,根据患儿病情及辨证选择准确穴位,正确运用推、拿、揉、运、捣主要手法。推拿用力适中、动作轻柔。

(1)推法:用拇指桡侧缘或示、中指螺纹面,在穴位上作直线推动,用于线型穴位。推法中又分补、清、清补3种。补法:由指尖向指根推(向心性为补);清法(泻法):由指根向指尖推(离心性为清);清补法(平补平泻):由指尖至指根来回推之。

(2)拿法:用拇、示两指同时相对用力,拿按某一穴位,一松一紧,反复增减用力,为强刺激手法,用于点型穴位。

(3)揉法:用拇指或示、中指螺纹面按在穴位上,左右旋转揉动,左揉主升,右揉主降,用于点型穴位。

(4)运法:用拇指或示、中指两指并拢的螺纹面,由此往彼在穴位上作弧形或环形推动,用于面型穴位。

(5)捣法:示、中指屈曲,用屈指关节背面捣(打)在穴位上,用于点型穴位。

2.捏脊:拇、示两指蘸取介质,操作者用双手拇指螺纹面顶住皮肤,示、中两指前按,三指同时用力提拿肌肤,双手交替捻动沿脊柱直线向前推行,一般由长强穴推至大椎穴。在捏脊时,每捏3~5遍后,当捏至第5遍时,每捏3次,将肌肤向上提拉一次,最后按揉相应背俞穴。

3.推拿过程中,要询问患儿有无不适,注意观察患儿的局部反应,了解患儿心理、生理感受,随时调整力度。

(三)注意事项

1.操作者应态度和蔼,细心耐心,取穴准确,手法熟练,操作认真。

2.操作手法轻重适宜,用力均匀,对易引起患儿恐惧和哭闹的强刺激性手法,应最后操作,如提捏大椎等。

3.操作前洗手,修短指甲。在严寒季节,操作者双手不可过凉,以免使患儿产生惊惧,造成操作时的困难。

4.患儿的姿势,坐卧舒适自然。无论男女,推拿均以左手各部穴位为主。

5.室内应空气流通,安静整洁,室温适宜,不可过凉过热。推拿后注意避风,建议6 h后再洗澡,避免复受外邪,加重病情。

6.推拿时患儿皮肤需要大面积暴露,注意保暖,保护隐私。

7.小儿皮肤娇嫩推拿前应涂抹合适介质,减少摩擦力,防止皮肤发生破损。

8.推拿时间适中,根据患儿病情、年龄酌情增减,灵活掌握。

(四)操作后处置

1.用物按《医疗机构消毒技术规范》处理。

2.使用一次性中单、枕巾等,患儿使用后应及时更换。

3.每次治疗前后,医务人员须按相关要求做好手卫生。

4.职业防护:医务人员应遵循标准预防原则。

5.记录:患者的一般情况和推拿局部皮肤情况;推拿时患儿的反应及病情变化,异常情况、处理措施及效果等。

（五）评价

1. 流程合理、技术熟练。

2. 患儿家长能否理解推拿的目的，并主动配合。

3. 推拿选穴是否准确，手法是否熟练，体位安排是否合理舒适。

4. 患儿是否感觉舒适，症状有无缓解。

5. 推拿选择介质是否合适，患儿皮肤有无破损。

6. 疗效评价标准见《中医护理方案》儿科疾病护理效果评价表。

（六）技术风险点及处理措施

1. 破皮现象：在使用推拿手法时，因操作不当有时可导致受术者皮肤破损。处理：停止在皮肤受损处操作，用碘伏棉签对皮肤受损处进行消毒，用无菌纱布覆盖，防止感染。向家属说明情况，并告知处理方案。

2. 皮下出血现象：若局部皮肤出现青紫现象，可能是由于推拿手法太重或患者有易出血的疾患。处理：出现皮下出血，应立即停止推拿，向家属解释目前情况，并告知家长皮下出血在 2~3 d 后可自行逐渐消散。

三、操作流程及考核评分标准

小儿推拿操作流程

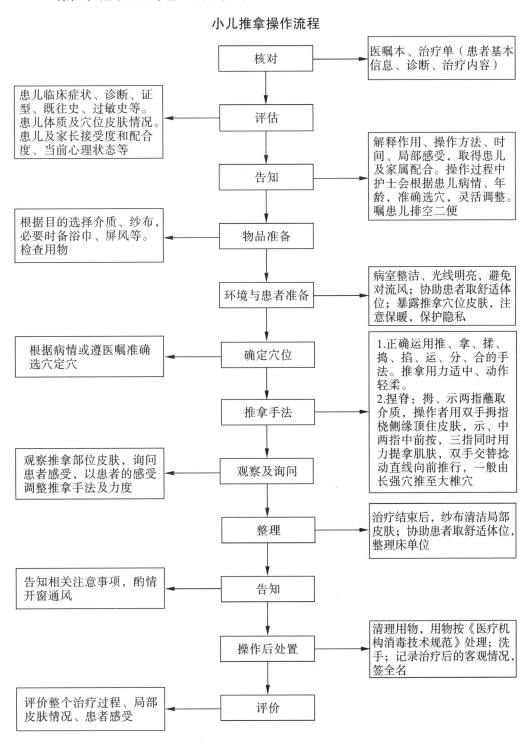

核对 → 医嘱本、治疗单（患者基本信息、诊断、治疗内容）

评估 ← 患儿临床症状、诊断、证型、既往史、过敏史等。患儿体质及穴位皮肤情况。患儿及家长接受度和配合度、当前心理状态等

告知 → 解释作用、操作方法、时间、局部感受，取得患儿及家属配合。操作过程中护士会根据患儿病情、年龄，准确选穴，灵活调整。嘱患儿排空二便

物品准备 ← 根据目的选择介质、纱布，必要时备浴巾、屏风等。检查用物

环境与患者准备 → 病室整洁、光线明亮，避免对流风；协助患者取舒适体位；暴露推拿穴位皮肤，注意保暖，保护隐私

确定穴位 ← 根据病情或遵医嘱准确选穴定穴

推拿手法 → 1.正确运用推、拿、揉、捣、掐、运、分、合的手法。推拿用力适中、动作轻柔。 2.捏脊：拇、示两指蘸取介质，操作者用双手拇指桡侧缘顶住皮肤，示、中两指中前按，三指同时用力提拿肌肤，双手交替捻动直线向前推行，一般由长强穴推至大椎穴

观察及询问 ← 观察推拿部位皮肤，询问患者感受，以患者的感受调整推拿手法及力度

整理 → 治疗结束后，纱布清洁局部皮肤；协助患者取舒适体位，整理床单位

告知 ← 告知相关注意事项，酌情开窗通风

操作后处置 → 清理用物，用物按《医疗机构消毒技术规范》处理；洗手；记录治疗后的客观情况，签全名

评价 ← 评价整个治疗过程、局部皮肤情况、患者感受

小儿推拿操作考核评分标准

项目	分值	技术操作要求	评分等级 A	B	C	D	评分说明
仪表	2	仪表端庄、戴表	2	1	0	0	一项未完成扣1分
核对	2	核对医嘱	2	1	0	0	未核对扣2分;内容不全面扣1分
评估	6	临床症状、诊断、证型、既往史、过敏史等	4	3	2	1	一项未完成扣1分
		体质及穴位皮肤情况。患儿及家长接受度和配合度、当前心理状态等	2	1	0	0	一项未完成扣1分
告知	8	解释作用、操作方法、局部感受,取得患者配合	4	3	2	1	一项未完成扣1分
		推拿时及推拿后局部可能出现酸痛的感觉,护士会根据患儿病情、年龄,准确选穴,灵活调整	2	1	0	0	一项未完成扣1分
		操作前嘱其排空二便,注意局部保暖	2	1	0	0	一项未完成扣1分
用物准备	4	洗手、戴口罩	2	1	0	0	未洗手扣1分;未戴口罩扣1分
		根据目的选择介质、纱布,必要时备浴巾、屏风等,检查用物	2	1	0	0	少备一项扣1分;未检查一项扣1分;最高扣3分
环境与患者准备	6	病室整洁、光线明亮、避免对流风	2	1	0	0	未进行环境准备扣2分;准备不全扣1分
		操作者修剪指甲,避免损伤患儿皮肤	2	0	0	0	未修剪指甲扣2分
		协助患者取舒适体位,暴露推拿部位皮肤,注意保暖,保护隐私	2	1	0	0	体位不舒适扣1分;暴露不充分扣1分;未保护隐私扣1分;最高扣2分
操作过程	50	核对医嘱	2	1	0	0	未核对扣2分;内容不全面扣1分
		根据病情或遵医嘱准确定穴	10	8	6	4	动作生硬扣4分;穴位不准确扣2分/每穴;最高扣10分
		1. 正确运用推、拿、揉、捣、掐、运、分、合的手法	10	5	0	0	手法不正确扣5分/每种;最高扣10分
		2. 捏脊:拇、示两指蘸取介质,操作者用双手拇指桡侧缘顶住皮肤,示、中两指中前按,三指同时用力提拿肌肤,双手交替捻动直线向前推行,一般由长强穴推至大椎穴。在捏脊时每捏3~5遍后,当第5遍时,每捏3次,将肌肤向上提拉一次,最后按揉相应背俞穴	8	5	2	0	手法不正确扣5分;未提拉扣2分;未按揉俞穴扣2分;最高扣8分
		推拿用力适中、动作轻柔;时间符合要求	8	5	0	0	力度不均匀扣5分;时间不符合要求扣5分;最高扣8分
		观察推拿部位皮肤,询问患儿感受,以患者的感受调整推拿手法及力度	3	2	1	0	未观察皮肤扣2分;未询问患者感受扣1分;未及时调整手法及力度扣1分/每穴;最高扣6分

项目	分值	技术操作要求	评分等级				评分说明
			A	B	C	D	
操作过程	50	治疗结束后,纱布清洁局部皮肤	2	1	0	0	未清洁扣1分
		协助患者取舒适体位,整理床单位	3	1	0	0	未安置体位扣1分;未整理床单位扣1分;最高扣3分
		告知相关注意事项,酌情开窗通风	2	1	0	0	注意事项内容少一项扣1分;未酌情开窗扣1分
		洗手,再次核对	2	1	0	0	未洗手扣1分;未核对扣1分
操作后处置	6	用物按《医疗机构消毒技术规范》处理	2	1	0	0	处置方法不正确扣1分/项;最高扣2分
		洗手	2	0	0	0	未洗手扣2分
		记录	2	1	0	0	未记录扣2分;记录不完全扣1分
评价	6	流程合理、技术熟练、局部皮肤无损伤、询问患者感受	6	4	2	0	一项不合格扣2分;最高扣6分
理论提问	10	小儿推拿的常用手法	5	3	0	0	回答不全面扣2分/题;未答出扣5分/题
		小儿推拿的注意事项	5	3	0	0	
得　分							

42 捏脊疗法

一、技术简介

捏脊疗法是以中医的阴阳、气血、经络学说作为理论指导,并以中医的辨证施治为原则,是通过在脊柱部由下而上且连续地夹起肌肤,边捏边向前推进,起于骶尾部终于项枕部来达到防病治病目的的一种推拿手法。

(一)适应证

1. 消化系统:小儿厌食症、小儿腹泻或泄泻、小儿疳积、消化不良、小儿营养不良、小儿脾虚证、肠胃功能失调、呕吐、脾胃病、气虚证、便秘、肠易激综合征、慢性肠炎、胃脘痛、小儿肠梗阻、慢性胃炎等。

2. 免疫系统:如体质虚弱、预防疾病、增强免疫力、脾虚易感、消除疲劳等。

3. 泌尿生殖系统:如月经不调、小儿遗尿、发育迟缓等。

4. 神经系统:如自主神经功能紊乱、脑性瘫痪、神经衰弱、失眠、腰背痛、多汗等。

5. 呼吸系统:如支气管哮喘、感冒、反复呼吸道感染、外感发热、慢性支气管炎等。

6. 其他:小儿夜啼不宁、小儿顽疾等。

(二)禁忌证

1. 背部有破损、水肿、红肿、炎症感染、开放性创伤者禁用,可加重损伤。

2. 紫癜、出血性疾病者禁用,手法可引起局部出血。

3. 严重心脏病者、高热惊厥者、严重肾脏病者禁用,以防发生意外。

4. 有椎体肿瘤、结核、骨折、严重的骨质疏松症者禁用,可使肿瘤转移,骨质破坏。

5. 急腹症需手术者及孕期妇女不宜捏脊,可加重病情或引起流产。

6. 精神异常与操作者不能配合治疗者禁用。

二、技术操作要求

(一)评估要点

1. 患者基本情况、诊断、证型、临床表现、既往史、过敏史等。

2. 捏脊部位的皮肤情况。

3. 对疼痛的耐受程度。

4. 女性患者是否处于妊娠期、月经期。

5. 患者认知能力、目前心理状况、依从性等。

（二）操作要点

1. 操作部位:沿脊柱两侧从骶尾部(长强穴)至颈部(大椎)。

2. 拇指前位捏脊法(两指捏法):患者取俯卧位,暴露整个背部,术者双手半握空拳状,腕关节略背伸以示指、中指、无名指和小指的第二指节背侧置于脊柱两侧,拇指伸直前按置于尾骶部,示指在后面,用拇指的螺纹和示指第二指节的桡侧缘将皮肤捏起,并进行提捻然后向前推行移动,在向前移动捏脊的过程中,两手拇指要交替前按同时其余四指第二指节背侧紧贴背部皮肤,示指第二指节桡侧缘推动皮肤前行,两者相互配合,自下至上交替向前捏提捻动,操作3~5遍。

3. 拇指后位捏脊法(三指捏法):患者取俯卧位,暴露整个背部,术者两手拇指伸直,两指端分置于脊柱两侧,指面朝向患者头侧,两手示、中指前按置于尾骶部,腕关节微曲,以两手拇指与示指,中指螺纹面将皮肤捏起,并轻轻捏捻,然后两手拇指前推,而示指、中指侧交替前按,两者相互配合,自下至上交替向前捏提捻动,操作3~5遍。

4. 捏三提一法:每向前推捏3下向上提拿1下,从第1遍开始或从第2遍开始到结束。

5. 选穴和配穴:选穴从长强穴至大椎及与其相平的膀胱经第一侧线的穴位。配穴腹泻重提脾俞、胃俞;记忆力下降重提肾俞;失眠重提心俞、厥阴俞;情志致病重提肝俞、胆俞等。

（三）注意事项

1. 术者治疗前要注意自身卫生,洗手修剪指甲,不要戴戒指一类的装饰物,以免擦伤患者皮肤,尤其是儿童患者皮肤娇嫩,更易受伤。

2. 注意操作尽量向上提拉皮肤,术者拇指和示、中指对捏皮下组织,根据年龄和患者的反应情况,尽量采用最大的刺激强度。

3. 捏脊时要用指面着力,不能以指端着力挤捏,更不能将皮肤拧转,或用指甲掐压肌肤,否则容易产生疼痛。

4. 捏脊时皮肤厚薄松紧要适中,捏的皮肤太厚过紧,患者感到疼痛而且不易向前推进,捏的皮肤太慢太松,皮肤易从手中滑脱,捏不起来,容易影响疗效。

5. 捏脊手法要轻灵柔巧,稍有力度,切忌沉滞僵硬;呈直线,不得斜曲;并注意患者保暖。

6. 施术时当注意观察患者全身情况,若见恶心呕吐、面色苍白,甚则大汗淋漓者当立即停止操作。

7. 疗程:5 d 为1个疗程。急性病:每日1次,连续5 d,1~3个疗程;慢性病:每周2~3次,1~3个疗程。

（四）操作后处置

1. 用物按《医疗机构消毒技术规范》处理。

2. 床单、枕巾等直接接触患者的用品应每人次更换,亦可选择使用一次性床单。一次性使用的治疗巾应一人一用一更换。每次治疗前后,医务人员须按相关要求做好手卫生。

3.记录:患者的一般情况和捏脊局部皮肤情况;治疗时患者的反应及病情变化;异常情况、处理措施及效果等。

(五)评价

1.流程合理、技术熟练。

2.患者能否理解捏脊的目的,并主动配合。

3.捏脊部位是否准确,体位安排是否合理舒适。

4.捏脊后局部皮肤是否潮红;患者是否觉得舒适,症状缓解。

5.患者是否安全,有无晕厥、破皮或出血。

6.疗效评价标准见《中医护理方案》各病种护理效果评价表。

(六)技术风险点及处理措施

1.晕厥:在捏脊过程中若出现晕厥现象,主要原因可能是患者精神紧张,体质虚弱,或过度疲劳,饥饱过度,或者是患者皮肤过于敏感造成。在治疗过程中若出现头晕,恶心,面色苍白,四肢冷汗出,心慌气促,甚至晕厥时,要立即停止操作,迅速将患者平卧,掐人中、十宣等穴,口服温糖水,一般可很快恢复。

2.破皮或出血,小儿皮肤娇嫩,易于抓破,成人皮肤若捏拿过度,也可以造成皮损或皮下出血,出现皮肤青紫、瘀点等现象,若皮肤抓破可局部消毒,外贴创可贴,愈后再继续治疗。

三、操作流程及考核评分标准

捏脊疗法操作流程

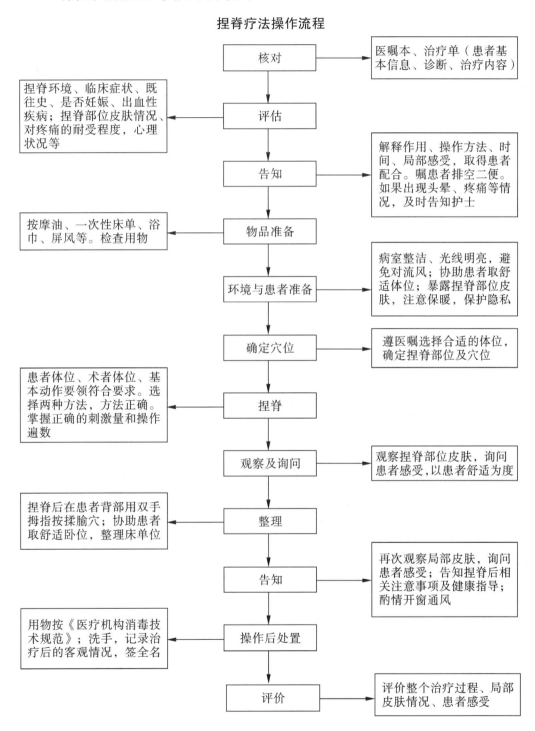

核对 → 医嘱本、治疗单（患者基本信息、诊断、治疗内容）

捏脊环境、临床症状、既往史、是否妊娠、出血性疾病；捏脊部位皮肤情况、对疼痛的耐受程度，心理状况等 ← 评估

告知 → 解释作用、操作方法、时间、局部感受，取得患者配合。嘱患者排空二便。如果出现头晕、疼痛等情况，及时告知护士

按摩油、一次性床单、浴巾、屏风等。检查用物 ← 物品准备

环境与患者准备 → 病室整洁、光线明亮，避免对流风；协助患者取舒适体位；暴露捏脊部位皮肤，注意保暖，保护隐私

确定穴位 → 遵医嘱选择合适的体位，确定捏脊部位及穴位

患者体位、术者体位、基本动作要领符合要求。选择两种方法，方法正确。掌握正确的刺激量和操作遍数 ← 捏脊

观察及询问 → 观察捏脊部位皮肤，询问患者感受，以患者舒适为度

捏脊后在患者背部用双手拇指按揉腧穴；协助患者取舒适卧位，整理床单位 ← 整理

告知 → 再次观察局部皮肤，询问患者感受；告知捏脊后相关注意事项及健康指导；酌情开窗通风

用物按《医疗机构消毒技术规范》；洗手，记录治疗后的客观情况，签全名 ← 操作后处置

评价 → 评价整个治疗过程、局部皮肤情况、患者感受

捏脊疗法操作考核评分标准

项目	分值	技术操作要求	评分等级				评分说明
			A	B	C	D	
仪表	2	仪表端庄、戴表	2	1	0	0	一项未完成扣1分
核对	2	核对医嘱	2	1	0	0	未核对扣2分;内容不全面扣1分
评估	7	临床症状、既往史、是否妊娠、出血性疾病	4	3	2	1	一项未完成扣1分
		捏脊部位皮肤情况、对疼痛的耐受程度	3	2	1	0	一项未完成扣1分
告知	3	解释作用、操作方法、局部感受,取得患者配合	3	2	1	0	一项未完成扣1分
用物准备	5	洗手,戴口罩	2	1	0	0	未洗手扣1分;未戴口罩扣1分
		备齐并检查用物	3	2	1	0	少备一项扣1分;未检查一项扣1分,最高扣3分
环境与患者准备	7	病室整洁、光线明亮,避免对流风	2	1	0	0	未进行环境准备扣2分;准备不全扣1分
		协助患者取舒适体位	2	1	0	0	未进行体位摆放扣2分;体位不舒适扣1分
		暴露施灸部位皮肤,注意保暖,保护隐私	3	2	1		未充分暴露捏脊部位扣1分;未保暖扣1分;未保护隐私扣1分
操作过程	52	核对医嘱	2	1	0	0	未核对扣2分;内容不全面扣1分
		确定捏脊部位	4	2	0	0	未确定捏脊部位扣4分;穴位不准确扣2分
		术者体位、基本动作要领符合要求	4	2	0	0	基本动作要领不符合要求扣2分/穴位,最高扣4分
		选择两种手法,方法正确	20	10	5	0	少一种手法扣10分;操作方法不符合要求扣10分
		观察捏脊部位皮肤,询问患者感受,以患者感觉舒适为度	8	6	4	2	未观察皮肤扣4分;未询问患者感受扣2分;未及时调整捏脊力度扣2分
		协助患者取舒适体位,整理床单位	4	2	0	0	未安置体位扣2分;未整理床单位扣2分
		再次观察患者局部皮肤,询问患者感受	4	2	0	0	捏脊后未观察皮肤扣2分;未询问患者感受扣2分
		告知相关注意事项,酌情开窗通风	4	3	2	1	注意事项内容少一项扣1分,最高扣2分;未酌情开窗扣2分
		洗手,再次核对	2	1	0	0	未洗手扣1分;未核对扣1分

项目	分值	技术操作要求	评分等级				评分说明
			A	B	C	D	
操作后处置	6	用物按《医疗机构消毒技术规范》处理	2	1	0	0	处置方法不正确扣1分/项,最高扣2分
		洗手	2	0	0	0	未洗手扣2分
		记录	2	1	0	0	未记录扣2分;记录不完全扣1分
评价	6	流程合理、技术熟练、局部皮肤无损伤、询问患者感受	6	4	2	0	一项不合格扣2分,最高扣6分;出现皮肤破损扣6分
理论提问	10	捏脊的禁忌证	5	3	0	0	回答不全面扣2分/题;未答出扣5分/题
		捏脊的注意事项以及3种操作手法	5	3	0	0	
得　分							

43 蜡 疗

一、技术简介

蜡疗是将加热熔解的蜡制成蜡块,敷贴于患处,利用蜡作为热导体,使患处局部组织受热,从而达到活血化瘀、温通经络、祛寒除湿目的的一种操作方法。

(一)适应证

1.各种关节病变引起的疼痛:类风湿关节炎、强直性脊柱炎、颈椎病、腰椎间盘突出、膝关节骨性关节炎、肩周炎、滑膜炎、腱鞘炎等。

2.各种损伤及劳损:挫伤、扭伤、肌肉劳损等。

3.外伤或手术后遗症:瘢痕、粘连、浸润等,愈合不良的伤口或慢性溃疡。

4.神经炎、周围性神经麻痹、神经痛、骨髓炎、肌炎等。

5.神经性皮炎、皮肤硬化症、湿疹、疥疮等皮肤性疾病。

6.胃脘痛、腹痛、虚寒泄泻、胃肠神经症、胃炎、胆囊炎等胃肠道不适。

7.慢性盆腔炎、不孕症等妇科炎性病变。

(二)禁忌证

1.心肾功能衰竭、重型高血压、结核、恶性肿瘤、高热、急性化脓性炎症、体质衰弱、有出血倾向者禁用。

2.皮肤感觉障碍者禁用。

3.一般空腹、过饱、醉酒、极度疲劳者应慎用。

4.女性妊娠期及婴幼儿禁用。

5.对蜡饼气味过敏、严重气管炎、哮喘、皮肤敏感易过敏者慎用。

6.无自制能力的人,如精神病患者等禁用。

二、技术操作要求

(一)评估要点

1.患者基本情况、诊断、证型、临床表现、既往史、过敏史、体质状况等。

2.蜡疗部位的皮肤情况。

3.对热、气味的耐受程度。

4.女性患者是否处于妊娠期、月经期。

5.患者认知能力、目前心理状况、依从性等。

(二)操作要点

1.全自动蜡疗机蜡饼温度调至 50～60 ℃,蜡块厚度调至 13～25 mm。

2.制成的蜡块切成稍大于治疗部位的小块,用一次性保鲜袋包裹,防止污染患者衣物,也可以使蜡块减少污染。

3.蜡块敷于患处后,需双手塑型至紧贴皮肤,嘱患者保持功能位。

4.需等待 5~10 min,观察局部皮肤,询问患者感受,无不适后方可用绷带固定。

5.治疗过程中需及时巡视,观察局部皮肤,询问患者感受,及时调整。

6.准确记录治疗时间,一般为 30~60 min,及时撤去蜡块,清洁皮肤。

(三)注意事项

1.治疗前告知患者操作方法、局部感受,取得患者配合。

2.协助患者取舒适卧位,原则上要充分暴露蜡疗部位皮肤,使患者舒适持久,方便术者操作。治疗期间,告知患者不要随意改变体位,以免烫伤。注意保暖,保护隐私。

3.注意室温的调节,保持室内空气流通,但应避免直接吹风。

4.治疗过程中应有专人负责,密切观察患者皮肤情况,询问患者有无不适,防止烫伤,保证安全。

5.治疗结束后,嘱患者缓慢坐起,饮适量温开水,休息片刻再外出,注意避风保暖。

(四)操作后处置

1.用物按《医疗机构消毒技术规范》处理。

2.用后的蜡块去除保鲜袋后放全自动蜡疗机消毒熔解备用。注意:创面溃疡和体腔使用过的蜡应废弃。

3.床单、枕巾等直接接触患者的用品应每人次更换,亦可选择使用一次性床单。

4.一次性使用的治疗巾应一人一用一更换。每次治疗前后,医务人员须按相关要求做好手卫生。

5.记录:患者的一般情况和治疗局部皮肤情况;治疗时患者的反应及病情变化;异常情况、处理措施及效果等。

(五)评价

1.流程合理、技术熟练。

2.患者能否理解蜡疗的目的,并主动配合。

3.蜡疗部位是否准确,体位安排是否合理舒适。

4.蜡疗后局部皮肤是否潮红;患者是否觉得温热、舒适,症状缓解。

5.患者是否安全,有无皮肤烫伤。

6.疗效评价标准见《中医护理方案》各病种护理效果评价表。

(六)技术风险点及处理措施

1.过敏:出现治疗部位红肿、瘙痒、皮疹等过敏现象,立即告知医生,给予对症处理。

2.烫伤:如果治疗后出现小水疱,无须处理,会自行吸收;如果水疱较大,可用无菌注射器抽去疱内液体,覆盖无菌纱布,保持干燥,防止感染。

三、操作流程及考核评分标准

蜡疗操作流程

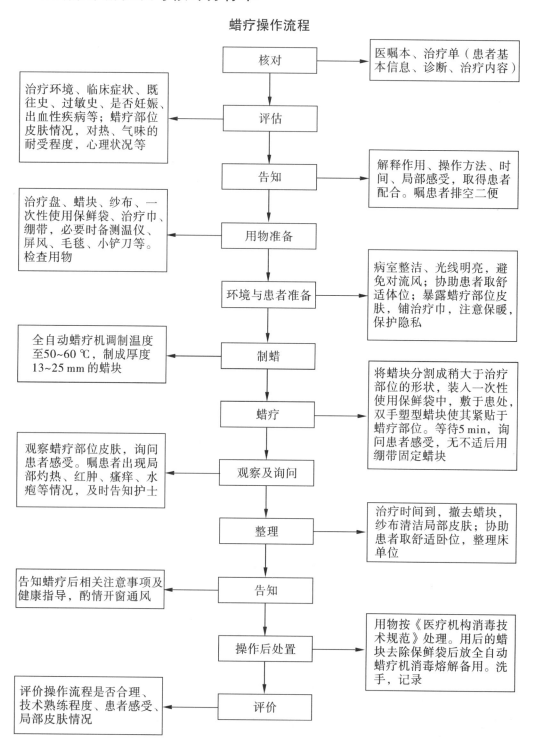

| 核对 | → | 医嘱本、治疗单（患者基本信息、诊断、治疗内容） |

治疗环境、临床症状、既往史、过敏史、是否妊娠、出血性疾病等；蜡疗部位皮肤情况，对热、气味的耐受程度，心理状况等 ← 评估

告知 → 解释作用、操作方法、时间、局部感受，取得患者配合。嘱患者排空二便

治疗盘、蜡块、纱布、一次性使用保鲜袋、治疗巾、绷带，必要时备测温仪、屏风、毛毯、小铲刀等。检查用物 ← 用物准备

环境与患者准备 → 病室整洁、光线明亮，避免对流风；协助患者取舒适体位；暴露蜡疗部位皮肤，铺治疗巾，注意保暖，保护隐私

全自动蜡疗机调制温度至50~60 ℃，制成厚度13~25 mm的蜡块 ← 制蜡

蜡疗 → 将蜡块分割成稍大于治疗部位的形状，装入一次性使用保鲜袋中，敷于患处，双手塑型蜡块使其紧贴于蜡疗部位。等待5 min，询问患者感受，无不适后用绷带固定蜡块

观察蜡疗部位皮肤，询问患者感受。嘱患者出现局部灼热、红肿、瘙痒、水疱等情况，及时告知护士 ← 观察及询问

整理 → 治疗时间到，撤去蜡块，纱布清洁局部皮肤；协助患者取舒适卧位，整理床单位

告知蜡疗后相关注意事项及健康指导，酌情开窗通风 ← 告知

操作后处置 → 用物按《医疗机构消毒技术规范》处理。用后的蜡块去除保鲜袋后放全自动蜡疗机消毒熔解备用。洗手，记录

评价操作流程是否合理、技术熟练程度、患者感受、局部皮肤情况 ← 评价

蜡疗操作考核评分标准

项目	分值	技术操作要求	A	B	C	D	评分说明
仪表	2	仪表端庄、衣帽整齐、戴表	2	1	0	0	一项未完成扣1分
核对	2	核对医嘱	2	1	0	0	未核对扣2分;内容不全面扣1分
评估	7	临床症状、既往史、过敏史、是否妊娠期、月经期等	4	3	2	1	一项未完成扣1分
		蜡疗部位皮肤情况,对热、气味的耐受程度等	3	2	1	0	一项未完成扣1分
告知	3	解释作用、操作方法、局部感受,取得患者配合	3	2	1	0	一项未完成扣1分
用物准备	5	洗手,戴口罩	2	1	0	0	未洗手扣1分;未戴口罩扣1分
		备齐并检查用物	3	2	1	0	少备一项扣1分;未检查一项扣1分
环境与患者准备	7	病室整洁、光线明亮,避免对流风	2	1	0	0	未进行环境准备扣2分;准备不全扣1分
		协助患者取舒适体位	2	1	0	0	未进行体位摆放扣2分;体位不舒适扣1分
		暴露蜡疗部位皮肤,注意保暖,保护隐私	3	2	1	0	未充分暴露蜡疗部位扣1分;未保暖扣1分;未保护隐私扣1分
操作过程	50	核对医嘱	2	1	0	0	未核对扣2分;内容不全面扣1分
		确定蜡疗部位,铺治疗巾	4	2	0	0	未确定蜡疗部位扣2分;未铺治疗巾扣2分
		全自动蜡疗机调制温度至50~60 ℃,制成厚度13~25 mm的蜡块,将蜡块分割成稍大于治疗部位的形状,装入一次性使用保鲜袋中,敷于患处,双手塑型蜡块使其紧贴于蜡疗部位。等待5 min,询问患者感受,无不适后用绷带固定蜡块	16	12	8	4	未装保鲜袋扣4分;未塑型扣8分;未等待扣8分;未询问感受扣4分;未固定扣4分
		记录治疗开始时间	4	0	0	0	未记录时间4分
		观察蜡疗部位皮肤,询问患者感受,以患者温热感受调整	6	4	2	0	未观察皮肤扣2分;未询问患者感受扣2分;未及时调整扣2分
		治疗时间到,撤去蜡块,清洁皮肤	4	2	0	0	未撤蜡块扣4分;未清洁皮肤扣2分
		协助患者取舒适体位,整理床单位	4	2	0	0	未安置体位扣2分;未整理床单位扣2分
		观察患者局部皮肤,询问患者感受,告知相关注意事项,酌情开窗通风	8	6	4	2	未观察皮肤扣4分;未询问感受扣4分;注意事项内容少一项扣1分;未酌情开窗扣2分
		洗手,再次核对	2	1	0	0	未洗手扣1分;未核对扣1分

项目	分值	技术操作要求	评分等级				评分说明
			A	B	C	D	
操作后处置	8	蜡块去除保鲜袋后放蜡疗机消毒熔解备用,其他用物按《医疗机构消毒技术规范》处理	2	1	0	0	处置方法不正确扣1分/项,最高扣2分
		洗手	2	0	0	0	未洗手扣2分
		记录	4	2	0	0	未记录扣4分;记录不完全扣2分
评价	6	流程合理、技术熟练、局部皮肤无损伤、询问患者感受	6	4	2	0	一项不合格扣2分,最高扣6分;出现烫伤扣6分
理论提问	10	蜡疗的禁忌证	5	3	0	0	回答不全面扣2分/题;未答出扣5分/题
		蜡疗的注意事项	5	3	0	0	
得　分							

44 酒火疗法

一、技术简介

酒火疗法是借助药酒燃烧时对皮肤产生的热刺激,结合药物自身的药理作用,共同起到预防和治疗疾病的目的。运用院内自制药酒,采用独特萃取工艺精制提取而成,具有"活血化瘀、强筋健骨、舒筋通络、祛风除湿"的功效,酒火疗法的热、按摩、酒及药物(四位一体),通过燃烧,气化和雾化了的药酒,借助特殊的光效应、热效应、形成强大的高压气流和热能辐射直接作用于患病部位,给皮肤直接加温加热,使毛细血管扩张,皮肤腠理充分开放。

(一)适应证

1. 温经散寒、通痹止痛:寒凝血滞、经络痹阻所致的风寒湿痹、痛经、闭经、寒疝腹痛等病症。

2. 疏风解表、温中散寒:外感风寒所致的中焦虚寒呕吐、腹痛、泄泻等病症。

3. 行气活血、散结消肿:各种痛证、瘰疬、寒性疖肿、阴疽、瘿瘤以及外科疮疡初起等病症,如头痛、胃脘痛、胸痛、腰痛、呃逆、流行性腮腺炎、小儿消化不良、蛇串疮等。

4. 温阳补虚、回阳固脱:脾肾阳虚、元气暴脱之证,如虚脱昏厥、休克、久痢、久泄、遗尿、遗精、早泄、阳痿、崩漏等病症。

5. 补中益气、升阳举陷:气虚下陷、脏器下垂之证,如肾下垂、子宫下垂、眼睑下垂、胃下垂、脱肛,以及妇人崩漏经久不愈等病症。

6. 降逆平肝、引气下行:气逆上冲、肝阳上亢等病症。

7. 防病保健、祛病延年:提高人体免疫功能、延缓衰老。

(二)禁忌证

1. 空腹、过饱、极度疲劳应慎用,孕妇的腹部和腰骶部不宜使用。

2. 乳头、外生殖器、外伤暴露部位等不宜使用。

3. 高血压、低血糖以及有出血倾向的疾病禁用。

4. 某些传染性皮肤病、昏迷、抽搐,或身体极度衰竭等禁用。

5. 经常性皮肤过敏者慎用,酒精、药物过敏者禁用。

6. 无自制能力的人,如精神病患者等禁用。

7. 因本法属火热刺激,凡实性、热性病症不宜施灸。

二、技术操作要求

(一)评估要点

1. 病室环境及温度。

2. 患者基本情况、诊断、证型、临床表现、既往史、过敏史等。

3. 施灸部位的皮肤情况,对热、痛的耐受程度。

4. 女性患者是否处于妊娠期、月经期。

5.患者认知能力、目前心理状况、依从性等。

（二）操作要点

1.用蘸有药酒的纱布干湿度适宜,点燃后迅速拍至患处,并运用拍、打、研、揉、按、摩的手法可使局部病灶内的风寒湿邪及炎症介质加速吸收、消散、拔除。

2.头面部及毛发旺盛的部位应垫纱布治疗。

3.每块纱布拍20次左右,根据部位及面积控制治疗时间至局部皮肤出现红晕无烫伤。

（三）注意事项

1.治疗前告知患者操作方法、局部感受,取得患者配合。

2.协助患者取舒适卧位:原则上要充分暴露施术部位皮肤,使患者舒适持久,方便术者操作。注意保暖,保护隐私。

3.注意室温的调节,保持室内空气流通,但应避免直接吹风。

4.如遇毛发处最好剪去,施灸后要保持局部皮肤清洁,以防感染。

5.取面部施灸时,应先令患者闭眼,防止施灸时火星溅入眼内。

6.治疗过程中应有专人负责,告知患者不要随意改变体位,避免烫伤患者皮肤和衣物,密切观察患者皮肤情况,询问患者有无不适,保证安全。

7.治疗结束后,嘱患者缓慢坐起,饮适量温开水,休息片刻再外出,注意避风保暖。

（四）操作后处置

1.酒精灯应正确处置,彻底熄灭,以防复燃发生火灾,必要时备防火毯。

2.用物按《医疗机构消毒技术规范》处理。

3.床单、枕巾等直接接触患者的用品应每人次更换,亦可选择使用一次性床单及治疗巾。

4.一次性使用的治疗巾应一人一用一更换,头面部、下肢及足部应区分使用。每次治疗前后,医务人员须按相关要求做好手卫生。

5.职业防护:医务人员应遵循标准预防原则。

6.记录:患者的一般情况和局部皮肤情况;治疗时患者的反应及病情变化;异常情况、处理措施及效果等。

（五）评价

1.流程合理、技术熟练。

2.患者能否理解治疗的目的,并主动配合。

3.施术部位是否准确,患者体位安排是否合理舒适。

4.治疗后局部皮肤是否潮红;患者是否觉得温热、舒适,症状缓解。

5.患者是否安全,有无皮肤灼伤、烧伤。

6.疗效评价标准见《中医护理方案》各病种护理效果评价表。

（六）技术风险点及处理措施

1.风寒入侵:火疗后因为皮肤毛孔处于开放状态,受风寒或洗澡后会使寒湿之气侵入体内,引起其他疾病。不能立即洗澡,治疗后最好喝一杯温开水。

2.烫伤:灸后局部皮肤如果出现小水疱,无须处理,会自行吸收;如果水疱较大,可用无菌注射器抽去疱内液体,覆盖无菌纱布,保持干燥,防止感染。

三、操作流程及考核评分标准

酒火疗法操作流程

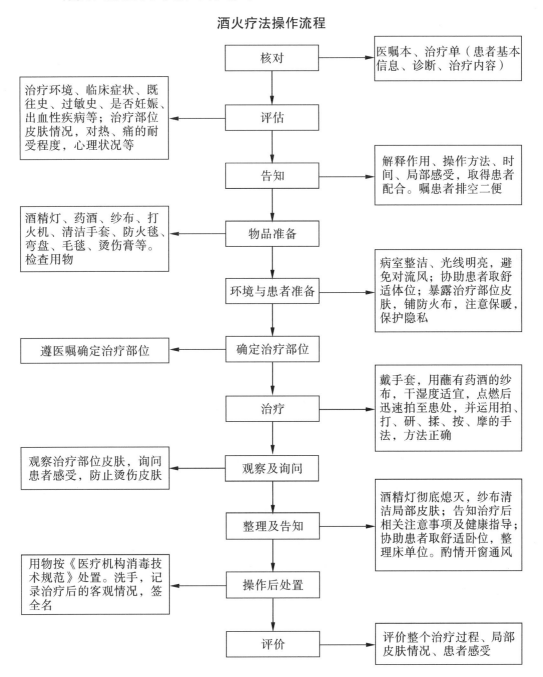

核对 → 医嘱本、治疗单（患者基本信息、诊断、治疗内容）

评估 ← 治疗环境、临床症状、既往史、过敏史、是否妊娠、出血性疾病等；治疗部位皮肤情况，对热、痛的耐受程度，心理状况等

告知 → 解释作用、操作方法、时间、局部感受，取得患者配合。嘱患者排空二便

物品准备 ← 酒精灯、药酒、纱布、打火机、清洁手套、防火毯、弯盘、毛毯、烫伤膏等。检查用物

环境与患者准备 → 病室整洁、光线明亮，避免对流风；协助患者取舒适体位；暴露治疗部位皮肤，铺防火布，注意保暖，保护隐私

确定治疗部位 ← 遵医嘱确定治疗部位

治疗 → 戴手套，用蘸有药酒的纱布，干湿度适宜，点燃后迅速拍至患处，并运用拍、打、研、揉、按、摩的手法，方法正确

观察及询问 ← 观察治疗部位皮肤，询问患者感受，防止烫伤皮肤

整理及告知 → 酒精灯彻底熄灭，纱布清洁局部皮肤；告知治疗后相关注意事项及健康指导；协助患者取舒适卧位，整理床单位。酌情开窗通风

操作后处置 ← 用物按《医疗机构消毒技术规范》处置。洗手，记录治疗后的客观情况，签全名

评价 → 评价整个治疗过程、局部皮肤情况、患者感受

酒火疗法操作考核评分标准

项目	分值	技术操作要求	评分等级				评分说明
			A	B	C	D	
仪表	2	仪表端庄、戴表	2	1	0	0	一项未完成扣1分
核对	2	核对医嘱	2	1	0	0	未核对扣2分;内容不全面扣1分
评估	7	临床症状、既往史、是否妊娠、出血性疾病等	4	3	2	1	一项未完成扣1分
		治疗部位皮肤情况,对热、痛的耐受程度	3	2	1	0	一项未完成扣1分
告知	3	解释作用、操作方法、局部感受,取得患者配合	3	2	1	0	一项未完成扣1分
用物准备	5	洗手,戴口罩	2	1	0	0	未洗手扣1分;未戴口罩扣1分
		备齐并检查用物	3	2	1	0	少备一项扣1分;未检查一项扣1分,最高扣3分
环境与患者准备	7	病室整洁、光线明亮,避免对流风	2	1	0	0	未进行环境准备扣2分;准备不全扣1分
		协助患者取舒适体位	2	1	0	0	未进行体位摆放扣2分;体位不舒适扣1分
		暴露治疗部位皮肤,注意保暖,保护隐私	3	2	1	0	未充分暴露部位扣1分;未保暖扣1分;未保护隐私扣1分
操作过程	52	核对医嘱	2	1	0	0	未核对扣2分;内容不全面扣1分
		确定治疗部位	4	2	0	0	未确定部位扣4分;穴位不准确扣2分
		戴手套,用蘸有药酒的纱布,干湿度适宜,点燃后迅速拍至患处	4	2	0	0	不符合要求扣2分/穴位,最高扣4分
		运用拍、打、研、揉、按、摩的手法,方法正确	12	8	4	0	少一种手法扣4分;距离不符合要求扣4分
		共使用5块纱布,至局部皮肤出现红晕	8	4	0	0	皮肤未出现红晕扣4分;治疗时间不合理扣4分
		观察治疗部位皮肤,询问患者感受	4	3	2	1	未观察皮肤扣2分;未询问患者感受扣2分
		治疗后酒精灯彻底熄灭,清洁局部皮肤	4	2	0	0	酒精灯熄灭方法不正确扣2分;未清洁皮肤扣2分
		协助患者取舒适体位,整理床单位	4	2	0	0	未安置体位扣2分;未整理床单位扣2分
		观察患者局部皮肤,询问患者感受	4	2	0	0	治疗后未观察皮肤扣2分;未询问患者感受扣2分
		告知相关注意事项,酌情开窗通风	4	3	2	1	注意事项内容少一项扣1分,最高扣2分;未酌情开窗扣2分
		洗手,再次核对	2	1	0	0	未洗手扣1分;未核对扣1分

项目	分值	技术操作要求	评分等级 A	B	C	D	评分说明
操作后处置	6	用物按《医疗机构消毒技术规范》处理	2	1	0	0	处置方法不正确扣1分/项,最高扣2分
		洗手	2	0	0	0	未洗手扣2分
		记录	2	1	0	0	未记录扣2分;记录不完全扣1分
评价	6	流程合理、技术熟练、局部皮肤无损伤、询问患者感受	6	4	2	0	一项不合格扣2分,最高扣6分;出现烫伤扣6分
理论提问	10	酒火疗法的禁忌证	5	3	0	0	回答不全面扣2分/题;未答出扣5分/题
		酒火疗法的注意事项	5	3	0	0	
得 分							

45 脐火疗法

一、技术简介

脐火疗法系纯中药制剂结合蜡纸燃烧产生的负压及温度,作用于机体神阙穴的一种外治疗法。在辨证用药的同时,蜡纸燃烧后,负压的作用结合温热之力,更能够促进药物透皮吸收,直达脏腑,提高疗效,充分发挥穴位、中药、负压、温度等多重作用,具有补中益气、健脾补肾、温阳救逆、行气利水、散结通滞、增强体质等作用。

(一)适应证

1. 阳虚型腹部胀满、鼓胀、胸腹部、胃脘部冷痛不适、大便溏泻等。
2. 黄疸、慢性乙型肝炎、周身乏力、虚劳等。
3. 养生保健、防病治病、体质调理等。

(二)禁忌证

1. 一般空腹、过饱、醉酒、极度疲劳、月经期、妊娠期女性,以及对此法恐惧者应慎用。
2. 实热证、阴虚发热者慎用。
3. 对某些中药过敏者、昏迷、抽搐,或身体极度衰竭等禁用。
4. 无自制能力的人,如精神病患者等禁用。
5. 脐部皮肤破损者、炎症、疾病的急性期、脐部手术后应禁用。

二、技术操作要求

(一)评估要点

1. 患者基本情况、诊断、证型、临床表现、既往史、过敏史等。
2. 脐部的皮肤情况,有无破损、溃烂。
3. 患者认知能力、目前心理状况、依从性等。
4. 女性患者是否处于妊娠期、月经期。

(二)操作要点

1. 蜡筒的制作:首先将桑皮纸做成中间空心、高 18 cm、直径 2 cm 的直筒,其次把医用石蜡加热融化,将融好的蜡油均匀浇裹在纸筒上,晾凉备用。

2. 药饼的制作:根据疾病证型,将中药组方打粉,加入适量面粉和赋形剂(如醋、蜂蜜等),做成软硬适中、中间带孔的碗状药饼。

3. 中药加面粉制成药饼,形成护圈,既可以支持固定蜡筒,又可以发挥面粉和中药的双重作用。

4.放一次性洞巾、防火布后,再将药饼置于脐部。药饼上方放置木板,孔心正对脐心,将蜡筒置于药饼之上,正对脐中心。中药饼、带孔木板、防火布三重作用,保障治疗的安全性。

5.点燃蜡筒,自蜡筒顶端自然燃尽,用镊子及时夹取灰烬,燃尽后换第二根。密切观察蜡筒燃烧情况,依次燃尽7根蜡筒。

（三）注意事项

1.治疗前排空大小便,告知患者操作方法、局部感受,取得患者配合。

2.协助患者取仰卧位:充分暴露治疗部位皮肤,注意保暖,保护隐私。

3.注意室温的调节,保持室内空气流通,但应避免直接吹风。治疗过程中,脐部会有温热感,以及蜡燃烧的气味。

4.治疗期间,告知患者不要随意改变体位,以免烫伤。

5.整个操作过程中必须专人负责,不得离开患者,选择合适的防火布（或防火毯）,保证治疗安全,防止蜡筒燃尽或倾斜,导致患者烫伤或燃烧衣物、被褥等。

6.在操作过程中严格掌握热量,防止烫伤皮肤,老年患者及皮肤感知觉退化者要尤其注意。

7.密切观察蜡筒燃烧情况,以及患者皮肤情况,询问患者有无不适,保证安全。

8.治疗结束后,嘱患者缓慢坐起,饮适量温开水,休息片刻再外出,注意避风保暖。

（四）操作后处置

1.用物按《医疗机构消毒技术规范》处理。

2.床单、枕巾等直接接触患者的用品应每人次更换,亦可选择使用一次性床单。一次性使用的治疗巾应一人一用一更换。带孔木板、防火布等间接接触患者的物品,应定期清洗与消毒,被污染时,及时更换、清洗与消毒。

3.每次治疗前后,医务人员须按相关要求做好手卫生。

4.职业防护:医务人员应遵循标准预防原则。

5.记录:患者的一般情况和脐部皮肤情况;治疗过程中患者的反应及病情变化;异常情况、处理措施及效果等。

（五）评价

1.流程合理、技术熟练。

2.患者能否理解治疗的目的,治疗过程中是否配合,症状是否缓解。

3.患者是否安全,有无皮肤烧伤。

4.疗效评价标准见《中医护理方案》各病种护理效果评价表。

（六）技术风险点及处理措施

1.烫伤:如果治疗后出现小水疱,无须处理,会自行吸收;如果水疱较大,可用无菌注射器抽去疱内液体,覆盖无菌纱布,保持干燥,防止感染。

2.其他:若发生晕厥、心悸、腹痛等不良反应时,立即停止操作,使患者平卧,立即测量血压、体温、脉搏等,如血压偏低,可给予温糖水口服,按摩刺激涌泉穴,待血压缓升,头晕情况好转时,再适当喝粥类流质饮食。

三、操作流程及考核评分标准

脐火疗法操作流程

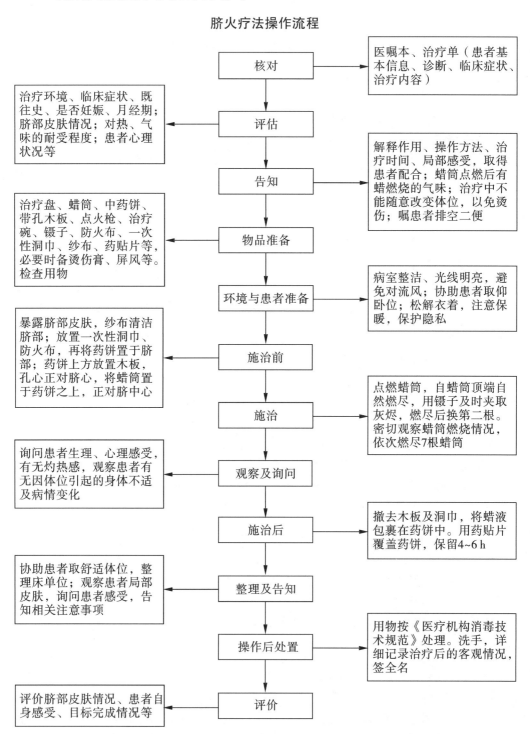

核对 → 医嘱本、治疗单（患者基本信息、诊断、临床症状、治疗内容）

治疗环境、临床症状、既往史、是否妊娠、月经期；脐部皮肤情况；对热、气味的耐受程度；患者心理状况等 ← **评估**

告知 → 解释作用、操作方法、治疗时间、局部感受，取得患者配合；蜡筒点燃后有蜡燃烧的气味；治疗中不能随意改变体位，以免烫伤；嘱患者排空二便

治疗盘、蜡筒、中药饼、带孔木板、点火枪、治疗碗、镊子、防火布、一次性洞巾、纱布、药贴片等，必要时备烫伤膏、屏风等。检查用物 ← **物品准备**

环境与患者准备 → 病室整洁、光线明亮，避免对流风；协助患者取仰卧位；松解衣着，注意保暖，保护隐私

暴露脐部皮肤，纱布清洁脐部；放置一次性洞巾、防火布，再将药饼置于脐部；药饼上方放置木板，孔心正对脐心，将蜡筒置于药饼之上，正对脐中心 ← **施治前**

施治 → 点燃蜡筒，自蜡筒顶端自然燃尽，用镊子及时夹取灰烬，燃尽后换第二根。密切观察蜡筒燃烧情况，依次燃尽7根蜡筒

询问患者生理、心理感受，有无灼热感，观察患者有无因体位引起的身体不适及病情变化 ← **观察及询问**

施治后 → 撤去木板及洞巾，将蜡液包裹在药饼中。用药贴片覆盖药饼，保留4~6 h

协助患者取舒适体位，整理床单位；观察患者局部皮肤，询问患者感受，告知相关注意事项 ← **整理及告知**

操作后处置 → 用物按《医疗机构消毒技术规范》处理。洗手，详细记录治疗后的客观情况，签全名

评价脐部皮肤情况、患者自身感受、目标完成情况等 ← **评价**

脐火疗法操作考核评分标准

项目	分值	技术操作要求	评分等级				评分说明
			A	B	C	D	
仪表	2	仪表端庄、戴表	2	1	0	0	一项未完成扣1分
核对	2	核对医嘱	2	1	0	0	未核对扣2分;内容不全面扣1分
评估	7	临床症状、既往史、是否妊娠等	4	3	2	1	一项未完成扣1分
		脐部皮肤情况、心理状况、依从性等	3	2	1	0	一项未完成扣1分
告知	3	解释作用、操作方法、局部感受,取得患者配合	3	2	1	0	一项未完成扣1分
用物准备	7	洗手,戴口罩	1	1	0	0	一项未完成扣1分
		备齐并检查用物	3	2	1	0	少备一项扣1分;未检查一项扣1分
		辨证选取中药粉,加入适量面粉和赋形剂(如醋、蜂蜜等),做成软硬适中、中间带孔的碗状药饼	3	2	1	0	未按要求制作酌情扣1~2分
环境与患者准备	5	病室整洁、光线明亮,避免对流风	1	0	0	0	未进行环境准备扣1分;准备不全扣1分
		协助患者取仰卧位	2	1	0	0	未进行体位摆放扣2分;体位不舒适扣1分
		放松肢体,松解衣着,注意保暖,保护隐私	2	1	0	0	未松解衣着扣1分;未保暖扣1分;未保护隐私扣1分
操作过程	52	核对,暴露脐部皮肤,告诉患者在治疗过程中不宜随便改变体位以免烫伤	2	1	0	0	一项未完成扣1分
		纱布清洁脐部,放置一次性洞巾、防火布,再将药饼置于脐部	6	2	0	0	一项未完成扣1分
		药饼上方放置木板,孔心正对脐心,将蜡筒置于药饼之上,正对脐中	6	2	0	0	一项未完成扣1分
		点燃蜡筒,自蜡筒顶端自然燃尽,用镊子及时夹取灰烬,燃尽后换第二根	8	8	4	0	点燃蜡筒不均匀扣3分;未用镊子时夹取灰烬扣3分
		密切观察蜡筒燃烧情况,依次燃尽7根蜡筒	8	4	0	0	未观察扣4分;数量不够扣酌情1~4分
		询问患者生理、心理感受,有无灼热感,观察患者有无因体位引起的身体不适及病情变化	4	3	2	1	未询问患者感受扣2分;未观察扣2分
		撤去木板及洞巾,将蜡液包裹在药饼中。用药贴片覆盖药饼,保留4~6 h	4	2	0	0	一项未完成扣1分
		协助患者取舒适体位,整理床单位	4	2	0	0	未安置体位扣2分;未整理床单位扣2分
		观察患者局部皮肤,询问患者感受	4	2	0	0	未观察皮肤扣2分;未询问患者感受扣2分
		告知相关注意事项	4	3	2	1	注意事项内容少一项扣1分
		洗手,再次核对	2	1	0	0	未洗手扣1分;未核对扣1分

项目	分值	技术操作要求	评分等级				评分说明
			A	B	C	D	
操作后处置	6	用物按《医疗机构消毒技术规范》处理	2	1	0	0	处置方法不正确扣1分/项,最高扣2分
		洗手	2	0	0	0	未洗手扣2分
		记录	2	1	0	0	未记录扣2分;记录不完全扣1分
评价	6	流程合理、技术熟练、局部皮肤无损伤、询问患者感受	6	4	2	0	一项不合格扣2分,最高扣6分;出现烫伤扣6分
理论提问	10	禁忌证	5	3	0	0	回答不全面扣2分/题;未答出扣5分/题
		注意事项以及操作要点	5	3	0	0	
得　分							

46　腕踝针

一、技术简介

腕踝针是一种在腕踝部特定的针刺点、循着肢体纵轴用针灸针皮下浅刺治病的针刺疗法,是根据电生理结合中医经络理论综合作用,达到治疗和预防疾病的目的。

(一)适应证

1. 痛症:头痛、三叉神经痛、关节痛、肌痛、带状疱疹和疱疹后神经痛等。
2. 神经精神疾病:晕厥、头昏、痉挛性疾病、感觉障碍、睡眠障碍、神经症等。
3. 内科病症:感冒、畏寒、口苦口臭、呃逆、便秘、腹胀、高血压、遗尿等。
4. 妇科病症:急性乳腺炎、乳房肿胀、痛经、白带过多、更年期综合征等。
5. 皮肤科病症:瘙痒、荨麻疹、接触性皮炎、冻疮等。
6. 五官科病症:麦粒肿、流泪、眼痛、复视、视力减退、耳聋耳鸣、咽喉炎等。
7. 外科病症:肾绞痛、肛痔痛、换药痛、下肢慢性溃疡等。

(二)禁忌证

无绝对禁忌证,进针部位皮肤有感染、溃疡、瘢痕或肿瘤的部位,不宜穿刺;女性妊娠期在 3 个月内者不宜针刺下 1 区。

二、技术操作要求

(一)评估要点

1. 临床症状、疼痛评分、既往史。
2. 针刺部位的皮肤情况。
3. 女性患者是否处于妊娠期。
4. 目前心理状况、依从性等。

(二)操作要点

1. 消毒:局部皮肤消毒以进针点为中心,直径大于 5 cm。
2. 检查毫针:检查针的型号、有效期、针体有无弯折、针尖有无带勾等异常情况。
3. 进针:再次核对床号、姓名、确认针刺部位,左手固定在进针点下部,右手持针柄,针尖朝向病变部位,针身与皮肤成 30°角快速刺入皮下。
4. 行针、调针:将针紧贴皮肤表面,刺入皮下浅层;若患者有酸、麻、胀、痛等感觉,说明进针过深,需调整。

5.留针:用一次性无菌敷贴固定针柄,让患者活动针刺侧肢体,询问有无不适。留针30 min,病情严重者适当延长留针时间,最多不超过24 h。

6.拔针:一手捻动针柄,另一手拇(示)指按压针孔周围皮肤,将针退至皮下,迅速拔出,用干棉球轻压针孔片刻,核对针具数。

(三)注意事项

1.治疗前告知患者操作方法、局部感受,取得患者配合。

2.协助患者取合适体位,便于操作。

3.根据患者疾病所在部位能正确进行分区定位。

4.针刺方法正确:要求30°角皮下浅刺,针身仅在真皮下,即横卧真皮下,针刺方向朝向症状端。

5.针刺时,以患者无酸麻胀痛感为宜。留针时,不要求"得气",不捻转不提插。

6.操作过程中注意观察患者的不良反应,如出现晕针、皮下出血等,及时处理。

(四)操作后处置

1.用物按《医疗机构消毒技术规范》处理:一次性针具一人一用一废弃,放入耐刺、防渗漏的专用利器盒中,集中处置。

2.床单、枕巾等直接接触患者的用品应每人次更换,亦可选择使用一次性床单。

3.一次性使用的治疗巾应一人一用一更换,每次治疗前后,医务人员须按手卫生相关要求做好手卫生。

4.职业防护:操作后要记录留针数量,拔针后再次核对,并及时将针具放入利器盒,避免发生针刺伤。

5.记录:治疗部位、留针数量、留针时间、患者的反应及病情变化、疗效评价,签名。

(五)评价

1.流程合理、操作熟练。

2.患者能否理解腕踝针的目的,并主动配合。

3.症状分区及针刺点是否准确。

4.患者体位安排是否合理舒适。

5.患者是否觉得疼痛减轻,症状缓解。

6.患者是否安全,无不良反应发生。

7.疗效评价标准见《中医护理方案》各病种护理效果评价表。

(六)技术风险点及处理措施

1.皮下出血:针刺点要尽量避开血管、伤口或瘢痕等部位,针尖朝向指(趾)端时,针刺点的位置要适当上移,防止体表神经、血管损伤。

2.晕针:让患者立即平卧位,按压内关穴,严重者立即拔针,解开衣领,吸氧,必要时人工呼吸,观察血压变化,一般数分钟之内可以恢复。

三、操作流程及考核评分标准

腕踝针操作流程

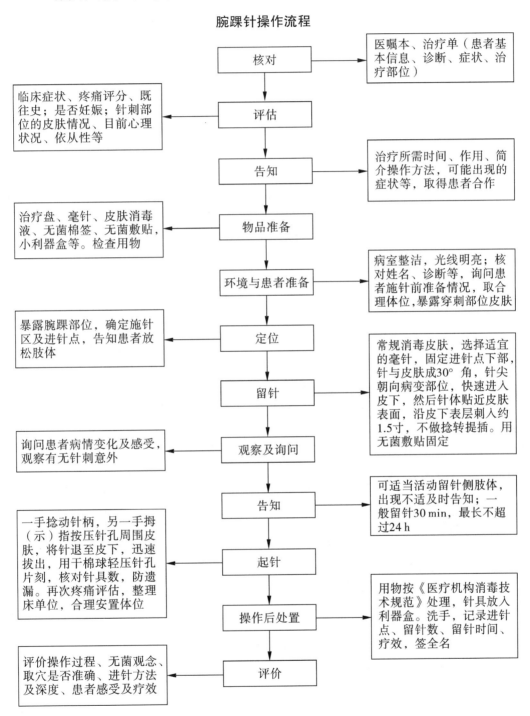

核对 → 医嘱本、治疗单（患者基本信息、诊断、症状、治疗部位）

临床症状、疼痛评分、既往史；是否妊娠；针刺部位的皮肤情况、目前心理状况、依从性等 ← 评估

告知 → 治疗所需时间、作用、简介操作方法，可能出现的症状等，取得患者合作

治疗盘、毫针、皮肤消毒液、无菌棉签、无菌敷贴，小利器盒等。检查用物 ← 物品准备

环境与患者准备 → 病室整洁，光线明亮；核对姓名、诊断等，询问患者施针前准备情况，取合理体位，暴露穿刺部位皮肤

暴露腕踝部位，确定施针区及进针点，告知患者放松肢体 ← 定位

留针 → 常规消毒皮肤，选择适宜的毫针，固定进针点下部，针与皮肤成30°角，针尖朝向病变部位，快速进入皮下，然后针体贴近皮肤表面，沿皮下表层刺入约1.5寸，不做捻转提插。用无菌敷贴固定

询问患者病情变化及感受，观察有无针刺意外 ← 观察及询问

告知 → 可适当活动留针侧肢体，出现不适及时告知；一般留针30 min，最长不超过24 h

一手捻动针柄，另一手拇（示）指按压针孔周围皮肤，将针退至皮下，迅速拔出，用干棉球轻压针孔片刻，核对针具数，防遗漏。再次疼痛评估，整理床单位，合理安置体位 ← 起针

操作后处置 → 用物按《医疗机构消毒技术规范》处理，针具放入利器盒。洗手，记录进针点、留针数、留针时间、疗效，签全名

评价操作过程、无菌观念、取穴是否准确、进针方法及深度、患者感受及疗效 ← 评价

腕踝针操作考核评分标准

项目	分值	技术操作要求	A	B	C	D	评分说明
仪表	2	仪表端庄、戴表	2	1	0	0	一项未完成扣1分
核对	2	核对医嘱	2	1	0	0	未核对扣2分;内容不全面扣1分
评估	7	临床症状、疼痛评分、既往史、是否妊娠	4	3	2	1	一项未完成扣1分
		施针部位皮肤情况、心理状态、依从性	3	2	1	0	一项未完成扣1分
告知	3	解释作用、操作方法、局部感受,取得患者配合	3	2	1	0	一项未完成扣1分
用物准备	5	洗手,戴口罩	2	1	0	0	未洗手扣1分;未戴口罩扣1分
		备齐并检查用物	3	2	1	0	少备一项扣1分;未检查一项1分,最高扣3分
环境与患者准备	5	病室整洁、光线明亮,避免对流风	2	1	0	0	未进行环境准备扣2分;准备不全扣1分
		协助患者摆放合理体位	2	1	0	0	体位不合理扣1分
		暴露施针部位皮肤	1	0	0	0	未充分暴露施针部位扣1分
操作过程	54	核对医嘱	2	1	0	0	未核对扣2分;内容不全面扣1分
		暴露腕踝部位,确定施针区及进针点,告知嘱患者放松肢体	6	2	0	0	未确定施针区及进针点扣2分;进针点不准确扣2分;未嘱患者放松肢体扣2分
		常规消毒皮肤,选择适宜的毫针	4	2	0	0	消毒不规范扣2分,毫针选择不适宜扣2分
		左手固定在进针点下部,右手持针柄,针尖朝向病变部位,针身与皮肤成30°快速刺入皮下	12	8	4	0	未固定扣2分,持针方法不对扣2分,针尖未朝向病变部位扣4分,针身未与皮肤成30°角扣4分
		将针紧贴皮肤表面,沿皮下表层刺入约1.5寸	8	4	0	0	针未紧贴皮肤表层刺入扣4分,进针过深或过浅扣4分
		用一次性无菌敷贴固定针柄并告知注意事项	4	2	0	0	固定方法不对扣2分,未告知扣2分
		询问患者感受,观察有无针刺意外,告知注意事项	4	2	0	0	未询问患者感受扣1分;未观察有无针刺意外扣1分;未告知扣1分
		起针:一手捻动针柄,另一手拇(示)指按压针尖周围皮肤,将针退至皮下,迅速拔出。棉球轻压针孔片刻,核对针具数,再次疼痛评估	8	6	4	2	拔针手法不正确扣2分;未核对针具数扣2分;未再次疼痛评估扣2分
		整理床单位,合理安置体位	4	2	0	0	未整理床单位扣2分;未安置体位扣2分
		洗手,再次核对	2	1	0	0	未洗手扣1分;未核对扣1分

项目	分值	技术操作要求	评分等级				评分说明
			A	B	C	D	
操作后处置	6	用物按《医疗机构消毒技术规范》处理	2	1	0	0	处置方法不正确扣1分/项,最高扣2分
		洗手	2	0	0	0	未洗手扣2分
		记录进针点、留针数、留针时间、疗效及签名	2	1	0	0	未记录扣2分;记录不完全扣1分
评价	6	操作熟练、轻巧,无菌观念强,取穴准确,持、进针方法及深度正确,体现人文关怀	6	4	2	0	一项不合格扣2分,最高扣6分
理论提问	10	腕踝针的操作要点	5	3	0	0	回答不全面扣2分/题;未答出扣5分/题
		腕踝针的不良反应及处理	5	3	0	0	
得　分							

47 皮内针

一、技术简介

皮内针又称"埋针法",是将特制的小型针具(包括颗粒型和撳钉型等)固定于腧穴部位的皮内并较长时间留针,产生持续刺激作用以治疗疾病的方法。具有疏通经络、扶正祛邪、调和阴阳的功效。

(一)适应证

1. 治疗或缓解如头痛、牙痛、恶心、呕吐、胃脘痛、胆石症、哮喘痹症、不寐、遗尿以及痛经等,需要较长时间留针的慢性顽固性疾病和经常发作的疼痛型疾病。

2. 用于三叉神经痛、关节痛、小儿遗尿、痤疮、便秘、肥胖(综合征)等。

(二)禁忌证

1. 疲乏、饥饿或精神高度紧张时不宜针刺。

2. 红肿、皮损局部及皮肤病患部。

3. 紫癜和瘢痕部。

4. 体表大血管部。

5. 孕妇下腹、腰骶部。

6. 传染性疾病。

7. 金属过敏者禁用。

8. 有出血倾向及高度水肿者则不宜针刺。

9. 年老体弱者慎用针刺。

二、技术操作要求

(一)评估要点

1. 病室环境及温度。

2. 患者基本情况、诊断、证型、临床表现、既往史、过敏史、有无出血性疾病等。

3. 埋针部位的局部情况。

4. 患者有无埋针或针刺治疗史,对疼痛的耐受程度。

5. 女性患者是否处于妊娠期。

6. 患者认知能力,目前心理状况、依从性。

（二）操作要点

1. 根据医嘱选穴，协助患者取舒适体位，松解衣着，冬季应注意保暖，保护隐私。

2. 对埋针部位处皮肤用安尔碘或75%酒精进行彻底消毒（直径大于5 cm）。

3. 操作方法：

（1）颗粒型皮内针：

1）以左手拇、示指按压穴位上下皮肤，稍用力将针刺部位皮肤撑开固定。

2）右手用已消毒止血钳夹住针柄，对准腧穴与皮肤成15°角，沿皮下将针刺入真皮内，针身可沿皮下平行埋入0.5~1.0 cm。针刺方向四肢与经脉循行方向平行，背腹部与经脉循行方向垂直。

3）针刺入皮内后，用一次性医用针孔贴固定。

（2）揿钉型皮内针：

1）拆开一次性无菌揿针包装。

2）一手托住无菌揿针包装底座，另一手直接或拿镊子撕开胶布，取出无菌揿针。

3）将针直接刺入已消毒的皮肤，按压黏附固定。

4. 留针，核对埋针数量。

5. 每日按压胶布3~4次，每次约1 min，以患者耐受为度，两次间隔约4 h。留针时间视病情及季节而定，一般留针2~3 d，可根据气候、温度、湿度的不同，适当调整。

（三）注意事项

1. 治疗前告知患者操作方法、局部感受，取得患者配合。

2. 关节附近不宜埋针，因活动时会引起疼痛，胸腹部因呼吸时活动幅度较大，亦不宜埋针。

3. 随时观察埋针处有无红、肿、热、痛，若有以上情况，应起针或改选其他穴位重埋。

4. 埋针部位持续疼痛时，应调整埋针深度和方向。调整后仍感疼痛，应立即起针。

5. 埋针处不可沾水，以防感染。若局部感染，应立即起针，并做好相应的处理。

6. 在埋针后和起针时要核对穴位及针数，以免皮内针遗留。

7. 老人、儿童、孕妇、体弱者，治疗量不宜过大。

8. 埋针过程中如果需要核磁共振等检查时务必起针。

（四）操作后处置

1. 用物按《医疗机构消毒技术规范》处理：一次性针具一人一用一废弃，放入耐刺、防渗漏的专用利器盒中，集中处置。

2. 每次治疗前后，医务人员须按相关要求做好手卫生。

3. 职业防护：医务人员应遵循标准预防原则，埋针、出针时注意自我保护。

4. 记录：患者的一般情况和埋针局部皮肤情况；埋针时患者的反应及病情变化；异常情况、处理措施及效果等。

（五）评价

1.流程合理、技术熟练。

2.患者能否理解埋针的目的,并主动配合。

3 埋针穴位是否准确,体位安排是否合理舒适。

4.埋针后患者是否觉得舒适、症状缓解。

5.患者是否安全,有无皮肤红、肿、热、痛。

6.疗效评价标准见《中医护理方案》各病种护理效果评价表。

（六）技术风险点及处理措施

1.感染:埋针期间局部发生感染应立即起针,一般为轻度感染,可局部涂抹碘伏或安尔碘,保持局部皮肤的清洁,饮食宜清淡;若感染较重,需进行专科处理。

2.过敏:埋针期间发生过敏者应立即起针,一般轻过敏表现为施术局部皮肤的反应,可涂抹抗过敏药膏;若过敏症状较重,需进行专科处理。

三、操作流程及考核评分标准

皮内针操作流程

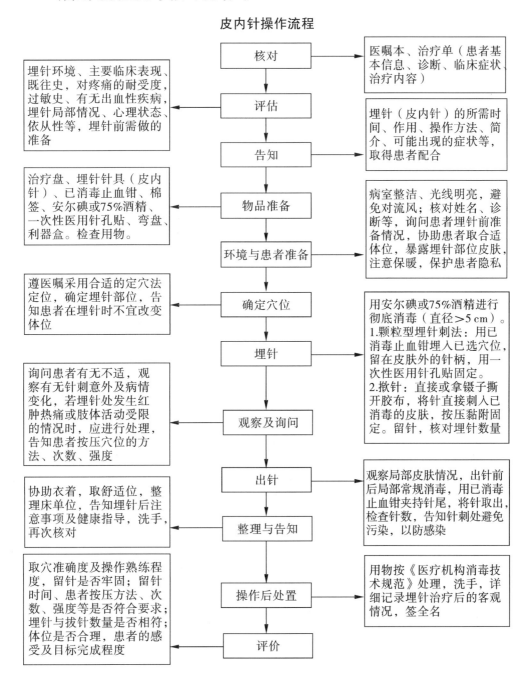

核对 → 医嘱本、治疗单（患者基本信息、诊断、临床症状、治疗内容）

埋针环境、主要临床表现、既往史、对疼痛的耐受度、过敏史、有无出血性疾病、埋针局部情况、心理状态、依从性等，埋针前需做的准备 ← 评估

告知 → 埋针（皮内针）的所需时间、作用、操作方法、简介、可能出现的症状等，取得患者配合

治疗盘、埋针针具（皮内针）、已消毒止血钳、棉签、安尔碘或75%酒精、一次性医用针孔贴、弯盘、利器盒。检查用物。 ← 物品准备

环境与患者准备 → 病室整洁、光线明亮，避免对流风；核对姓名、诊断等，询问患者埋针前准备情况，协助患者取合适体位，暴露埋针部位皮肤，注意保暖，保护患者隐私

遵医嘱采用合适的定穴法定位，确定埋针部位，告知患者在埋针时不宜改变体位 ← 确定穴位

埋针 → 用安尔碘或75%酒精进行彻底消毒（直径>5 cm）。1.颗粒型埋针刺法：用已消毒止血钳入已选穴位，留在皮肤外的针柄，用一次性医用针孔贴固定。2.揿针：直接或拿镊子撕开胶布，将针直接刺入已消毒的皮肤，按压黏附固定。留针，核对埋针数量

询问患者有无不适，观察有无针刺意外及病情变化，若埋针处发生红肿热痛或肢体活动受限的情况时，应进行处理，告知患者按压穴位的方法、次数、强度 ← 观察及询问

出针 → 观察局部皮肤情况，出针前后局部常规消毒，用已消毒止血钳夹持针尾，将针取出，检查针数，告知针刺处避免污染，以防感染

协助衣着，取舒适位，整理床单位，告知埋针后注意事项及健康指导，洗手，再次核对 ← 整理与告知

取穴准确度及操作熟练程度，留针是否牢固；留针时间、患者按压方法、次数、强度等是否符合要求；埋针与拔针数量是否相符；体位是否合理，患者的感受及目标完成程度 ← 评价

操作后处置 → 用物按《医疗机构消毒技术规范》处理，洗手，详细记录埋针治疗后的客观情况，签全名

皮内针操作考核评分标准

项目	分值	技术操作要求	评分等级 A	B	C	D	评分说明
仪表	2	仪表端庄、戴表	2	1	0	0	一项未完成扣1分
核对	2	核对医嘱	2	1	0	0	未核对扣2分;内容不全面扣1分
评估	7	临床症状、既往史、是否妊娠、出血性疾病等	4	3	2	1	一项未完成扣1分
		埋针部位皮肤情况、对疼痛的耐受程度	3	2	1	0	一项未完成扣1分
告知	3	解释作用、操作方法、局部感受,取得患者配合	3	2	1	0	一项未完成扣1分
用物准备	5	洗手,戴口罩	2	1	0	0	未洗手扣1分;未戴口罩扣1分
		备齐并检查用物	3	2	1	0	少备一项扣1分;未检查一项扣1分,最高扣3分
环境与患者准备	7	病室整洁、光线明亮,避免对流风	2	1	0	0	未进行环境准备扣2分;准备不全扣1分
		协助患者取舒适体位	2	1	0	0	未进行体位摆放扣2分;体位不舒适扣1分
		暴露埋针部位皮肤,注意保暖,保护隐私	3	2	1	0	未充分暴露埋针部位扣1分;未保暖扣1分;未保护隐私扣1分
操作过程 埋针	36	核对医嘱	2	1	0	0	未核对扣2分;内容不全面扣1分
		确定埋针部位	4	2	0	0	未确定埋针部位扣4分;穴位不准确扣2分
		对埋针部位处皮肤用安尔碘或75%酒精进行彻底消毒(直径大于5 cm)	4	2	0	0	消毒不符合要求扣2分/穴位,最高扣4分
		颗粒型皮内针的操作: 以左手拇、示指按压穴位上下皮肤,稍用力将针刺部位皮肤撑开固定右手用已消毒止血钳夹住针柄,对准腧穴与皮肤成15°角,沿皮下将针刺入真皮内,针身可沿皮下平行埋入0.5~1.0 cm。针刺方向四肢与经脉循行方向平行,背腹部与经脉循行方向垂直,针刺入皮内后,一次性医用针孔贴固定 撳钉型皮内针的操作: 拆开一次性无菌撳针包装。一手托住无菌撳针包装底座,另一手直接或拿镊子撕开胶布,取出无菌撳针。将针直接刺入已消毒的皮肤,按压黏附固定	12	8	4	0	未撑开固定扣2分;埋针方向不对扣2分;埋针角度不对扣2分;污染针具扣4分;固定不牢扣2分
		留针,核对埋针数量	2	1	0	0	未核对埋针数量扣2分

项目		分值	技术操作要求	评分等级				评分说明
				A	B	C	D	
操作过程	埋针	36	询问患者有无不适,观察有无针刺意外及病情变化,若埋针处发生红肿热痛或肢体活动受限的情况时,应进行处理	4	2	0	0	未询问患者感受扣2分;未观察扣2分
			告知患者按压穴位的方法、次数、强度	4	2	0	0	告知内容少1项扣1分
			观察患者局部皮肤,询问患者感受	4	2	0	0	未观察皮肤扣2分;未询问患者感受扣2分
	起针	16	出针后局部常规消毒,用已消毒止血钳夹持针尾,将针取出	4	2	0	0	未消毒扣2分
			检查针数,告知针刺处避免污染,以防感染	2	1	0	0	未检查针数扣1分;未告知扣1分
			协助患者取舒适体位,整理床单位	4	2	0	0	未安置体位扣2分;未整理床单位扣2分
			告知埋针后注意事项及健康指导	4	2	0	0	注意事项未告知扣2分;未健康指导扣2分
			洗手,再次核对	2	1	0	0	未洗手扣1分;未核对扣1分
操作后处置		6	用物按《医疗机构消毒技术规范》处理	2	1	0	0	处置方法不正确扣1分/项,最高扣2分
			洗手	2	0	0	0	未洗手扣2分
			详细记录埋针后的客观情况,确定埋针与拔针数量相符	2	1	0	0	未记录扣2分;记录不完全扣1分
评价		6	流程合理、技术熟练、局部皮肤无损伤、询问患者感受	6	4	2	0	一项不合格扣2分,最高扣6分;出现烫伤扣6分
理论提问		10	皮内针的禁忌证	5	3	0	0	回答不全面扣2分/题;未答出扣5分/题
			皮内针的注意事项及操作方法	5	3	0	0	
得　分								

48 穴位按摩

一、技术简介

穴位按摩法,是指通过特定手法作用于人体体表的特定部位或穴位的一种治疗方法,具有疏通经络、滑利关节、强筋壮骨、散寒止痛、健脾和胃、消积导滞、扶正祛邪等作用。临床上常用的手法包括推法、揉法、摩法、擦法、搓法、抹法、振法、按法、捏法、拿法、弹法、掐法12种手法。推拿法、手指点穴等可参照此技术。

(一)适应证

1. 骨外科疾病:颈椎病、落枕、腰椎间盘突出症、肩周炎、软组织扭伤等。
2. 普外科疾病:术后肠粘连、慢性前列腺炎、慢性阑尾炎、下肢静脉曲张、乳痈等。
3. 内科疾病:胃脘痛、失眠、头痛、感冒、久泻、中风后遗症等。
4. 妇科疾病:月经失调、痛经、闭经、慢性盆腔炎、产后耻骨联合分离症等。
5. 儿科疾病:小儿发热、腹泻、疳积、惊风、便秘、肠套叠、哮喘、遗尿、小儿麻痹后遗症等。
6. 五官科疾病:鼻炎、耳聋、耳鸣、斜视、近视等。
7. 各种亚健康人群。

(二)禁忌证

1. 感染化脓的体表部位不宜进行穴位按摩。
2. 癌变的部位不宜进行穴位按摩。
3. 皮肤烫伤、皮肤破损与瘢痕处禁止穴位按摩。
4. 过饱、饥饿和大量运动后不宜按摩,以免发生晕厥。
5. 高血压以及严重心脏病的老年患者宜用轻手法按摩。
6. 肾炎患者不宜用重手法按摩腰部脊椎两侧肾区。
7. 各种出血性疾病、急性炎症和急性传染病患者、孕妇的腰腹部禁止按摩。

二、技术操作要求

(一)评估要点

1. 患者基本情况、诊断、证型、临床表现、既往史(如是否有心血管疾病等)、过敏史、凝血机制等。
2. 穴位按摩部位的皮肤情况。

3.对疼痛的耐受程度。

4.女性患者是否处于妊娠期、月经期。

5.患者认知能力、目前心理状况、依从性等。

6.评估病室环境,保护患者隐私。

(二)操作要点

1.推法

(1)指、掌或肘推法:用指、掌或肘着力于一定部位上,进行单方向的直线摩擦。用指称为指推法,用掌称为掌推法,用肘称为肘推法。操作时,操作者的指、掌、肘要紧贴患者体表,用力要稳,速度缓慢均匀,以能使肌肤深层透热而不擦伤皮肤为度。此法可在人体各部位使用,能提高肌肉的兴奋性,促进血液循环,并有舒筋活络的作用。

(2)一指禅推法:用拇指指腹或指端着力于推拿部位,腕部放松、沉肩、垂肘、悬腕、以肘部为支点,前臂做主动摆动,带动腕部摆动和拇指关节做屈伸活动。手法频率120~160次/min,压力、频率、摆动幅度要均匀,动作要灵活,操作时要达到患者有透热感。常用于头面、胸腹及四肢等处。具有舒筋活络、调和营卫、健脾和胃、祛瘀消积的功能。

2.揉法:用手掌大鱼际,掌根或拇指指腹着力,腕关节或掌指做轻柔缓和的摆动,操作时压力要轻柔,动作要协调而有节律,一般速度120~160次/min;适用于全身各部位。具有宽胸理气、消积导滞、活血化瘀、消肿止痛等作用。

3.摩法:用手掌掌面或手指指腹附着于一定部位或穴位,以腕关节连同前臂作节律性的环旋运动。此法操作时肘关节自然弯曲,腕部放松,指掌自然伸直,动作要缓慢而协调,频率120次/min。此法刺激轻柔,常用于胸腹,胁肋部位。具有理气和中、消食导滞、调节肠胃蠕动等作用。

4.擦法(平推法):用手掌大鱼际,掌根或小鱼际附着在一定部位,进行直线来回摩擦。操作时手指自然伸开,整个指掌要贴在患者体表治疗部位,以肩关节为支点,上臂主动带动手掌做前后或上下往返移动。动作要均匀连续,推动幅度要大,呼吸自然,不可屏气,频率100~120次/min。此法用于胸腹、肩背、腰臀及四肢。具有温经通络、行气活血、消肿止痛、健脾和胃等作用。

5.搓法:用双手掌面夹住一定的部位,相对用力做快速搓揉,同时做上下往返移动。操作时双手要对称,搓动要快,移动要慢。手法先由轻到重,再由重到轻,先由慢到快,再由快到慢。适用于腰背,胁肋及四肢部位,一般作为推拿结束时手法。具有调和气血、舒筋活络等作用。

6.抹法:用单手或双手拇指指腹紧贴皮肤,做上下或左右往返移动。操作用力要轻而不浮,重而不滞。适用头面及颈部。具有开窍镇静、醒脑明目等作用。

7.振法:用手指端或手掌着力于体表,前臂和手部肌肉静止性用力,产生较快速的振动波,使受术部位或穴位有被振动感及温热感。操作时力量要集中在指端或手掌上,振动的频率较高,多用于单手操作,也可双手同时进行,适用于全身各部位和穴位。具有祛瘀消积、和中理气等作用。

8.按法:用拇指端指腹或单掌或双掌(双掌重叠)按压体表,并稍留片刻。操作时着力部位要紧贴体表,不可移动,用力要由轻到重,不可用暴力猛然按压。指按法适用于全身各部穴位;掌按法适用于腰背及腹部。具有放松肌肉、活血止痛等作用。

9. 捏法:用拇指与示、中两指或拇指与其余四指将患处皮肤、肌肉、肌腱捏起,相对用力挤压。操作时要连续向前提捏推行,均匀而有节律。适用于头部、颈部、肩背及四肢。具有舒筋活络、祛风散寒等作用。

10. 拿法:捏而提起谓之拿,即用拇指与示、中两指或拇指与其余四指相对用力,在一定部位或穴位上进行节律性地提捏。操作时用力要由轻而重,不可突然用力,动作要缓和而有连贯性。适用于颈项、肩背及四肢等部位。具有祛风散寒、舒筋活络等作用。

11. 弹法:用一手手指指腹紧压住另一手指指甲,受压手指端用力弹出,连续弹击治疗部位。操作时弹击力要均匀,频率为 120 ~ 160 次/min。可用于全身各部,尤以头面、颈项部最为常用。具有舒筋活络、祛风散寒等作用。

12. 掐法:用拇指指甲重刺穴位。掐法是强刺激手法之一,操作时要逐渐用力,达深透为止,不要掐破皮肤,掐后轻揉皮肤,以缓解不适。多用于急救和止痛,常掐合谷、人中、足三里等穴。具有疏通血脉、宣通经络等作用。

（三）注意事项

1. 治疗前告知患者操作方法、局部感受,取得患者配合。

2. 操作前应修剪指甲,以免损伤患者皮肤。

3. 为减少阻力或提高疗效,术者手上可蘸水、滑石粉、石蜡油、姜汁、酒等润肤介质。

4. 协助患者取舒适卧位:原则上要充分暴露穴位按摩部位皮肤,使患者舒适持久,方便术者操作。操作时要随时遮盖不需暴露的部位,防止患者受凉,保护隐私。

5. 注意室温的调节,保持室内空气流通,但应避免直接吹风。

6. 在腰腹部治疗前,应嘱患者先排空大小便。

7. 治疗过程中注意观察患者全身情况,如其出现面白肢冷或剧烈疼痛,应立即停止操作。

8. 手法应熟练,并要求柔和、有力、持久、均匀,运动能达组织深部,禁用暴力和相反力,以防组织损伤,一般宜在饭后 1 ~ 2 h 进行,每个穴位施术 1 ~ 2 min,15 ~ 20 min/次。

（四）操作后处置

1. 用物按《医疗机构消毒技术规范》处理。

2. 床单、枕巾等直接接触患者的用品应每人次更换,亦可选择使用一次性床单。

3. 一次性使用的治疗巾应一人一用一更换,头面部、下肢及足部应区分使用。每次治疗前后,医务人员须按相关要求做好手卫生。

4. 记录:患者的一般情况和按摩局部皮肤情况;穴位按摩时患者的反应及病情变化;异常情况、处理措施及效果等。

（五）评价

1. 流程合理、技术熟练。

2.患者能否理解穴位按摩的目的,并主动配合。

3.穴位按摩部位是否准确,体位安排是否合理舒适。

4.穴位按摩后,患者是否觉得温热、舒适,症状缓解。

5.患者是否安全,有无受凉。

6.疗效评价标准见《中医护理方案》各病种护理效果评价表。

（六）技术风险点及处理措施

1.晕厥:若患者出现头晕、眼花、心慌气短等不适感,应立即停止按摩,让患者卧床休息,用大拇指轻按内关穴。对于饥饿所致者,应给予甜食等补充能量;对于已昏迷的患者,可采取急救措施,用手指捏掐人中、中冲,并在胸部用手掌轻柔,以利于血液循环。为防止晕厥的发生,对体质虚弱、神经衰弱的患者,治疗时手法宜轻柔;精神紧张的患者应消除其思想顾虑;饥饿的患者应先进食或喝些糖水。

2.疼痛加重:对腰痛、腿痛、背痛等症状,倘若按摩手法过重,或第一次按摩,有可能疼痛反而加重,通常情况下,痛感会在一两天后消失,原来的疼痛症状也会有所缓解。为避免患者疼痛加重,首次按摩操作手法应轻柔和缓,以患者感觉不是十分痛苦为宜,特别是腰部肾脏解剖部位,切忌用蛮力按摩。

3.岔气与肌肉损伤:出现岔气时,要配合患者呼吸做牵拉上肢推压后背的运动,以减轻痛感。对于肌肉皮肤损伤,可用红花油轻涂血瘀处一两次即可。

三、操作流程及考核评分标准

穴位按摩操作流程

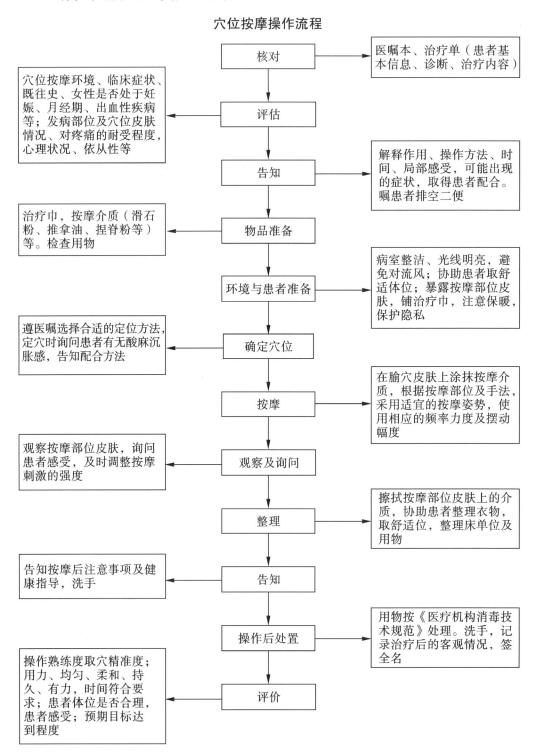

穴位按摩操作考核评分标准

项目	分值	技术操作要求	评分等级				评分说明
			A	B	C	D	
仪表	4	仪表端庄、衣帽整洁、修剪指甲、戴表	4	3	2	1	一项未完成扣1分
核对	2	核对医嘱	2	1	0	0	未核对扣2分;内容不全面扣1分
评估	5	按摩环境;临床症状、既往史;女性是否处于妊娠、月经期等	3	2	1	0	一项未完成扣1分
		按摩部位皮肤情况、对疼痛的耐受程度	2	1	0	0	一项未完成扣1分
告知	3	解释作用、操作方法、局部感受,取得患者配合	3	2	1	0	一项未完成扣1分
用物准备	5	洗手,戴口罩	2	1	0	0	未洗手扣1分;未戴口罩扣1分
		备齐并检查用物	2	1	0	0	少备一项扣1分;未检查一项扣1分,最高扣2分
环境与患者准备	7	病室整洁、光线明亮,避免对流风	2	1	0	0	未进行环境准备扣2分;准备不全扣1分
		协助患者取舒适体位	2	1	0	0	未进行体位摆放扣2分;体位不舒适扣1分
		暴露按摩部位皮肤,注意保暖,保护隐私	3	2	1	0	未充分暴露按摩部位扣1分;未保暖扣1分;未保护隐私扣1分
操作过程	50	核对医嘱	2	1	0	0	未核对扣2分;内容不全面扣1分
		用合适的定穴法定穴,定穴时询问患者有无酸麻沉胀感,告知配合方法	3	2	1	0	一项未完成扣1分,定穴错误扣3分
		在腧穴皮肤上涂抹按摩介质,根据按摩部位及手法,采用适宜的按摩姿势,使用相应的频率、力度及摆动幅度	15	10	5	0	按摩手法选择错误扣15分;按摩手法不规范扣10分;未涂按摩介质扣5分
		至少选择3种手法,方法正确	12	8	4	0	少一种手法扣4分;手法不符合要求扣4分
		观察按摩部位皮肤情况及病情变化,询问患者感受,及时调整按摩刺激强度	3	2	1	0	一项未完成扣1分
		擦拭按摩部位皮肤上的介质	1	0	0	0	未清洁皮肤扣1分
		观察患者局部皮肤,询问患者感受	4	2	0	0	操作后未观察患者皮肤扣2分;未询问患者感受扣2分
		协助患者取舒适体位,整理床单位	4	2	0	0	未安置体位扣2分;未整理床单位扣2分
		告知按摩后相关注意事项,酌情开窗通风	4	3	2	1	注意事项内容少一项扣1分,最高扣2分;未酌情开窗扣2分
		洗手,再次核对	2	1	0	0	未洗手扣1分;未核对扣1分

项目	分值	技术操作要求	评分等级 A	B	C	D	评分说明
操作后处置	6	用物按《医疗机构消毒技术规范》处理	2	1	0	0	处置方法不正确扣1分/项,最高扣2分
		洗手	2	0	0	0	未洗手扣2分
		记录	2	1	0	0	未记录扣2分;记录不完全扣1分
评价	8	技术熟练、取穴精准;局部皮肤无损伤、询问患者感受;操作时间符合要求;目标达到程度	8	4	2	0	一项不合格扣2分,最高扣8分;出现皮损扣8分
理论提问	10	穴位按摩的禁忌证	5	3	0	0	回答不全面扣2分/题;未答出扣5分/题
		穴位按摩的注意事项以及常用的穴位按摩12种操作手法	5	3	0	0	
得　分							

49 手指点穴+乳房积乳疏通术

一、技术简介

手指点穴+乳房积乳疏通术是在产妇乳房及乳房周边腧穴上,运用点、按、揉等不同专业手法,保证乳腺导管通畅,促进乳汁分泌,顺利进行母乳喂养的一种中医疗法。

(一)适应证

1. 哺乳期妇女乳房结块和乳头"小白点",肿胀疼痛,发热恶寒,体温 38.5 ℃以下,乳汁排泄不畅者。
2. 局部肿块经诊断未成脓者。
3. 产后第一次人工排乳,即"开奶"。
4. 乳头内陷,有碍哺乳者,可行此法将乳汁挤入储奶器再喂养婴儿。

(二)禁忌证

1. 乳痈成脓期或溃后期禁用。
2. 急性乳腺炎合并血压低于 90/60 mmHg 或心率大于 130 次/min 者禁用。
3. 体温 38.5 ℃以上、精神状况差者禁用。
4. 精神异常,有皮肤病及皮肤破损,有体液传染性疾病者禁用。
5. 哺乳期乳腺癌患者禁用。

二、技术操作要求

(一)评估要点

1. 病室环境,温度适宜。
2. 主要症状、身体状况及既往史、泌乳情况、乳房局部皮肤情况、有无乳头皲裂等。

(二)操作要点

1. 协助患者取合理体位,暴露患侧乳房,注意保暖和遮挡。下垫中单、毛巾,局部涂润滑剂或挤出少许乳汁润滑乳房。
2. 检:检查乳房红、肿、热、痛、硬块及波动感,乳头是否有内陷、皲裂、白点等。
3. 点:点、按、揉膻中、膺窗、乳中、乳根、天溪等穴。
4. 提:提拉乳头及乳晕部 3～10 次,以扩张输乳管,疏通乳头乳晕区淤乳。
5. 揉:沿乳腺管方向揉按并排出乳汁。揉按顺序:乳房中上部→乳房中部→乳房小叶边缘。

6. 推：一手虎口托住乳房，另一手中、示指或大拇指自乳根部向乳头方向推进数次，至乳晕处。

7. 排：拇、示指或双手配合夹持乳头及乳晕区，不断拉、揪、提，至宿乳呈喷射状排出。反复进行 3～5 次，可使淤积的乳汁充分地排出，直至乳房排空变软。

8. 单侧乳房疏通控制在 10 min 左右。动作宜轻柔，禁用暴力，防止损伤乳腺组织。

（三）注意事项

1. 告知患者操作方法、局部感受，取得患者配合，治疗前排空大小便。

2. 协助患者取合理体位，要充分暴露患侧乳房，使患者体位舒适，方便术者操作。注意保暖和遮挡，保护隐私。

3. 室温保持在 22～24 ℃，应避免对流风。

4. 排乳手法宜轻柔，时间不宜过长，避免频繁手法刺激，禁止暴力操作，单侧乳房疏通控制在 10 min 左右。

5. 排乳时注意观察患者全身情况，若见面色苍白、寒战、高热者应立即停止操作。

6. 乳晕受损时，可轻柔挤压乳晕边缘；乳房表面有创面时，禁止在创面处行手法排乳。

7. 治疗结束后，嘱患者缓慢坐起，饮适量温开水，休息片刻再外出，注意避风保暖。

（四）操作后处置

1. 用物按《医疗机构消毒技术规范》处理。

2. 床单、枕巾等直接接触患者的用品应每人次更换，亦可选择使用一次性床单。一次性使用的毛巾应一人一用一更换。

3. 每次治疗前后，医务人员须按要求做好手卫生。

4. 职业防护：医务人员应遵循标准预防原则。

5. 记录：患者的局部皮肤情况；排乳时患者的反应及病情变化；异常情况、处理措施及效果等。

（五）评价

1. 流程合理、技术熟练。

2. 穴位是否准确，体位安排是否合理舒适。

3. 治疗后患者是否觉得症状缓解。

4. 疗效评价标准见《中医护理方案》各病种护理效果评价表。

（六）技术风险点及处理措施

频繁手法刺激后引起局部的皮肤红肿，可用局部冷敷缓解；排乳过程中引起面色苍白、寒战、高热，立即停止操作，告知医生遵医嘱对症处理。

三、操作流程及考核评分标准

手指点穴+乳房积乳疏通术操作流程

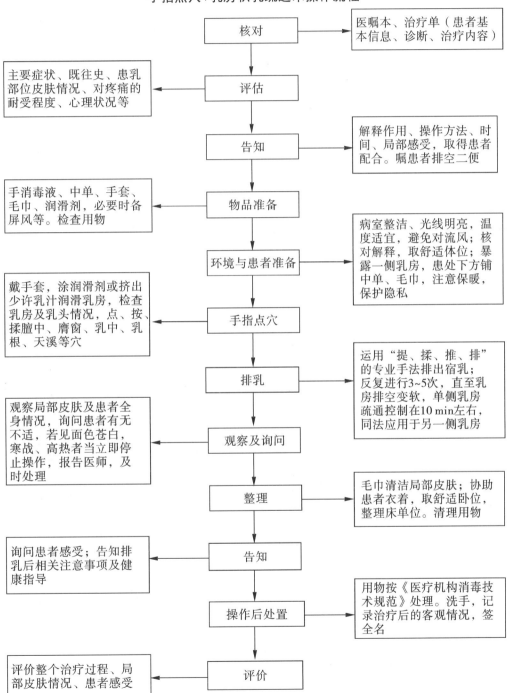

核对 → 医嘱本、治疗单（患者基本信息、诊断、治疗内容）

评估 ← 主要症状、既往史、患乳部位皮肤情况、对疼痛的耐受程度、心理状况等

告知 → 解释作用、操作方法、时间、局部感受，取得患者配合。嘱患者排空二便

物品准备 ← 手消毒液、中单、手套、毛巾、润滑剂，必要时备屏风等。检查用物

环境与患者准备 → 病室整洁、光线明亮，温度适宜，避免对流风；核对解释，取舒适体位；暴露一侧乳房，患处下方铺中单、毛巾，注意保暖，保护隐私

手指点穴 ← 戴手套，涂润滑剂或挤出少许乳汁润滑乳房，检查乳房及乳头情况，点、按、揉膻中、膺窗、乳中、乳根、天溪等穴

排乳 → 运用"提、揉、推、排"的专业手法排出宿乳；反复进行3~5次，直至乳房排空变软，单侧乳房疏通控制在10 min左右，同法应用于另一侧乳房

观察及询问 ← 观察局部皮肤及患者全身情况，询问患者有无不适，若见面色苍白、寒战、高热者当立即停止操作，报告医师，及时处理

整理 → 毛巾清洁局部皮肤；协助患者衣着，取舒适卧位，整理床单位。清理用物

告知 ← 询问患者感受；告知排乳后相关注意事项及健康指导

操作后处置 → 用物按《医疗机构消毒技术规范》处理。洗手，记录治疗后的客观情况，签全名

评价 ← 评价整个治疗过程、局部皮肤情况、患者感受

手指点穴+乳房积乳疏通术操作考核评分标准

项目	分值	技术操作要求	评分等级				评分说明
			A	B	C	D	
仪表	2	仪表端庄、戴表	2	1	0	0	一项未完成扣1分
核对	2	核对医嘱	2	1	0	0	未核对扣2分;内容不全面扣1分
评估	7	临床症状、既往史、精神状态	4	3	2	1	一项未完成扣1分
		乳房部位皮肤情况、对疼痛的耐受程度、心理状况	3	2	1	0	一项未完成扣1分
告知	3	解释作用、操作方法、局部感受,取得配合	3	2	1	0	一项未完成扣1分
用物准备	6	洗手,戴口罩	2	1	0	0	未洗手扣1分;未戴口罩扣1分
		备齐并检查用物	4	1	0	0	少备一项扣1分;未检查一项扣1分
环境与患者准备	6	病室整洁、光线明亮,避免对流风	2	1	0	0	未进行环境准备扣2分
		协助患者取舒适体位	2	1	0	0	未摆放体位扣2分;体位不舒适扣1分
		暴露一侧乳房,患处下方铺中单、毛巾,注意保暖,保护隐私	2	1	0	0	未充分暴露乳房部位扣1分;未保暖及保护隐私扣1分
操作过程	54	核对医嘱	4	2	1	0	未核对扣2分;内容不全面扣1分
		戴手套,涂润滑剂或挤出少许乳汁润滑乳房,检查乳房及乳头情况,点、按、揉膻中、膺窗、乳中、乳根、天溪等穴	10	8	4	0	未检查乳房扣6分;未刺激穴位扣4分;穴位定位不正确扣4分
		运用"提、揉、推、排"的专业手法排出宿乳;反复进行3~5次,直至乳房排空变软	10	8	4	0	手法不正确分别扣3分;步骤少一个扣4分
		动作轻柔,禁用暴力,防止损伤乳腺组织。单侧乳房疏通控制在10 min左右。同法应用于另一侧乳房	8	4	2	0	动作暴力扣5分;未排空变软扣6分;排乳时间过长扣4分
		观察局部皮肤及患者全身情况,询问患者有无不适,如有异常应立即停止操作,报告医师,及时处理	8	6	4	2	未观察皮肤扣4分;未询问患者感受扣4分
		毛巾清洁局部皮肤;协助患者衣着,取舒适体位,整理床单位。清理用物	6	4	3	2	未清洁扣2分;未协助着衣扣2分;未取舒适体位扣2分;未整理床单位扣2分
		询问患者感受;告知注意事项及健康指导	4	2	0	0	未告知扣4分;告知不全面扣2分
		洗手,再次核对	4	2	0	0	未洗手扣2分;未再次核对扣2分

项目	分值	技术操作要求	评分等级 A	B	C	D	评分说明
操作后处置	6	用物按《医疗机构消毒技术规范》处理	2	1	0	0	处置方法不正确扣1分/项,最高扣2分
		洗手	2	0	0	0	未洗手扣2分
		记录	2	1	0	0	未记录扣2分;记录不完全扣1分
评价	4	流程合理、技术熟练、局部皮肤无损伤、动作轻柔	4	3	2	0	一项不合格扣2分,最高扣4分
理论提问	10	手指点穴+乳房积乳疏通术的禁忌证	5	3	0	0	回答不全面扣2分/题;未答出扣5分/题
		手指点穴+乳房积乳疏通术的注意事项	5	3	0	0	
得　分							

50 砭石灸

一、技术简介

砭石灸技术是传统砭石疗法与现代科技手段相结合(将砭石植入加热装备和温度传感装置,达到长时间高温及精细调温的新型灸疗技术),将通电砭灸仪蘸取介质,在患者体表一定部位或穴位上进行温通和推刮,通过温热的砭石辐射渗透功效,使局部皮下出现瘀斑或痧痕,将脏腑秽浊之气经腠理通达于外,从而促使气血流畅,达到温经通络、活血行气、消瘀散结、消肿止痛、祛风除湿及预防保健的作用。

(一)适应证

1. 温经散寒:风寒湿痹和寒邪所致的胃脘痛、腹痛、泄泻、痢疾、痛经、闭经等病症。
2. 扶阳固脱:虚寒证、寒厥证、虚脱证和中气不足、阳气下陷而引起的遗尿、久泻、脱肛、阴挺、崩漏、带下等病症。
3. 消瘀散结:气血凝滞所致的乳痈初起、瘰疬、瘿瘤等病症。
4. 消肿止痛:跌打损伤所致的局部瘀血、肿痛,或者扭伤引起的腰背不适、行动不便等病症。
5. 祛风除湿:风湿痹病所致的肢体冷痛、麻木、沉重、酸胀等病症。
6. 防病保健:可以激发人体正气,增强抗病能力,起到防病保健的作用。
7. 减肥美容等。

(二)禁忌证

1. 颜面部、大血管处、关节活动部位禁用,以免烫伤,形成瘢痕。
2. 空腹、过饱、醉酒、极度疲劳和对砭石灸疗法恐惧者慎用。
3. 孕妇的腹部和腰骶部、乳头、外生殖器等禁用。
4. 实热证、阴虚发热者慎用,如高热、高血压危象等。
5. 严重心血管疾病、肝肾功能不全、昏迷、抽搐,或身体极度衰竭、形瘦骨立、年老体弱、儿童、有出血倾向等禁用。
6. 某些传染性皮肤病、皮肤疖肿包块、皮肤过敏者等禁用。
7. 无自制能力的人,如精神病患者等禁用。

二、技术操作要求

(一)评估要点

1. 病室环境及温度。
2. 患者基本情况、诊断、证型、临床表现、既往史、过敏史、是否有出血性疾病等。
3. 治疗部位的皮肤情况,对热、痛的耐受程度。
4. 女性患者是否处于妊娠期、月经期。
5. 患者认知能力、目前心理状况、依从性等。

(二)操作要点

1. 预热后的砭灸仪蘸取一定的介质,在选定的部位,从上至下,由内向外朝单一方向反复推刮,不要来回刮,用力要均匀,由轻到重,以患者能耐受为度。推刮数次后,感觉涩滞时,需蘸介质再推刮,每个部位一般推刮 10~20 次,以出现紫红色斑点或斑块为度或出现粟粒状、丘疹样斑点,或条索状斑块等形态变化,并伴有局部热感或轻微疼痛。
2. 局部治疗时间一般 20 min 左右,或以患者能耐受为度。

(三)注意事项

1. 治疗时,室内要保持空气流通,避免对流风,如天冷时应用本疗法要注意避免感受风寒。
2. 砭灸仪砭石能量端必须边缘光滑,没有破损。推刮数次后,操作者感觉砭石能量端涩滞时,须及时蘸湿再推刮,不能干刮,应时时蘸取介质保持润滑,以免刮伤皮肤。
3. 操作过程中,应注意观察局部皮肤颜色变化情况,随时询问患者感觉,及时调整手法力度及温度,以保证操作的顺利进行。对不出痧或出痧少的部位不可强求出痧,禁用暴力。
4. 治疗顺序:先头面后手足,先腰背后胸腹,先上肢后下肢,先内侧后外侧。推刮背时,应在脊柱两侧沿肋间隙呈弧线由内向外刮。
5. 神经衰弱患者进行头部治疗时,最好选择在白天治疗。
6. 治疗过程中要随时观察患者有无头晕、目眩、心慌、出冷汗、面色苍白、恶心欲吐,甚至神昏扑倒或皮肤损伤等晕刮现象发生。
7. 治疗结束后,嘱患者缓慢坐起,饮适量温开水,休息片刻再外出,注意避风保暖。治疗后 30 min 内忌洗凉水澡。
8. 治疗后保持心情愉快;饮食宜清淡、易消化,忌生冷油腻之品。
9. 治疗时间:本次治疗与前次治疗应间隔 3~6 d,或以痧痕消退为准。3~5 次为 1 个疗程。

(四)操作后处置

1. 治疗结束及时关闭电源,妥善放置,自然降温,注意安全。

2. 用物按《医疗机构消毒技术规范》处理。

3. 床单、枕巾等直接接触患者的用品应每人次更换,亦可选择使用一次性床单。

4. 一次性使用的治疗巾应一人一用一更换,头面部、下肢及足部应区分使用。每次治疗前后,医务人员须按相关要求做好手卫生。

5. 职业防护:医务人员应遵循标准预防原则。

6. 记录:患者的一般情况和治疗局部皮肤情况;治疗时患者的反应及病情变化;异常情况、处理措施及效果等。

(五)评价

1. 流程合理、技术熟练。

2. 患者能否理解砭石灸的目的,并主动配合。

3. 治疗部位是否准确,体位安排是否合理舒适。

4. 治疗后局部皮肤反应是否正常;患者是否觉得温热、舒适,症状缓解。

5. 患者是否安全,有无皮肤破损、烫伤。

6. 疗效评价标准见《中医护理方案》各病种护理效果评价表。

(六)技术风险点及处理措施

1. 晕刮:若发生晕刮,应立即停止治疗,取平卧位或头低脚高位,注意保暖,轻者一般休息片刻或饮温开水后即可恢复;重者可掐按人中、内关、足三里即可恢复;严重时按晕厥处理。

2. 烫伤:如果治疗后出现小水疱,无须处理,会自行吸收;如果水疱较大,可用无菌注射器抽去疱内液体,覆盖无菌纱布,保持干燥,防止感染。

3. 皮肤破损:若发生皮肤破损,应密切观察并给予适当处理。

三、操作流程及考核评分标准

砭石灸操作流程

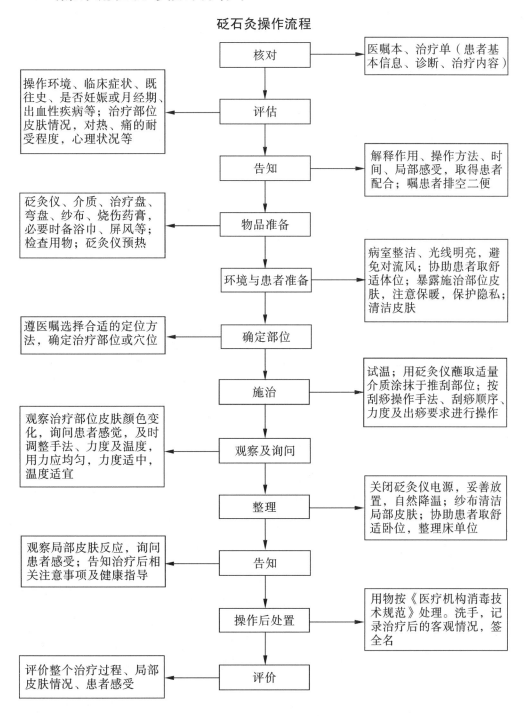

核对 → 医嘱本、治疗单（患者基本信息、诊断、治疗内容）

操作环境、临床症状、既往史、是否妊娠或月经期、出血性疾病等；治疗部位皮肤情况，对热、痛的耐受程度，心理状况等 ← 评估

告知 → 解释作用、操作方法、时间、局部感受，取得患者配合；嘱患者排空二便

砭灸仪、介质、治疗盘、弯盘、纱布、烧伤药膏，必要时备浴巾、屏风等；检查用物；砭灸仪预热 ← 物品准备

环境与患者准备 → 病室整洁、光线明亮，避免对流风；协助患者取舒适体位；暴露施治部位皮肤，注意保暖，保护隐私；清洁皮肤

遵医嘱选择合适的定位方法，确定治疗部位或穴位 ← 确定部位

施治 → 试温；用砭灸仪蘸取适量介质涂抹于推刮部位；按刮痧操作手法、刮痧顺序、力度及出痧要求进行操作

观察治疗部位皮肤颜色变化，询问患者感觉，及时调整手法、力度及温度，用力应均匀，力度适中，温度适宜 ← 观察及询问

整理 → 关闭砭灸仪电源，妥善放置，自然降温；纱布清洁局部皮肤；协助患者取舒适卧位，整理床单位

观察局部皮肤反应，询问患者感受；告知治疗后相关注意事项及健康指导 ← 告知

操作后处置 → 用物按《医疗机构消毒技术规范》处理。洗手，记录治疗后的客观情况，签全名

评价整个治疗过程、局部皮肤情况、患者感受 ← 评价

砭石灸操作考核评分标准

项目	分值	技术操作要求	评分等级 A	B	C	D	评分说明
仪表	2	仪表端庄、戴表	2	1	0	0	一项未完成扣1分
核对	2	核对医嘱	2	1	0	0	未核对扣2分;内容不全面扣1分
评估	7	临床症状、既往史、是否妊娠或月经期、出血性疾病等	4	3	2	1	一项未完成扣1分
		治疗部位皮肤情况、对热、痛的耐受程度,患者认知能力、目前心理状况、依从性	3	2	1	0	一项未完成扣1分
告知	3	解释作用、操作方法、局部感受,取得患者配合	3	2	1	0	一项未完成扣1分
用物准备	5	洗手,戴口罩	2	1	0	0	未洗手扣1分;未戴口罩扣1分
		备齐并检查用物,打开电源,预热	3	2	1	0	少备一项扣1分;未检查一项扣1分;未打开电源预热扣1份;最高扣3分
环境与患者准备	7	病室整洁、光线明亮,避免对流风	2	1	0	0	未进行环境准备扣2分;准备不全扣1分
		协助患者取舒适体位	2	1	0	0	未进行体位摆放扣2分;体位不舒适扣1分
		暴露治疗部位皮肤,注意保暖,保护隐私	3	2	1	0	未充分暴露施灸部位扣1分;未保暖扣1分;未保护隐私扣1分
操作过程	52	核对医嘱	2	1	0	0	未核对扣2分;内容不全面扣1分
		试温,砭灸仪蘸取适量介质涂抹于治疗部位	4	2	0	0	未试温扣2分;未蘸取介质扣2分;介质过多或过少扣2分
		治疗顺序:先头面后手足,先腰背后胸腹,先上肢后下肢,先内侧后外侧	8	2	0	0	治疗顺序不符合要求扣2分/部位,最高扣8分
		用力要均匀,由轻到重,以患者能耐受为度,单一方向,不要来回刮	8	8	4	0	力度不均匀扣4分;来回刮扣4分
		观察治疗部位皮肤颜色变化,询问患者感觉,及时调整手法、力度及温度,每个部位一般刮10~20次	8	4	0	0	未观察扣2分;未询问患者感受扣2分;治疗时间不合理扣4分
		关闭砭灸仪电源,妥善放置,自然降温	4	3	2	1	未关闭电源扣2分;未妥善放置扣2分
		纱布清洁局部皮肤	4	2	0	0	未清洁皮肤扣4分
		协助患者取舒适体位,整理床单位	4	2	0	0	未安置体位扣2分;未整理床单位扣2分
		观察患者局部皮肤反应,询问患者感受	4	2	0	0	治疗后未观察皮肤反应扣2分;未询问患者感受扣2分
		告知治疗后相关注意事项及健康指导	4	3	2	1	注意事项内容少一项扣1分,最高扣4分
		洗手,再次核对	2	1	0	0	未洗手扣1分;未核对扣1分

项目	分值	技术操作要求	评分等级 A	B	C	D	评分说明
操作后处置	6	用物按《医疗机构消毒技术规范》处理	2	1	0	0	处置方法不正确扣1分/项,最高扣2分
		洗手	2	0	0	0	未洗手扣2分
		记录	2	1	0	0	未记录扣2分;记录不完全扣1分
评价	6	流程合理、技术熟练、局部皮肤无损伤、询问患者感受	6	4	2	0	一项不合格扣2分,最高扣6分;出现烫伤扣6分
理论提问	10	砭石灸的禁忌证	5	3	0	0	回答不全面扣2分/题;未答出扣5分/题
		砭石灸的注意事项	5	3	0	0	
得 分							

51 中药泥灸

一、技术简介

中药泥灸是利用天然岩矿火山能量泥的热辐射作用和中草药的特殊渗透力,在体表相应部位或穴位上进行药灸和温敷,通过热灼、熨烫、药力热传导和穴位刺激,以达到温经散寒、活血通络、消瘀散结、消肿止痛、祛风除湿、扶本固元及预防保健的作用。

(一)适应证

1.湿邪和寒邪所致的胃脘痛、腹痛、泄泻、痢疾、关节炎、痛经;胃寒胃热引起的大便干结和便秘等病症。

2.经络痹阻不通所致的风湿性关节炎、类风湿关节炎、肩周炎、颈椎病、腰肌劳损、关节痛、腰腿痛、骨质增生、椎间盘突出、陈旧性损伤等引起的疼痛、麻木、肿胀、屈伸不利等病症。

3.气血凝滞所致的乳痈初起、瘰疬、瘿瘤等病症。

4.风湿痹病所致的肢体冷痛、麻木、沉重、酸胀等病症。

5.借热助阳,温壮脏腑阳气;可用于虚寒证、寒厥证、虚脱证,以及中气不足、阳气下陷而引起的遗尿、久泻、脱肛、崩漏、带下等病症。

6.跌打损伤所致的局部瘀血、肿痛,或者扭伤引起的腰背不适、行动不便等病症。

7.可以激发人体正气,增强抗病能力,防病保健。

8.减肥美容等。

(二)禁忌证

1.颜面部、大血管行走的体表区域、黏膜附近处慎用,以免烫伤,形成瘢痕。

2.皮肤感觉障碍、感染及开放伤口、局部皮肤破损禁用。

3.空腹、过饱、醉酒、极度疲劳者慎用。

4.孕妇的腹部和腰骶部、乳头、外生殖器及经期禁用。

5.实热证、阴虚发热者慎用,如高热、高血压危象等。

6.严重心血管疾病、肝肾功能不全、昏迷、抽搐,或身体极度衰竭、形瘦骨立、年老体弱、幼儿、有出血倾向等禁用。

7.某些传染性皮肤病、皮肤疖肿包块、跌打损伤 24 h 急性期内禁用。

8.对火山泥、中药过敏者、经常性的皮肤过敏者,有严重的气管炎、哮喘等禁用。

9.无自制能力的人,如精神病患者等禁用。

二、技术操作要求

(一)评估要点

1.病室环境及温度。

2.患者基本情况、诊断、证型、临床表现、既往史、过敏史等。

3.治疗部位的皮肤情况,对热耐受程度。

4.女性患者是否处于妊娠期、月经期。

5.患者认知能力、目前心理状况、依从性等。

（二）操作要点

1.泥灸需放入微波炉内加热 3 ~ 5 min,直到达到稀化状态,取出后均匀搅拌。

2.平铺于治疗盘内一次性保鲜膜或中单上,用测温仪测温,待温度下降至 40 ~ 45 ℃后备用。

3.将温度适宜中药泥灸敷于治疗部位或相应穴位上,用 PE 保鲜膜覆盖,再用浴巾覆盖保暖。

4.局部治疗时间一般 20 ~ 30 min,使患者局部皮肤出现潮红,有温热感而无灼痛为宜,或以患者能耐受为度。

（三）注意事项

1.治疗期间,告知患者不要随意改变体位,避免药泥滑落。

2.治疗过程中应有专人负责,询问患者感受,密切观察患者皮肤情况,以免烫伤。

3.治疗中出现不适或过敏现象应立即停止使用。

4.治疗后如有局部发红、发紫或发黑,此乃泥灸所拔之"瘀毒"溢于肌肤而致,不久即可消退,嘱患者勿惊慌。

5.治疗结束后,嘱患者缓慢坐起,饮适量温开水,休息片刻再外出,注意避风保暖。

6.针对不同症状,治疗期:1 次/d,连续 7 ~ 10 d;调理期:2 ~ 3 d 1 次;巩固期:每周1 ~ 2 次。

（四）操作后处置

1.用后的药泥,正确处置,待温度冷却后放入保鲜盒内,密封保存,专人专用,防止交叉感染。

2.用物按《医疗机构消毒技术规范》处理。

3.床单、枕巾等直接接触患者的用品应每人次更换,亦可选择使用一次性床单。

4.一次性使用的治疗巾应一人一用一更换,每次治疗前后,医务人员须按相关要求做好手卫生。

5.职业防护:医务人员应遵循标准预防原则,治疗物品产生气味,有条件者应佩戴双层口罩。

6.记录:患者的一般情况和治疗局部皮肤情况;治疗时患者的反应及病情变化;异常情况、处理措施及效果等。

（五）评价

1.流程合理、技术熟练。

2.患者能否理解中药泥灸的目的,并主动配合。

3.治疗部位是否准确,体位安排是否合理舒适。

4.治疗后局部皮肤情况;患者是否觉得温热、舒适,症状缓解。

5.患者是否安全,有无皮肤灼伤、烧伤。

6.疗效评价标准见《中医护理方案》各病种护理效果评价表。

（六）技术风险点及处理措施

1.过敏反应:如果皮肤出现红斑、丘疹、瘙痒等症状,需要及时停止外敷,并清洗患处,必要时服用抗过敏药物。

2.烫伤:如果灸后出现小水疱,无须处理,会自行吸收;如果水疱较大,可用无菌注射器抽去疱内液体,覆盖无菌纱布,保持干燥,防止感染。

三、操作流程及考核评分标准

中药泥灸操作流程

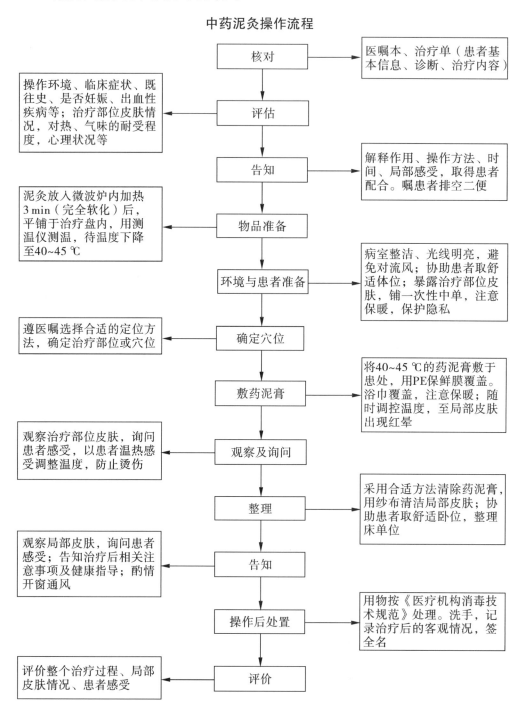

| 核对 | → | 医嘱本、治疗单（患者基本信息、诊断、治疗内容） |

操作环境、临床症状、既往史、是否妊娠、出血性疾病等；治疗部位皮肤情况，对热、气味的耐受程度，心理状况等 ← 评估

告知 → 解释作用、操作方法、时间、局部感受，取得患者配合。嘱患者排空二便

泥灸放入微波炉内加热3 min（完全软化）后，平铺于治疗盘内，用测温仪测温，待温度下降至40~45 ℃ ← 物品准备

环境与患者准备 → 病室整洁、光线明亮，避免对流风；协助患者取舒适体位；暴露治疗部位皮肤，铺一次性中单，注意保暖，保护隐私

遵医嘱选择合适的定位方法，确定治疗部位或穴位 ← 确定穴位

敷药泥膏 → 将40~45 ℃的药泥膏敷于患处，用PE保鲜膜覆盖。浴巾覆盖，注意保暖；随时调控温度，至局部皮肤出现红晕

观察治疗部位皮肤，询问患者感受，以患者温热感受调整温度，防止烫伤 ← 观察及询问

整理 → 采用合适方法清除药泥膏，用纱布清洁局部皮肤；协助患者取舒适卧位，整理床单位

观察局部皮肤，询问患者感受；告知治疗后相关注意事项及健康指导；酌情开窗通风 ← 告知

操作后处置 → 用物按《医疗机构消毒技术规范》处理。洗手，记录治疗后的客观情况，签全名

评价整个治疗过程、局部皮肤情况、患者感受 ← 评价

中药泥灸操作考核评分标准

项目	分值	技术操作要求	A	B	C	D	评分说明
仪表	2	仪表端庄、戴表	2	1	0	0	一项未完成扣1分
核对	2	核对医嘱	2	1	0	0	未核对扣2分;内容不全面扣1分
评估	7	临床症状、既往史、是否妊娠、出血性疾病等	4	3	2	1	一项未完成扣1分
		治疗部位皮肤情况,对热、气味的耐受程度	3	2	1	0	一项未完成扣1分
告知	3	解释作用、操作方法、局部感受,取得患者配合	3	2	1	0	一项未完成扣1分
用物准备	5	洗手,戴口罩	2	1	0	0	未洗手扣1分;未戴口罩扣1分
		备齐并检查用物	3	2	1	0	少备一项扣1分;未检查一项扣1分,最高扣3分
环境与患者准备	7	病室整洁、光线明亮,避免对流风	2	1	0	0	未进行环境准备扣2分;准备不全扣1分
		协助患者取舒适体位	2	1	0	0	未进行体位摆放扣2分;体位不舒适扣1分
		暴露治疗部位皮肤,注意保暖,保护隐私	3	2	1	0	未充分暴露治疗部位扣1分;未保暖扣1分;未保护隐私扣1分
操作过程	52	核对医嘱	2	1	0	0	未核对扣2分;内容不全面扣1分
		确定治疗部位或相关穴位	4	2	0	0	未确定治疗部位扣4分;穴位不准确扣2分
		中药泥灸放入微波炉内加热3 min(完全稀化)后,平铺于治疗盘内,用测温仪测温,待温度下降至40～45 ℃待用	4	2	0	0	温度过高或过低扣4分;未用测温仪扣2分;最高扣4分
		将40～45 ℃的中药泥灸敷于患处,用PE保鲜膜覆盖。浴巾覆盖,注意保暖	14	8	4	0	贴敷位置不准确扣4分,未用保鲜膜扣4分
		观察治疗部位皮肤,询问患者感受,以患者温热感受调整温度	10	8	4	0	未观察皮肤扣4分;未及时调整温度扣4分;未询问患者感受扣2分
		清除中药泥灸,纱布清洁局部皮肤	4	2	0	0	去药泥膏方法不正确扣2分;未清洁皮肤扣2分
		协助患者取舒适体位,整理床单位	4	2	0	0	未安置体位扣2分;未整理床单位扣2分
		观察患者局部皮肤,询问患者感受	4	2	0	0	未观察皮肤扣2分;未询问患者感受扣2分
		告知相关注意事项,酌情开窗通风	4	3	2	1	注意事项内容少一项扣1分,最高扣2分;未酌情开窗扣2分
		洗手,再次核对	2	1	0	0	未洗手扣1分;未核对扣1分

项目	分值	技术操作要求	评分等级				评分说明
			A	B	C	D	
操作后处置	6	用物按《医疗机构消毒技术规范》处理	2	1	0	0	处置方法不正确扣1分/项,最高扣2分
		洗手、记录	4	2	1	0	未洗手扣2分;未记录扣2分;记录不完全扣1分
评价	6	流程合理、技术熟练、局部皮肤无损伤、询问患者感受及目标达到程度	6	4	2	0	一项不合格扣2分,最高扣6分;出现烫伤扣6分
理论提问	10	中药泥灸的禁忌证	5	3	0	0	回答不全面扣2分/题;未答出扣5分/题
		中药泥灸的注意事项	5	3	0	0	
得　分							

52　阴阳水火灸

一、技术简介

阴阳水火灸技术是利用无极玄灸罐的特殊结构和材质,将艾炷放于玄灸罐的阳罐中,点燃后连同罐体分别放于人体任、督(阴、阳)二脉的命门(阳火)、石门(任脉水湿关卡)、中脘穴上,通过艾炷燃烧传导而达到助阳、祛寒、逐湿、疏通经络、化瘀止痛、固本培元的作用。

(一)适应证

1.风寒湿痹和寒邪所致的胃脘痛、泄泻、呕吐、腹胀、痛经、经闭、腰骶冷痛等病症。

2.虚寒证、中气不足、阳气下陷所致的遗精、遗尿、崩漏、泻痢、四肢不温等病症。

3.气滞血瘀所致呕吐、腹胀、纳呆、饮食不化、水肿、月经不调、痛经、经行不畅有血块、闭经等。

4.激发人体正气,增强抗病能力,起到防病保健的作用。

(二)禁忌证

1.空腹、过饱、饮酒、极度疲劳者慎用。

2.对艾绒过敏者、经常性的皮肤过敏者,有严重气管炎、哮喘等过敏体质的患者禁用。

3.实热证、阴虚发热者慎用,如高热、高血压危象等。

4.妊娠期妇女禁灸。

5.施灸部位皮肤有破溃、炎症急性期不宜施灸。

二、技术操作要求

(一)评估要点

1.病室环境及温湿度。

2.患者基本情况、诊断、证型、临床表现、既往史、过敏史、女性患者询问是否妊娠等。

3.施灸部位的皮肤情况,对热、痛的耐受度。

4.患者的认知能力、目前心理状况、依从性等。

5.女性患者是否在妊娠期、月经期。

（二）操作要点

1. 根据穴位数量,用温水调制中药粉成糊状,涂于无菌纱布上备用。
2. 施灸时,先将涂有中药的纱布放于相应穴位上,再将艾炷放于无极玄灸罐的阳罐中点燃,松紧带固定牢固。每 7~8 min 更换 1 炷,每部位施灸时间为 30 min。
3. 施灸顺序:先灸阳后灸阴。
4. 罐体放在施灸穴位后用固定带固定牢固,避免罐体掉落。

（三）注意事项

1. 施灸期间,告知患者不要随意改变体位,以免烫伤。
2. 施灸过程中应有专人负责,及时更换艾炷保证施灸温度,随时询问患者有无不适,密切观察患者皮肤情况。
3. 施灸结束后,指导患者适量饮水以补充津液,4 h 内避免沐浴。
4. 对于局部感知觉减退的患者,应加强巡视,及时查看施灸部位皮肤情况,必要时使用测温仪监测。

（四）操作后处置

1. 熄灭后的艾炷用止血钳夹取后直接放入广口瓶中。
2. 用物按《医疗机构消毒技术规范》处理。
3. 用 75% 酒精棉球擦拭无极玄灸罐底部。
4. 记录患者的一般情况和施灸部位皮肤情况;施灸时患者的反应及病情变化;异常情况、处理措施及效果等。

（五）评价

1. 流程合理、技术熟练。
2. 施灸部位是否准确,体位安排是否合理舒适。
3. 施灸后局部皮肤是否潮红;患者是否觉得温热、舒适,症状缓解。
4. 患者是否安全,有无皮肤灼伤、烧伤。
5. 患者是否了解治疗的目的并主动配合。

（六）技术风险点及处理措施

1. 烫伤:灸后局部出现微红灼热属于正常现象,无须处理。如局部出现水疱,小者可任其自然吸收,大者可用无菌注射器挑破,放出水液,消毒后覆盖无菌纱布。
2. 晕灸:若发生晕灸,应立即停止施灸,使患者头低位平卧,注意保暖,轻者一般休息片刻或饮温开水即可恢复;重者可按人中、内关、足三里即可恢复;严重时按晕厥处理。

三、操作流程及考核评分标准

阴阳水火灸操作流程

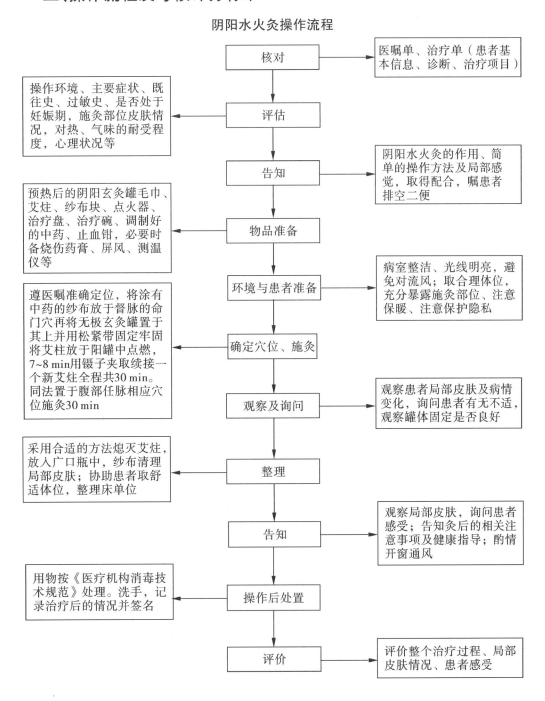

医嘱单、治疗单（患者基本信息、诊断、治疗项目）

核对

评估 → 操作环境、主要症状、既往史、过敏史、是否处于妊娠期，施灸部位皮肤情况，对热、气味的耐受程度，心理状况等

告知 → 阴阳水火灸的作用、简单的操作方法及局部感觉，取得配合，嘱患者排空二便

预热后的阴阳玄灸罐毛巾、艾炷、纱布块、点火器、治疗盘、治疗碗、调制好的中药、止血钳、必要时备烧伤药膏、屏风、测温仪等 ← **物品准备**

环境与患者准备 → 病室整洁、光线明亮，避免对流风；取合理体位，充分暴露施灸部位、注意保暖、注意保护隐私

遵医嘱准确定位，将涂有中药的纱布放于督脉的命门穴再将无极玄灸罐置于其上并用松紧带固定牢固将艾柱放于阳罐中点燃，7~8 min用镊子夹取续接一个新艾柱全程共30 min。同法置于腹部任脉相应穴位施灸30 min ← **确定穴位、施灸**

观察及询问 → 观察患者局部皮肤及病情变化，询问患者有无不适，观察罐体固定是否良好

采用合适的方法熄灭艾炷，放入广口瓶中，纱布清理局部皮肤；协助患者取舒适体位，整理床单位 ← **整理**

告知 → 观察局部皮肤，询问患者感受；告知灸后的相关注意事项及健康指导；酌情开窗通风

用物按《医疗机构消毒技术规范》处理。洗手，记录治疗后的情况并签名 ← **操作后处置**

评价 → 评价整个治疗过程、局部皮肤情况、患者感受

阴阳水火灸操作考核评分标准

项目	分值	技术操作要求	评分等级				评分说明
			A	B	C	D	
仪表	2	仪表端庄、戴表	2	1	0	0	一项未完成扣1分
核对	2	核对医嘱	2	1	0	0	未核对扣2分;内容不全面扣1分
评估	7	临床症状、既往史、过敏史、是否妊娠等	4	3	2	1	一项未完成扣1分
		施灸部位皮肤情况,对热、气味的耐受程度	3	2	1	0	一项未完成扣1分
告知	3	解释作用、操作方法、局部感受,取得患者配合	3	2	1	0	一项未完成扣1分
用物准备	5	洗手,戴口罩	2	1	0	0	未洗手扣1分;未戴口罩扣1分
		备齐并检查用物,预热无极玄灸罐	3	2	1	0	少备一项扣1分;未检查一项扣1分,最高扣3分
环境与患者准备	7	病室整洁、光线明亮,防止对流风	2	1	0	0	未进行环境准备扣2分;准备不全扣1分
		协助患者取舒适体位	2	1	0	0	未进行体位摆放扣2分;体位不舒适扣1分
		暴露施灸部位皮肤,注意保暖,保护隐私	3	2	1	0	未充分暴露部位扣1分;未保暖扣1分;未保护隐私扣1分
操作过程	52	核对医嘱	2	1	0	0	未核对扣2分;内容不全面扣1分
		取穴、确定施灸部位	4	2	0	0	未确定施灸部位扣4分;穴位不准确扣2分
		将涂有中药的纱布放于督脉的命门穴上,再将无极玄灸罐置于该穴位上,用松紧带固定好,注意保护患者隐私。用止血钳夹取艾炷放于阳罐中点燃,7~8 min更换1个新艾炷全程共30 min。同法置于腹部任脉中脘、石门穴施灸30 min。	16	12	8	4	罐体固定不牢固扣4分;方法不正确扣4分;未及时更换扣4分
		询问患者感受	4	0	0	0	未询问患者感受扣4分
		观察施灸部位皮肤	5	0	0	0	未观察皮肤扣2分;烫伤扣5分
		施灸结束,清洁局部皮肤	3	0	0	0	未清洁皮肤扣3分
		协助患者取舒适体位,整理床单位	4	2	0	0	未安置体位扣2分;未整理床单位扣2分
		施灸后再次观察患者局部皮肤变化,询问施灸后感受	6	3	0	0	施灸后未观察皮肤扣3分;未询问患者感受扣3分
		告知相关注意事项,酌情开窗通风	6	4	2	0	未告知扣4分;告知内容不全扣2分;未酌情开窗扣2分
		洗手,再次核对	2	1	0	0	未洗手扣1分;未核对扣1分

项目	分值	技术操作要求	评分等级				评分说明
			A	B	C	D	
操作后处置	6	用物按《医疗机构消毒技术规范》处理	2	1	0	0	处置方法不正确扣1分/项,最高扣2分
		洗手	2	0	0	0	未洗手扣2分
		记录	2	1	0	0	未记录扣2分;记录不完全扣1分
评价	6	流程合理、技术熟练、局部皮肤无损伤、询问患者感受	6	4	2	0	一项不合格扣2分,最高扣6分;出现烫伤扣6分
理论提问	10	阴阳水火灸的禁忌证	5	3	0	0	回答不全面扣2分/题;未答出扣5分/题
		阴阳水火灸的注意事项	5	3	0	0	
得　分							

53 三才调平灸

一、技术简介

三才调平灸技术是一种以"天才、人才、地才"三才调平理论为选穴指导(从人体整体上、中、下三部划分,头颈以上为天才;胸腹背腰为人才;四肢为地才),遵从传统艾条灸法流程,达到清利头目、温经通络、补肾潜阳、平衡内外上下的复合性灸治法。

(一)适应证

1. 气血逆乱、痰浊瘀阻所致的半身不遂、头晕目眩、口眼歪斜、便秘、舌强语謇等病症。

2. 寒瘀痹阻、络脉不通所致的肢体萎废无力、疼痛麻木、手足拘挛等中风后遗症;寒邪痹阻型颈、肩、腰、腿痛。

3. 虚寒证、寒厥证、虚脱证和中气不足、阳气下陷而引起的遗尿、久泻、脱肛、阴挺、崩漏、带下等病症。

4. 阴虚阳亢、水不涵木所致的耳聋耳鸣、脑鸣头痛、焦虑症、抑郁症。

5. 以督脉为枢,调平阴阳、气血、脏腑,激发人体正气,增强抗病能力,起到防病保健作用。

(二)禁忌证

1. 颜面部、大血管处、关节活动部位慎灸,以免烫伤,形成瘢痕。

2. 空腹、过饱、醉酒、极度疲劳和对灸法恐惧者应慎施灸。

3. 孕妇的腹部和腰骶部、乳头、外生殖器等不宜施灸。

4. 实热证、阴虚发热者慎用,如高热、高血压危象等。

5. 某些传染性皮肤病、昏迷、抽搐,或身体极度衰竭、形瘦骨立等禁灸。

6. 对艾叶过敏者、经常性的皮肤过敏者,有严重的气管炎、哮喘等禁灸。

7. 无自制能力的人,如精神病患者等禁灸。

二、技术操作要求

(一)评估要点

1. 病室环境及温度。

2. 患者基本情况、诊断、证型、临床表现、既往史、过敏史等。

3. 艾灸部位的皮肤情况,对热、气味的耐受程度。

4. 女性患者是否处于妊娠期、月经期。

5.患者认知能力、目前心理状况、依从性等。

（二）操作要点

1.取穴：根据患者证型，从天、人、地三部各取一穴，同时施灸，如取穴部位不能同时施灸，应遵循天部、人部、地部顺序依次施灸，也可根据患者的具体情况而灵活运用，以起到交通上下、平衡内外、调理阴阳、疏利三焦的作用。

2.施灸：将艾条的一端引燃，置于灸疗器中，距离皮肤2～3 cm处进行熏灸，使患者局部有温热感而无灼痛为宜，灸至局部皮肤红晕为度。天、地、人同时施灸一般施灸30 min，如取穴部位不能同时施灸，一般每穴灸10～15 min。

（三）注意事项

1.施灸期间，告知患者不要随意改变体位，以免烫伤。

2.治疗过程中应有专人负责，随时弹去艾灰，以免艾灰烫伤患者皮肤和烧坏衣物，密切观察患者皮肤情况，询问患者有无不适。

3.治疗结束后，嘱患者缓慢坐起，饮适量温开水，休息片刻再外出，注意避风保暖。

4.同时灸几个穴位时，应遵循天部、人部、地部顺序依次施灸。

5.根据施灸部位，选择合适的防火布（或防火毯），必要时备测温仪，保证治疗安全。

（四）操作后处置

1.熄灭后的艾条，应正确处置，可插入小口瓶内，或剪断后投入水中，彻底熄灭，以防复燃，发生火灾。

2.用物按《医疗机构消毒技术规范》处理。

3.记录：患者的一般情况和施灸局部皮肤情况；施灸时患者的反应及病情变化；异常情况、处理措施及效果等。

（五）评价

1.流程合理、技术熟练。

2.患者能否理解灸法的目的，并主动配合。

3.施灸部位是否准确，体位安排是否合理舒适。

4.施灸后局部皮肤是否潮红；患者是否觉得温热、舒适，症状缓解。

5.患者是否安全，有无皮肤灼伤、烧伤。

6.疗效评价标准见《中医护理方案》各病种护理效果评价表。

（六）技术风险点及处理措施

1.晕灸：若发生晕灸，应立即停止艾灸，使患者头低位平卧，注意保暖，轻者一般休息片刻或饮温开水后即可恢复；重者可掐按人中、内关、足三里即可恢复；严重时按晕厥处理。

2.烫伤：如果灸后出现小水疱，无须处理，会自行吸收；如果水疱较大，可用无菌注射器抽去疱内液体，覆盖无菌纱布，保持干燥，防止感染。

三、操作流程及考核评分标准

三才调平灸操作流程

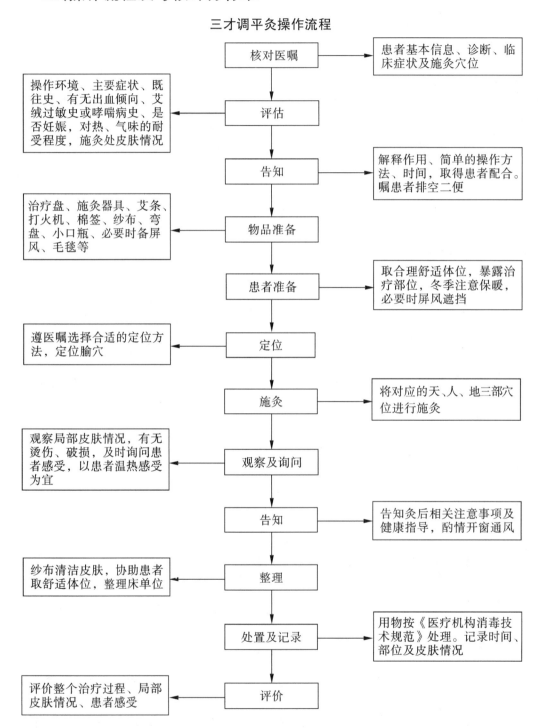

核对医嘱 → 患者基本信息、诊断、临床症状及施灸穴位

操作环境、主要症状、既往史、有无出血倾向、艾绒过敏史或哮喘病史、是否妊娠，对热、气味的耐受程度，施灸处皮肤情况 ← 评估

告知 → 解释作用、简单的操作方法、时间，取得患者配合。嘱患者排空二便

治疗盘、施灸器具、艾条、打火机、棉签、纱布、弯盘、小口瓶、必要时备屏风、毛毯等 ← 物品准备

患者准备 → 取合理舒适体位，暴露治疗部位，冬季注意保暖，必要时屏风遮挡

遵医嘱选择合适的定位方法，定位腧穴 ← 定位

施灸 → 将对应的天、人、地三部穴位进行施灸

观察局部皮肤情况，有无烫伤、破损，及时询问患者感受，以患者温热感受为宜 ← 观察及询问

告知 → 告知灸后相关注意事项及健康指导，酌情开窗通风

纱布清洁皮肤，协助患者取舒适体位，整理床单位 ← 整理

处置及记录 → 用物按《医疗机构消毒技术规范》处理。记录时间、部位及皮肤情况

评价整个治疗过程、局部皮肤情况、患者感受 ← 评价

三才调平灸操作考核评分标准

项目	分值	技术操作要求	A	B	C	D	评分说明
仪表	2	仪表端庄、戴表	2	1	0	0	一项未完成扣1分
核对	2	核对医嘱	2	1	0	0	未核对扣2分;内容不全面扣1分
评估	5	操作环境、主要症状、既往史、有无出血倾向、过敏史或哮喘病史、是否妊娠,对热、气味的耐受程度	4	3	2	1	一项未完成扣1分;最高扣4分
		施灸部位的皮肤情况	1	0	0	0	一项未完成扣1分
告知	4	解释作用、简单的操作方法、时间,取得患者配合。嘱患者排空二便	4	3	2	1	一项未完成扣1分
用物准备	6	洗手,戴口罩,指甲符合要求	3	2	1	0	未洗手扣1分;未戴口罩扣1分;指甲不合要求扣1分
		备齐并检查用物	3	2	1	0	少备一项扣1分;未检查一项扣1分,最高扣3分
环境与患者准备	3	病室整洁、光线明亮,避免对流风	1	0	0	0	环境准备不全扣1分
		协助患者取舒适体位	2	1	0	0	未进行体位摆放扣2分;体位不舒适扣1分
操作过程	定位+施灸 51	核对医嘱	2	1	0	0	未核对扣2分;内容不全面扣1分
		充分暴露施灸部位,保暖,保护隐私	6	4	2	0	未充分暴露治疗部位扣2分;未保暖扣2分;未保护隐私扣2分
		确定施灸部位	12	8	4	0	穴位定位不准确扣4分,最高扣12分
		选择合适的施灸器具,将艾条的一端引燃置于灸疗器中,距离皮肤2~3 cm处进行熏灸,一般施灸30 min。如取穴部位不能同时施灸,应遵循天部、人部、地部顺序依次施灸,一般每穴灸10~15 min	17	13	10	5	器具选择不合适扣4分;施灸距离不合适扣3分;未遵循施灸顺序扣5分;时间不合理扣5分
		及时询问患者感受,观察局部皮肤情况,有无烫伤、破损	5	3	0	0	未观察皮肤情况扣2分;未询问患者感受扣3分
		协助患者取舒适体位,整理床单位	4	2	0	0	未安置体位扣2分;未整理床单位扣2分
		告知注意事项	5	3	0	0	未告知扣5分;告知不全面扣2分
	完毕 9	清洁皮肤	2	1	0	0	未清洁扣2分;清洁不彻底扣1分
		观察局部皮肤,询问患者有无不适	4	2	0	0	未观察皮肤扣2分;未询问扣2分
		洗手,记录,再次核对	3	2	0	0	未洗手扣1分;未核对扣2分
操作后处置	4	用物按《医疗机构消毒技术规范》处理	2	1	0	0	处置方法不正确扣1分/项,最高扣2分
		洗手	2	0	0	0	未洗手扣2分

项目	分值	技术操作要求	评分等级				评分说明
			A	B	C	D	
评价	8	流程合理、技术熟练、局部皮肤无损伤、询问患者感受	8	6	4	2	一项不合格扣2分,最高扣8分
理论提问	6	三才调平灸的注意事项	6	3	0	0	回答不全面扣3分/题;未答出扣6分/题
得　分							

54 面部温罐

一、技术简介

面部温罐技术是以罐为工具,利用燃烧热力在罐内形成负压,使罐吸附于面部皮肤先进行走罐,后结合面部全息及经络理论进行熨罐,从而达到温经通络、祛风散寒、行气活血的作用。

(一)适应证

1.适用于风邪入侵所致的面瘫、中风后遗症、面部抽动等病症。
2.改善内分泌紊乱引起的面部痤疮、黄褐斑、面色萎黄等症状。
3.美容保健。

(二)禁忌证

1.凝血机制障碍、呼吸衰竭、重度心脏病、孕妇、面部皮肤破溃及严重水肿者。
2.空腹、过饱、醉酒慎用。
3.传染性皮肤病、昏迷、抽搐,或身体极度衰竭、形瘦骨立禁用。

二、技术操作要求

(一)评估要点

1.病室环境及温度。
2.患者基本情况、诊断、证型、临床表现、既往史、过敏史等。
3.面部的皮肤情况,对热、痛的耐受程度。
4.女性患者是否处于妊娠期。
5.患者认知能力、目前心理状况、依从性等。

(二)操作要点

1.走罐:在面部均匀涂抹一层润滑剂,将罐吸拔于皮肤上,一手握罐底,先左侧后右侧依次由下向上、由内向外,反复向上提拉,力度适中,动作轻柔,一般走罐10~15 min。
2.熨罐:待罐温热后结合面部全息及经络进行熨罐,温度适宜,以患者耐受为度。一般熨罐3~5 min。

（三）注意事项

1.选择大小合适的罐、检查罐口周围是否光滑、罐体有无裂痕。

2.润滑剂一般选用凡士林或维生素 E,防止皮肤过敏。

3.棉球干湿度适宜,火罐轮换使用,防止烫伤。

4.动作轻、柔,避免托、拉、拽。

5.操作过程中不断询问患者,注意观察患者的反应。

6.若面部出现红色或紫红色斑点,为正常现象。

7.结束后4~6 h勿吹冷风或洗脸。

（四）操作后处置

1.熄灭后的棉球,应正确处置,放入小口瓶内,彻底熄灭,以防复燃,发生火灾。

2.使用后的用物按《医疗机构消毒技术规范》处理。

3.床单、枕巾、帽子等直接接触患者的用品应每人次更换,亦可选择使用一次性床单。

4.一次性使用的应一人一用一更换。每次治疗前后,医务人员须按相关要求做好手卫生。

5.职业防护:医务人员应遵循标准预防原则。

6.记录:患者的一般情况和面部皮肤情况;温罐时患者的反应及病情变化;异常情况、处理措施及效果等。

（五）评价

1.流程合理、技术熟练。

2.患者能否理解面部温罐的目的,并主动配合。

3.施罐顺序手法是否准确,体位安排是否合理舒适。

4.施罐后面部是否红润;患者是否觉得温热、舒适,症状缓解。

5.患者是否安全,有无皮肤破损、烫伤。

6.疗效评价标准见《中医护理方案》各病种护理效果评价表。

（六）技术风险点及处理措施

1.晕罐:若发生晕罐,应立即停止治疗;严重者可让患者平卧,保暖并饮热水和糖水,或者按压内关、合谷、足三里等。

2.用火安全:操作中防止棉球过湿酒精下滴烫伤皮肤;走罐过程中注意防火。

3.烫伤:施罐后,皮肤如出现红润,为正常现象,数日后可消除;如出现小水疱,不必处理,可自行吸收;如水疱较大,消毒局部皮肤后,用无菌注射器吸出液体,覆盖消毒敷料。

三、操作流程及考核评分标准

面部温罐操作流程

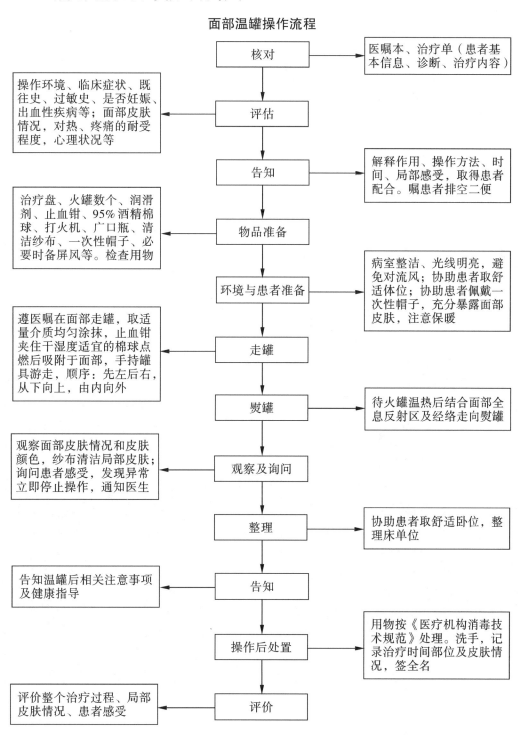

核对 → 医嘱本、治疗单（患者基本信息、诊断、治疗内容）

操作环境、临床症状、既往史、过敏史、是否妊娠、出血性疾病等；面部皮肤情况，对热、疼痛的耐受程度，心理状况等 ← 评估

告知 → 解释作用、操作方法、时间、局部感受，取得患者配合。嘱患者排空二便

治疗盘、火罐数个、润滑剂、止血钳、95%酒精棉球、打火机、广口瓶、清洁纱布、一次性帽子、必要时备屏风等。检查用物 ← 物品准备

环境与患者准备 → 病室整洁、光线明亮，避免对流风；协助患者取舒适体位；协助患者佩戴一次性帽子，充分暴露面部皮肤，注意保暖

遵医嘱在面部走罐，取适量介质均匀涂抹，止血钳夹住干湿度适宜的棉球点燃后吸附于面部，手持罐具游走，顺序：先左后右，从下向上，由内向外 ← 走罐

熨罐 → 待火罐温热后结合面部全息反射区及经络走向熨罐

观察面部皮肤情况和皮肤颜色，纱布清洁局部皮肤；询问患者感受，发现异常立即停止操作，通知医生 ← 观察及询问

整理 → 协助患者取舒适卧位，整理床单位

告知温罐后相关注意事项及健康指导 ← 告知

操作后处置 → 用物按《医疗机构消毒技术规范》处理。洗手，记录治疗时间部位及皮肤情况，签全名

评价整个治疗过程、局部皮肤情况、患者感受 ← 评价

面部温罐操作考核评分标准

项目	分值	技术操作要求	评分等级 A	B	C	D	评分说明
仪表	2	仪表端庄、戴表	2	1	0	0	一项未完成扣1分
核对	2	核对医嘱	2	1	0	0	未核对扣2分；内容不全面扣1分
评估	7	临床症状、既往史及过敏史、是否妊娠、出血性疾病等	4	3	2	1	一项未完成扣1分
		面部皮肤情况、对疼痛的耐受程度	3	2	1	0	一项未完成扣1分
告知	3	解释作用、操作方法、时间、局部感受，取得患者配合	3	2	1	0	一项未完成扣1分
用物准备	5	洗手，戴口罩	2	1	0	0	未洗手扣1分；未戴口罩扣1分
		备齐并检查用物	3	2	1	0	少备一项扣1分；未检查一项扣1分，最高扣3分
环境与患者准备	5	病室整洁、光线明亮，注意保暖、避免对流风	2	1	0	0	未进行环境准备扣2分；准备不全扣1分
		协助患者取舒适体位	1	0	0	0	未进行体位摆放扣2分；体位不舒适扣1分
		协助患者佩戴帽子，充分暴露面部皮肤	2	2	1	0	未佩戴帽子扣1分；未充分暴露面部扣1分
操作过程	54	核对医嘱	2	1	0	0	未核对扣2分；内容不全面扣1分
		走罐：在面部均匀涂抹一层润滑剂，将罐吸拔于皮肤上，手握罐底，先左侧后右侧依次由下向上、由内向外，反复向上提拉，力度适中，动作轻柔，一般走罐10~15 min	18	16	6	2	介质未涂抹均匀扣2分；棉球过干或过湿扣4分；烧罐口扣4分；吸附不牢固扣2分；顺序不正确扣4分；走罐时间不合理扣2分
		灭火动作规范	5	3	2	0	灭火不完全扣3分；未放入灭火容器扣2分
		熨罐：待罐温热后结合面部全息及经络进行熨罐，温度适宜，以患者耐受为度，一般熨罐3~5 min	12	8	6	2	熨罐顺序不正确扣6分；未询问温度扣2分；未询问患者舒适度扣2分；熨罐时间不合理扣2分
		观察皮肤有无水疱、破溃、红紫程度，纱布清洁皮肤	8	6	4	0	未观察皮肤扣2分/项；未清洁皮肤扣2分
		协助患者取舒适体位，整理床单位	3	2	0	0	未安置体位扣2分；未整理床单位扣1分
		告知相关注意事项	4	3	2	1	注意事项内容少一项扣1分，最高扣4分
		洗手，再次核对	2	1	0	0	未洗手扣1分；未核对扣1分

项目	分值	技术操作要求	评分等级				评分说明
			A	B	C	D	
操作后处置	6	用物按《医疗机构消毒技术规范》处理	2	1	0	0	处置方法不正确扣1分/项,最高扣2分
		洗手	2	0	0	0	未洗手扣2分
		记录	2	1	0	0	未记录扣2分;记录不完全扣1分
评价	6	流程合理、技术熟练、局部皮肤无损伤、询问患者感受	6	4	2	0	一项不合格扣2分,最高扣6分;出现烫伤扣6分
理论提问	10	面部温罐的禁忌证	5	3	0	0	回答不全面扣2分/题;未答出扣5分/题
		面部温罐的注意事项	5	3	0	0	
得　分							

55 火熨术

一、技术简介

火熨术是将药物涂抹在治疗部位上,利用燃烧的火熨棒在体表一定部位或穴位上进行烫熨、摩擦、敲打、按压,通过火熨的快速热力、热温、热药的渗透功效,使局部皮肤出现潮红,达到温经散寒、温经通络、活血行气、消肿止痛、祛风除湿、扶阳固脱及预防保健的作用。分为慢熨和猛熨。

(一)适应证

1. 风寒湿痹和寒邪所致的胃脘痛、腹痛、泄泻、痢疾、关节炎、痛经、闭经等病症。
2. 虚寒证、寒厥证、虚脱证和中气不足、阳气下陷而引起的遗尿、久泻、脱肛、崩漏、带下等病症。
3. 跌打损伤所致的局部瘀血、肿痛,或扭伤引起的腰背不适、行动不便等病症。
4. 风湿痹病所致的久病隐痛,深部不明原因疼痛或表面疼痛的虚证患者,如肌肉酸痛、骨关节游走性痛等病症。
5. 风寒湿热、实寒之症所致的关节疼痛、颈肩腰腿痛、肢体冷痛、麻木、沉重、酸胀等病症。
6. 可以激发人体正气,增强抗病能力,防病保健。
7. 减肥美容等。

(二)禁忌证

1. 颜面部、大血管处禁用,以免烫伤,形成瘢痕。
2. 空腹、过饱、醉酒、极度疲劳和对火熨技术恐惧者慎用。
3. 孕妇的腹部和腰骶部、乳头、外生殖器及外伤患处有伤口等禁用。
4. 实热证、阴虚发热者慎用,如高热、高血压危象等。
5. 严重心血管疾病、肝肾功能不全、昏迷、抽搐,或身体极度衰竭、形瘦骨立、年老体弱、儿童、有出血倾向等禁用。
6. 某些传染性皮肤病、皮肤疖肿包块、跌打损伤24 h急性期内禁用。
7. 对酒及酒精过敏者、经常性的皮肤过敏者,有严重的气管炎、哮喘等禁用。
8. 无自制能力的人,如精神病患者等禁用。

二、技术操作要求

(一)评估要点

1.病室环境及温度。

2.患者基本情况、诊断、证型、临床表现、既往史、过敏史等。

3.治疗部位的皮肤情况,对热的耐受程度。

4.女性患者是否处于妊娠期、月经期。

5.患者认知能力、目前心理状况、依从性等。

6.根据患者情况选择合适的火熨方法。

(二)操作要点

1.治疗前将火熨棒浸泡在药酒盅内,将温水喷洒在火熨布中间部分以湿润火熨布。

2.均匀涂抹药油至治疗部位,铺火熨布,火熨棒在火熨布上方点燃。

3.慢熨:操作者左手戴手套移动火熨布,右手持火熨棒在火熨布上下、左右游动、敲打。

4.猛熨:操作者左手戴手套移动火熨布,右手持火熨棒在火熨布上患者疼痛部位或相关穴位进行快速火熨,热灼按压,使热力借猛劲速达相应部位或穴位,以快速缓解疾病。

5.火熨后用火熨棒进行敲打和手掌压穴治疗部位。

6.灭火时采用火熨布包裹火熨棒灭火。

7.局部治疗时间一般20～30 min,局部皮肤出现潮红,有温热感而无灼痛为宜或以患者能耐受为度。

(三)注意事项

1.治疗期间,告知患者不要随意改变体位,以免烫伤。

2.治疗过程中应有专人负责,密切观察患者皮肤情况,询问患者有无不适,以免火烫伤患者皮肤和烧坏衣物。

3.点火一定要在火熨布上方点燃,切忌在旁边点火后移至火熨布上,防止移动过程中药酒滴漏引起烫伤。

4.火熨治疗时切忌火熨棒停留一处,以防火力过猛、热力过高引起烫伤;压穴以三掌为宜,按压用力不宜过猛。

5.治疗时,如出现头晕、眼花、胸闷、烦躁、恶心、面色苍白、大汗淋漓等现象,应立即停止,使患者平卧,安静休息。

6.治疗结束后,火熨棒另置容器,切勿放回药酒盅内以防火未灭彻底引起火灾。

7.治疗结束后,嘱患者缓慢坐起,饮适量温开水,休息片刻再外出,注意保护患者隐私并避风保暖。

8.治疗后保持心情愉快;饮食宜清淡、易消化,忌辛辣肥甘厚腻之品。

9.火熨后三禁忌:禁忌房事、禁忌冷水、禁忌寒凉之品。

10.根据治疗部位,选择合适的防火布(或防火毯),必要时备测温仪,保证治疗安全。

(四)操作后处置

1.用物按《医疗机构消毒技术规范》处理。

2.床单、枕巾等直接接触患者的用品应每人次更换,亦可选择使用一次性床单。

3.一次性使用的治疗巾应一人一用一更换,每次治疗前后,医务人员须按相关要求做好手卫生。

4.职业防护:医务人员应遵循标准预防原则,有条件者应备灭火毯。

5.记录:患者的一般情况和治疗局部皮肤情况;治疗时患者的反应及病情变化;异常情况、处理措施及效果等。

(五)评价

1.流程合理、技术熟练。

2.患者能否理解火熨的目的,并主动配合。

3.治疗部位是否准确,体位安排是否合理舒适。

4.治疗后局部皮肤是否潮红;患者是否觉得温热、舒适,症状缓解。

5.患者是否安全,有无皮肤灼伤、烧伤。

6.疗效评价标准见《中医护理方案》各病种护理效果评价表。

(六)技术风险点及处理措施

1.烫伤:如果治疗后出现小水疱,无须处理,会自行吸收;如果水疱较大,可用无菌注射器抽去疱内液体,覆盖无菌纱布,保持干燥,防止感染。

2.用火安全:若发生火灾,立即用灭火毯灭火,严重者启用应急消防措施灭火。

三、操作流程及考核评分标准

火熨术操作流程

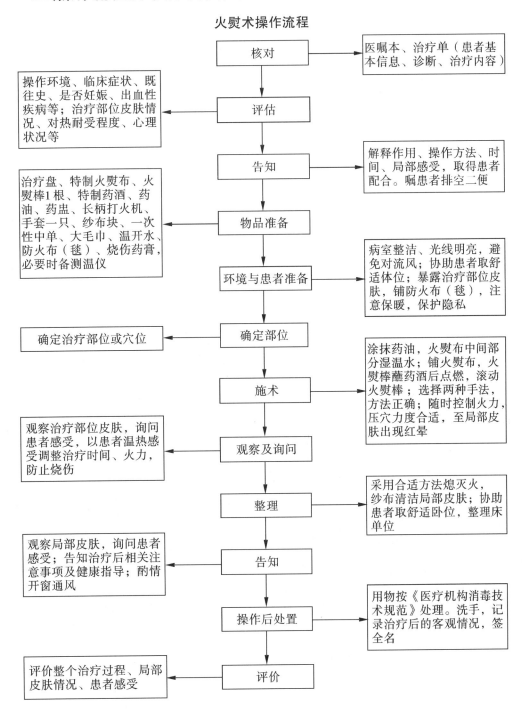

核对 → 医嘱本、治疗单（患者基本信息、诊断、治疗内容）

操作环境、临床症状、既往史、是否妊娠、出血性疾病等；治疗部位皮肤情况、对热耐受程度、心理状况等 ← 评估

告知 → 解释作用、操作方法、时间、局部感受，取得患者配合。嘱患者排空二便

治疗盘、特制火熨布、火熨棒1根、特制药酒、药油、药盅、长柄打火机、手套一只、纱布块、一次性中单、大毛巾、温开水、防火布（毯）、烧伤药膏，必要时备测温仪 ← 物品准备

环境与患者准备 → 病室整洁、光线明亮，避免对流风；协助患者取舒适体位；暴露治疗部位皮肤，铺防火布（毯），注意保暖，保护隐私

确定治疗部位或穴位 ← 确定部位

施术 → 涂抹药油，火熨布中间部分湿温水；铺火熨布，火熨棒蘸药酒后点燃，滚动火熨棒；选择两种手法，方法正确；随时控制火力，压穴力度合适，至局部皮肤出现红晕

观察治疗部位皮肤，询问患者感受，以患者温热感受调整治疗时间、火力，防止烧伤 ← 观察及询问

整理 → 采用合适方法熄灭火，纱布清洁局部皮肤；协助患者取舒适卧位，整理床单位

观察局部皮肤，询问患者感受；告知治疗后相关注意事项及健康指导；酌情开窗通风 ← 告知

操作后处置 → 用物按《医疗机构消毒技术规范》处理。洗手，记录治疗后的客观情况，签全名

评价整个治疗过程、局部皮肤情况、患者感受 ← 评价

火熨术操作考核评分标准

项目	分值	技术操作要求	A	B	C	D	评分说明
仪表	2	仪表端庄、戴表	2	1	0	0	一项未完成扣1分
核对	2	核对医嘱	2	1	0	0	未核对扣2分;内容不全面扣1分
评估	7	临床症状、既往史、是否妊娠、出血性疾病等	4	3	2	1	一项未完成扣1分
		治疗部位皮肤情况、对热耐受程度	3	2	1	0	一项未完成扣1分
告知	3	解释作用、操作方法、局部感受,取得患者配合	3	2	1	0	一项未完成扣1分
用物准备	5	洗手,戴口罩	2	1	0	0	未洗手扣1分;未戴口罩扣1分
		备齐并检查用物	3	2	1	0	少备一项扣1分;未检查一项1分,最高扣3分
环境与患者准备	7	病室整洁、光线明亮,避免对流风	2	1	0	0	未进行环境准备扣2分;准备不全扣1分
		协助患者取舒适体位	2	1	0	0	未进行体位摆放扣2分;体位不舒适扣1分
		暴露治疗部位皮肤,注意保暖,保护隐私	3	2	1	0	未充分暴露治疗部位扣1分;未保暖扣1分;未保护隐私扣1分
操作过程	52	核对医嘱	2	1	0	0	未核对扣2分;内容不全面扣1分
		确定治疗部位或穴位	4	2	0	0	未确定治疗部位扣4分;穴位不准确扣2分
		涂抹药油,铺火熨布,火熨棒蘸药酒后点燃,滚动火熨棒	4	2	0	0	火熨棒点燃不符合要求扣2分/穴位,最高扣4分
		选择两种手法,方法正确	12	8	4	0	少一种手法扣4分;压穴力度不符合要求扣4分
		随时控制火力,压穴力度合适,至局部皮肤出现红晕	8	4	0	0	未控制火力、压穴力度扣4分;治疗时间不合理扣4分
		观察治疗部位皮肤,询问患者感受,以患者温热感受以调整治疗时间、火力	4	3	2	1	未观察皮肤扣2分;未询问患者感受扣1分;未及时调整治疗时间、火力扣1分
		采用合适方法熄灭火,纱布清洁局部皮肤	4	2	0	0	火熨棒熄灭方法不正确扣2分;未清洁皮肤扣2分
		协助患者取舒适体位,整理床单位	4	2	0	0	未安置体位扣2分;未整理床单位扣2分
		观察患者局部皮肤,询问患者感受	4	2	0	0	治疗后未观察皮肤扣2分;未询问患者感受扣2分
		告知相关注意事项,酌情开窗通风	4	3	2	1	注意事项内容少一项扣1分,最高扣2分;未酌情开窗扣2分
		洗手,再次核对	2	1	0	0	未洗手扣1分;未核对扣1分

项目	分值	技术操作要求	评分等级 A	B	C	D	评分说明
操作后处置	6	用物按《医疗机构消毒技术规范》处理	2	1	0	0	处置方法不正确扣1分/项,最高扣2分
		洗手	2	0	0	0	未洗手扣2分
		记录	2	1	0	0	未记录扣2分;记录不完全扣1分
评价	6	流程合理、技术熟练、局部皮肤无损伤、询问患者感受及目标达到程度	6	4	2	0	一项不合格扣2分,最高扣6分;出现烫伤扣6分
理论提问	10	火熨术的禁忌证	5	3	0	0	回答不全面扣2分/题;未答出扣5分/题
		火熨术的注意事项以及两种操作手法	5	3	0	0	
得　分							

56 百笑灸

一、技术简介

百笑灸是以经络学说为原理,除传统艾灸成分外,配合中药配方,通过燃烧后产生的温热和药理作用,刺激相关穴位,激发经络之气,使局部皮肤腠理开放,药物成分渗透达相应穴位内,起到温通经络、祛风散寒、活血化瘀、消肿止痛、调整脏腑功能、调节机体阴阳平衡、防治疾病的作用。

(一)适应证

百笑灸对多种疾病都有良好的治疗功效,尤其适用于虚寒慢性疾病,也可用于日常保健,预防疾病等。百笑灸适用的部分常见病症如下:

1. 痛症:颈椎病、肩周炎、风湿关节炎、半月板损伤、腰肌劳损、椎间盘突出、强直性脊柱炎、三叉神经痛、胃痛、腹痛、头痛等。

2. 内科病症:感冒、气管炎、哮喘、消化不良、便秘、腹泻、中风后遗症、失眠、胃下垂、心悸、抑郁等。

3. 妇科病症:月经不调、痛经、盆腔炎、不孕症等。

4. 男科病症:不育症、阳痿、早泄、前列腺炎等。

5. 儿科病症:消化不良、发育迟缓、脑瘫、遗尿等。

6. 美容养颜:祛斑养颜、乌发美发、健康美容等。

7. 养生保健:调节血脂、血压、血糖,预防感冒,亚健康调理,补肾强体,预防老年痴呆等。

8. 其他:变应性鼻炎、荨麻疹、慢性疲劳综合征等。

(二)禁忌证

1. 极度疲劳、情绪不安、大汗淋漓、酗酒者不宜施灸。

2. 妊娠妇女腰骶部、下腹部及合谷、三阴交等穴不宜施灸。

3. 皮肤过敏者慎用。

4. 急性扭伤在24 h以内局部肿胀明显者、外伤有皮肤破裂红肿者不宜使用。

二、技术操作要求

(一)评估要点

1. 病室环境及温湿度。
2. 患者基本情况、诊断、证型、临床表现、既往史、过敏史等。
3. 施灸部位的皮肤情况,对热、痛的耐受程度。
4. 女性患者是否处于妊娠期、月经期。
5. 患者认知能力、目前心理状况、依从性等。

(二)操作要点

1. 使用时将百笑灸用医用胶布粘贴在欲灸的穴位上,然后拔开灸筒盖,安装好灸芯,点燃灸芯后扣合在灸筒上。左右旋转筒身,通过调节进气孔大小、升降灸筒盖,使灸温度适中(一般温度为42 ℃),以皮肤感到明显的温热感为度。

2. 每个灸芯可施灸30 min 左右,待皮肤热感消失,灸筒壁凉,灸芯中灸柱燃烧完毕,拔开灸筒盖,取下灸芯,将灸芯按压熄火或放入盛水容器中,以确保灰烬完全熄灭。

如果续灸,在灸筒盖中重新安装新的灸芯,重复上述操作。

(三)注意事项

1. 急症、重症应在医生指导下使用。
2. 对于局部知觉迟钝或知觉消失的患者,注意勿灸过量,避免过分灼伤,引起不良后果。
3. 面部施灸时以温热为度,温度不宜太高,以免烫伤起疱。
4. 发热性疾病或其他疾病伴发热症状,如疼痛伴发热、咽喉疼痛者,月经病经量过多伴有烦热者,不宜施灸,或在医生指导下施灸。
5. 保健灸时,足三里穴最后施灸。
6. 施灸后应避风寒,建议饮用约300 mL 温水,长时间施灸应避免烈酒、浓茶及咖啡等兴奋性较强的饮品。
7. 施灸后,若艾灸处皮肤无异常可于施灸4~6 h后正常洗澡;若有灼伤,请先处理创面,洗澡时不要让水浸湿创面。

(四)操作后处置

1. 施灸结束后,请将灸筒内的艾灰倒入盛水容器中,以确保无火后再行处理。请勿将艾芯直接扔在垃圾桶内,以免引起火灾。
2. 用物按《医疗机构消毒技术规范》处理。
3. 床单、枕巾等直接接触患者的用品应每人次更换,亦可选择使用一次性床单。
4. 一次性使用的治疗巾应一人一用一更换,头面部、下肢及足部应区分使用。每次治疗前后,医务人员须按相关要求做好手卫生。

5. 记录:患者的一般情况和施灸局部皮肤情况;施灸时患者的反应及病情变化;异常情况、处理措施及效果等。

(五)评价

1. 流程合理、技术熟练。
2. 患者能否理解百笑灸法的目的,并主动配合。
3. 施灸部位是否准确,体位安排是否合理舒适。
4. 施灸后患者是否觉得温热、舒适,症状缓解。
5. 患者是否安全,有无皮肤灼伤、烧伤。
6. 疗效评价标准见《中医护理方案》各病种护理效果评价表。

(六)技术风险点及处理措施

1. 用火安全:艾灰倒入盛水容器中,以确保无火后再行处理。
2. 晕灸:施灸过程中偶见头晕眼花、恶心、颜面苍白、心慌出汗、发冷,甚至晕倒等情况,属晕灸现象。若发生晕灸,需要立即停止艾灸,使患者平卧,饮用适量温开水,休息片刻即可缓解,若仍不缓解,病情严重者按晕厥处理。晕灸多为初次施灸、空腹疲劳、恐惧、体弱、姿势不当等原因所致。
3. 烫伤:在有毛发处施灸时,应先剃掉毛发后施灸。若施灸处皮肤出现小水疱,通常无须处理,告知患者保持该处干燥,水疱可自行消退。若水疱较大,严格按照烧伤处理,定期换药,防止感染并做好不良事件记录。

三、操作流程及考核评分标准

百笑灸操作流程

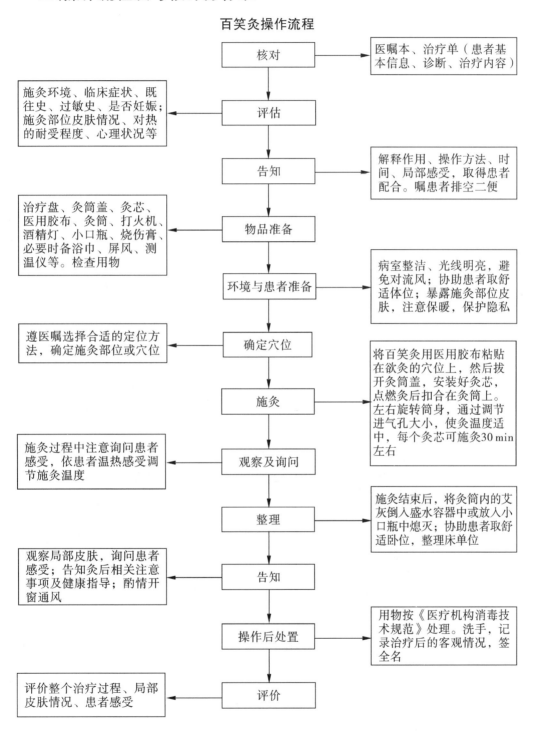

核对 → 医嘱本、治疗单（患者基本信息、诊断、治疗内容）

施灸环境、临床症状、既往史、过敏史、是否妊娠；施灸部位皮肤情况、对热的耐受程度、心理状况等 ← **评估**

告知 → 解释作用、操作方法、时间、局部感受，取得患者配合。嘱患者排空二便

治疗盘、灸筒盖、灸芯、医用胶布、灸筒、打火机、酒精灯、小口瓶、烧伤膏、必要时备浴巾、屏风、测温仪等。检查用物 ← **物品准备**

环境与患者准备 → 病室整洁、光线明亮、避免对流风；协助患者取舒适体位；暴露施灸部位皮肤，注意保暖，保护隐私

遵医嘱选择合适的定位方法，确定施灸部位或穴位 ← **确定穴位**

施灸 → 将百笑灸用医用胶布粘贴在欲灸的穴位上，然后拔开灸筒盖，安装好灸芯，点燃灸后扣合在灸筒上。左右旋转筒身，通过调节进气孔大小，使灸温度适中，每个灸芯可施灸30 min左右

施灸过程中注意询问患者感受，依患者温热感受调节施灸温度 ← **观察及询问**

整理 → 施灸结束后，将灸筒内的艾灰倒入盛水容器中或放入小口瓶中熄灭；协助患者取舒适卧位，整理床单位

观察局部皮肤，询问患者感受；告知灸后相关注意事项及健康指导；酌情开窗通风 ← **告知**

操作后处置 → 用物按《医疗机构消毒技术规范》处理。洗手，记录治疗后的客观情况，签全名

评价整个治疗过程、局部皮肤情况、患者感受 ← **评价**

百笑灸操作考核评分标准

项目	分值	技术操作要求	评分等级 A	B	C	D	评分说明
仪表	2	仪表端庄、戴表	2	1	0	0	一项未完成扣1分
核对	2	核对医嘱	2	1	0	0	未核对扣2分;内容不全面扣1分
评估	7	临床症状、既往史、是否妊娠、过敏史等	4	3	2	1	一项未完成扣1分
		患者心理状况、施灸部位皮肤情况、对热的耐受程度	3	2	1	0	一项未完成扣1分
告知	3	解释作用、操作方法、局部感受,取得患者配合	3	2	1	0	一项未完成扣1分
用物准备	5	洗手,戴口罩	2	1	0	0	未洗手扣1分;未戴口罩扣1分
		备齐并检查用物	3	2	1	0	少备一项扣1分;未检查一项扣1分,最高扣3分
环境与患者准备	7	病室整洁、光线明亮,避免对流风	2	1	0	0	未进行环境准备扣2分;准备不全扣1分
		协助患者取舒适体位	2	1	0	0	未进行体位摆放扣2分;体位不舒适扣1分
		暴露施灸部位皮肤,注意保暖,保护隐私	3	2	1	0	未充分暴露施灸部位扣1分;未保暖扣1分;未保护隐私扣1分
操作过程	52	核对医嘱	2	1	0	0	未核对扣2分;内容不全面扣1分
		确定施灸部位或穴位	4	2	0	0	未确定施灸部位扣4分;穴位不准确扣2分
		将百笑灸用医用胶布粘贴在欲灸的穴位上,然后拔开灸筒盖,安装好灸芯,点燃后扣合在灸筒上。左右旋转筒身,通过调节进气孔大小,使灸温度适中(一般温度为42 ℃)。升降灸筒盖也可调节施灸温度,以皮肤感到明显的灼热感为度	8	4	0	0	流程不符合要求扣4分;未调节温度扣4分
		施灸过程中注意询问患者感受,依患者温热感受调整施灸温度	4	2	0	0	未询问患者感受扣2分;未及时调整施灸温度扣2分
		每个灸芯可施灸30 min左右,待皮肤热感消失,灸筒壁凉,灸芯中灸炷燃烧完毕,拔开灸筒盖,取下灸芯,将灸芯放入小口瓶或盛水容器中,以确保灸芯完全熄灭	12	8	4	0	施灸时间不合理扣4分;灸芯灭火方法不符合要求扣4分
		如果续灸,在灸筒盖中重新安装新的灸芯,重复上述操作	8	4	0	0	需要续灸未续灸的扣4分,最高扣8分
		协助患者取舒适体位,整理床单位	4	2	0	0	未安置体位扣2分;未整理床单位扣2分

项目	分值	技术操作要求	评分等级				评分说明
			A	B	C	D	
操作过程	52	观察患者局部皮肤,询问患者感受	4	2	0	0	施灸后未观察皮肤扣 2 分;未询问患者感受扣 2 分
		告知相关注意事项,酌情开窗通风	4	3	2	1	注意事项内容少一项扣 1 分,最高扣 2 分;未酌情开窗扣 2 分
		洗手,再次核对	2	1	0	0	未洗手扣 1 分;未核对扣 1 分
操作后处置	6	用物按《医疗机构消毒技术规范》处理	2	1	0	0	处置方法不正确扣 1 分/项,最高扣 2 分
		洗手	2	0	0	0	未洗手扣 2 分
		记录	2	1	0	0	未记录扣 2 分;记录不完全扣 1 分
评价	6	流程合理、技术熟练、局部皮肤无损伤、询问患者感受	6	4	2	0	一项不合格扣 2 分,最高扣 6 分;出现烫伤扣 6 分
理论提问	10	百笑灸的禁忌证	5	3	0	0	回答不全面扣 2 分/题;未答出扣 5 分/题
		百笑灸的注意事项及不良反应处理方法	5	3	0	0	
得　分							

57　耳　灸

一、技术简介

耳灸采用古法悬灸原理,将耳部经络与灸法相结合,通过温热的刺激作用于耳部经络腧穴,起到温经散寒、舒经活络、温通气血、宣肺通窍、升阳提气的作用,达到防病治病的目的。

(一)适应证

1. 温经散寒:风邪外袭和寒邪所致的耳胀、耳闷,耳眩晕、耳面瘫等病症。
2. 舒经活络:气滞血瘀所致的耳聋、耳鸣或伴有不寐者。
3. 宣肺通窍:肺气虚寒所致的鼻衄等。
4. 防病保健:可以激发人体正气,增强抗病能力,起到防病保健的作用。

(二)禁忌证

1. 对于有严重心脏病、孕妇或者耳朵局部有溃疡、伤口、湿疹的患者,不适合进行耳灸。
2. 空腹、过饱、醉酒、极度疲劳和对灸法恐惧者应慎施灸。
3. 某些传染性皮肤病、昏迷、抽搐,或身体极度衰竭、形瘦骨立等禁灸。
4. 对艾叶过敏者、有严重的气管炎、哮喘等禁灸。
5. 无自制能力的人,如精神病患者等禁灸。

二、技术操作要求

(一)评估要点

1. 病室环境及温度。
2. 患者基本情况、诊断、证型、临床表现、既往史、过敏史等。
3. 艾灸部位的皮肤情况,对热、痛的耐受程度。
4. 女性患者是否处于妊娠期、月经期。
5. 患者认知能力、目前心理状况、依从性等。

(二)操作要点

取下耳灸仪硅胶罩,插上艾炷,用点火器充分点燃,将硅胶罩压入耳机,根据头型调整长度大小,拉动插针即可调整温度。

（三）注意事项

1.施灸期间,告知患者不要随意改变体位,以免烫伤。

2.治疗过程中应有专人负责,随时调节插针长度控制温度,以免烫伤患者皮肤和烧坏衣物,密切观察患者耳郭皮肤情况,询问患者有无不适。

3.治疗结束后,嘱患者缓慢坐起,饮适量温开水,休息片刻再外出,注意避风保暖。

4.必要时备测温仪,保证治疗安全。

（四）操作后处置

1.熄灭后的艾条,应正确处置,彻底熄灭,以防复燃,发生火灾。

2.用物按《医疗机构消毒技术规范》处理。

3.床单、枕巾等直接接触患者的用品应每人次更换,亦可选择使用一次性床单。

4.一次性使用的治疗巾应一人一用一更换,每次治疗前后,医务人员须按相关要求做好手卫生。

5.职业防护:医务人员应遵循标准预防原则,施灸物品燃烧易产生烟雾,有条件者应安装排烟系统。

6.记录:患者的一般情况和施灸局部皮肤情况;施灸时患者的反应及病情变化;异常情况、处理措施及效果等。

（五）评价

1.流程合理、技术熟练。

2.患者能否理解灸法的目的,并主动配合。

3.施灸部位是否准确,体位安排是否合理舒适。

4.施灸后局部皮肤是否潮红;患者是否感觉温热、舒适,症状缓解。

5.患者是否安全,有无皮肤灼伤、烧伤。

6.疗效评价标准见《中医护理方案》各病种护理效果评价表。

（六）技术风险点及处理措施

1.晕灸:若发生晕灸,应立即停止艾灸,使患者头低位平卧,注意保暖,轻者一般休息片刻或饮温开水后即可恢复;重者可掐按人中、内关、足三里即可恢复;严重时按晕厥处理。

2.烫伤:如果灸后出现小水疱,无须处理,会自行吸收;如果水疱较大,可用无菌注射器抽去疱内液体,覆盖无菌纱布,保持干燥,防止感染。

三、操作流程及考核评分标准

耳灸操作流程

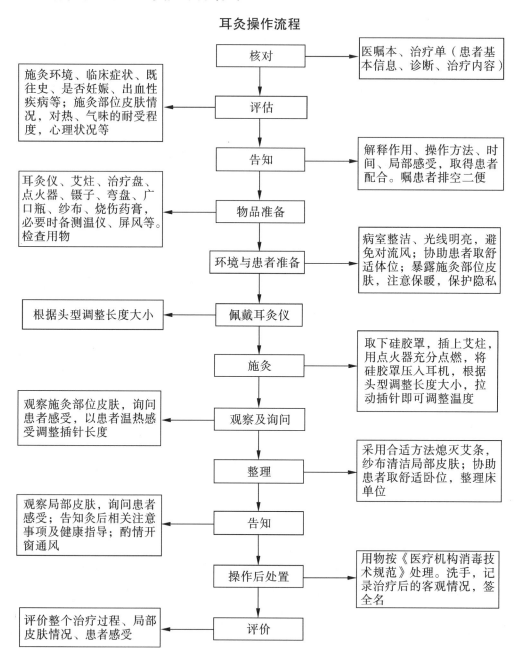

耳灸操作考核评分标准

项目	分值	技术操作要求	评分等级				评分说明
			A	B	C	D	
仪表	2	仪表端庄、戴表	2	1	0	0	一项未完成扣1分
核对	2	核对医嘱	2	1	0	0	未核对扣2分;内容不全面扣1分
评估	7	临床症状、既往史、是否妊娠、出血性疾病等	4	3	2	1	一项未完成扣1分
		施灸部位皮肤情况,对热、气味的耐受程度	3	2	1	0	一项未完成扣1分
告知	3	解释作用、操作方法、局部感受,取得患者配合	3	2	1	0	一项未完成扣1分
用物准备	5	洗手,戴口罩	2	1	0	0	未洗手扣1分;未戴口罩扣1分
		备齐并检查用物	3	2	1		少备一项扣1分;未检查一项扣1分,最高扣3分
环境与患者准备	7	病室整洁、光线明亮,避免对流风	2	1	0	0	未进行环境准备扣2分;准备不全扣1分
		协助患者取舒适体位	2	1	0	0	未进行体位摆放扣2分;体位不舒适扣1分
		暴露施灸部位皮肤,注意保暖,保护隐私	3	2	1	0	未充分暴露施灸部位扣1分;未保暖扣1分;未保护隐私扣1分
操作过程	52	核对医嘱	2	1	0	0	未核对扣2分;内容不全面扣1分
		确定施灸部位	4	2	0	0	未确定施灸部位扣4分;穴位不准确扣2分
		取下硅胶罩,插上艾炷,用点火器充分点燃	4	2	0	0	艾炷点燃不符合要求扣2分,最高扣4分
		将硅胶罩压入耳机一边后再压另一边	4	2	2	0	压入未调节扣2分;压入不符合要求扣2分
		耳灸佩戴长度、大小符合要求	8	4	0	0	耳灸仪长度未调节扣4分;耳灸长度不符合要求扣4分。
		观察施灸部位皮肤,询问患者感受,以患者温热感受调整插针距离	12	8	4	0	未观察皮肤扣4分;未询问患者感受扣4分;未及时调整施灸距离扣4分
		采用合适方法熄灭艾条,可放入广口瓶或专用器具中,清洁局部皮肤	4	2	0	0	艾条熄灭方法不正确扣2分;未清洁皮肤扣2分
		协助患者取舒适体位,整理床单位	4	2	0	0	未安置体位扣2分;未整理床单位扣2分
		观察患者局部皮肤,询问患者感受	4	2	0	0	施灸后未观察皮肤扣2分;未询问患者感受扣2分
		告知相关注意事项,酌情开窗通风	4	3	2	1	注意事项内容少一项扣1分,最高扣2分;未酌情开窗扣2分
		洗手,再次核对	2	1	0	0	未洗手扣1分;未核对扣1分

项目	分值	技术操作要求	评分等级				评分说明
			A	B	C	D	
操作后处置	6	用物按《医疗机构消毒技术规范》处理	2	1	0	0	处置方法不正确扣1分/项,最高扣2分
		洗手	2	0	0	0	未洗手扣2分
		记录	2	1	0	0	未记录扣2分;记录不完全扣1分
评价	6	流程合理、技术熟练、局部皮肤无损伤、询问患者感受	6	4	2	0	一项不合格扣2分,最高扣6分;出现烫伤扣6分
理论提问	10	耳灸的禁忌证	5	3	0	0	回答不全面扣2分/题;未答出扣5分/题
		耳灸的注意事项	5	3	0	0	
得　分							

58　扶阳罐

一、技术简介

(一)定义

扶阳罐将传统的刮痧、艾灸、磁疗、红外线、走罐融于一体,具有无痛刮痧,以罐代手等特点,实现了温刮、温灸、推拿、热疗、磁疗、拔罐、远红外"七效合一",达到驱寒祛湿、通经活络、温补阳气的作用。扶阳罐具备热能、远红外线两种物理能量,通过经络传送、组织渗透、活化细胞组织,激发脏器功能,具有止痛、通经活络的作用。

(二)适应证

1.亚健康人群调理。

2.风寒痹痛、肌肉劳损、感冒发热、容颜早衰、腹冷肠痛、卵巢保养、强肾健体等。

3.对头痛头晕、肩颈酸痛、失眠多梦、腰酸背痛、肠胃不适、痛经、慢性疲劳综合征等症状有辅助治疗作用。

(三)禁忌证

1.严重心血管疾病、肝肾功能不全、出血倾向疾病、感染性疾病、极度虚弱、皮肤疖肿包块、皮肤过敏者。

2.空腹及饱食后。

3.急性扭挫伤、皮肤出现肿胀破溃者。

4.不配合者,如醉酒、精神分裂症、抽搐者。

5.孕妇的腹部、腰骶部。

二、技术操作要求

(一)评估要点

1.病室环境,温湿度适宜。

2.主要症状、既往史,是否有出血性疾病、妊娠或月经期。

3.体质及对疼痛的耐受程度。

4.治疗部位皮肤情况。

(二)操作要点

1.治疗前检查扶阳罐边缘有无缺损,插电看性能是否良好。

2.治疗前取适量介质涂抹于治疗部位。

3. 扶阳罐插电源预热5 min,单手治疗或是双手操作都可,手持罐紧握罐体中央,治疗时利用罐体重力和腕力调整治疗角度,首次治疗多采用平推的方法,使罐体与皮肤之间摩擦推动。也可根据患者感受采用温刮的方法,抬起罐体前端夹角约为30°,以肘关节为轴心,前臂做有规律的移动。

4. 治疗时用力要均匀,由轻到重,以患者能耐受为度,治疗后局部皮肤出现粟粒状、丘疹样斑点或条索状斑块等形态变化,并伴有局部热感或轻微疼痛。

5. 观察病情及局部皮肤颜色变化,询问患者有无不适,调节手法力度。

6. 每个部位一般治疗20~30 min。

(三)注意事项

1. 治疗部位的皮肤有轻微疼痛、灼热感,治疗过程中如有不适及时告知护士。

2. 治疗部位出现红紫色痧点或瘀斑,为正常表现,数日可消除。

3. 治疗结束后最好饮用一杯温水,不宜即刻食用生冷食物,出痧后30 min内不宜洗冷水澡。

4. 冬季应避免感受风寒;夏季避免风扇、空调直吹刮痧部位。

(四)操作后处置

1. 用物按《医疗机构消毒技术规范》处理。

2. 治疗完毕,用专用消毒液擦拭罐体头部,待干备用。

3. 一次性使用的治疗巾应一人一用一更换,头面部、下肢及足部应区分使用。每次治疗前后,医务人员须按相关要求做好手卫生。

4. 职业防护:医务人员应遵循标准预防原则。

5. 记录:患者的一般情况和治疗部位皮肤情况;治疗时患者的反应及病情变化;异常情况、处理措施及效果等。

(五)评价

1. 流程合理、技术熟练。

2. 患者能否理解扶阳罐的治疗目的,并主动配合。

3. 治疗部位是否准确,体位安排是否合理舒适。

4. 治疗后局部皮肤是否有痧点和痧斑;患者是否感觉舒适,不适症状是否缓解。

5. 患者是否安全,有无皮肤破损等。

6. 疗效评价标准见《中医护理方案》各病种护理效果评价表。

(六)技术风险点及处理措施

1. 用电安全:选择安全性能好的电源,注意用电安全。

2. 皮肤破损:如果出痧点和痧斑,无须处理,3~5 d会自行消退;如果用力过大出现局部皮肤破损,局部外用消毒液消毒,保持干燥,防止感染。

3. 晕罐:扶阳罐治疗过程中若出现头晕、目眩、心慌、出冷汗、面色苍白、恶心欲吐,甚至神昏扑倒等现象,应立即停止治疗,取平卧位,立刻通知医生,配合处理。

三、操作流程及考核评分标准

扶阳罐操作流程

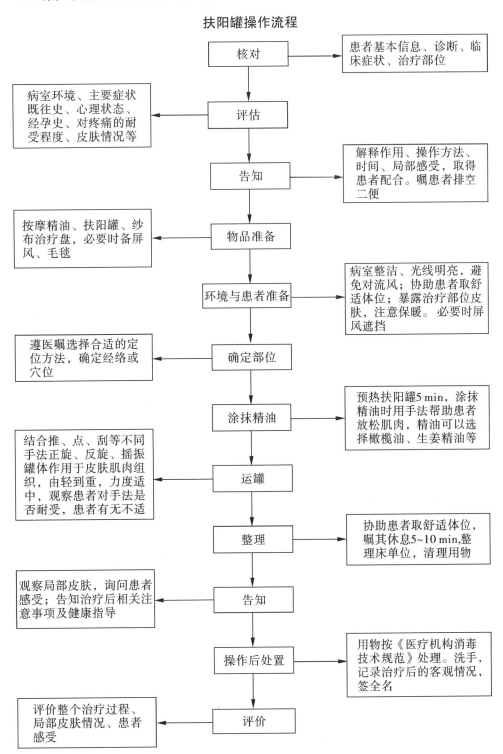

核对 → 患者基本信息、诊断、临床症状、治疗部位

病室环境、主要症状、既往史、心理状态、经孕史、对疼痛的耐受程度、皮肤情况等 ← 评估

告知 → 解释作用、操作方法、时间、局部感受，取得患者配合。嘱患者排空二便

按摩精油、扶阳罐、纱布治疗盘，必要时备屏风、毛毯 ← 物品准备

环境与患者准备 → 病室整洁、光线明亮，避免对流风；协助患者取舒适体位；暴露治疗部位皮肤，注意保暖。必要时屏风遮挡

遵医嘱选择合适的定位方法，确定经络或穴位 ← 确定部位

涂抹精油 → 预热扶阳罐5 min，涂抹精油时用手法帮助患者放松肌肉，精油可以选择橄榄油、生姜精油等

结合推、点、刮等不同手法正旋、反旋、摇振罐体作用于皮肤肌肉组织，由轻到重，力度适中，观察患者对手法是否耐受，患者有无不适 ← 运罐

整理 → 协助患者取舒适体位，嘱其休息5~10 min，整理床单位，清理用物

观察局部皮肤，询问患者感受；告知治疗后相关注意事项及健康指导 ← 告知

操作后处置 → 用物按《医疗机构消毒技术规范》处理。洗手，记录治疗后的客观情况，签全名

评价整个治疗过程、局部皮肤情况、患者感受 ← 评价

扶阳罐操作考核评分标准

项目	分值	技术操作要求	评分等级 A	B	C	D	评分说明
仪表	2	仪表端庄、戴表	2	1	0	0	一项未完成扣1分
核对	2	核对医嘱	2	1	0	0	未核对扣2分;内容不全面扣1分
评估	8	临床症状、既往史、是否妊娠、月经期、出血性疾病等	4	3	2	1	一项未完成扣1分
		治疗部位皮肤情况、对温度、疼痛的耐受程度	4	3	2	1	一项未完成扣1分
告知	3	解释作用、操作方法、局部感受,取得患者配合	3	2	1	0	一项未完成扣1分
用物准备	7	洗手,戴口罩	2	1	0	0	未洗手扣1分;未戴口罩扣1分
		备齐并检查用物:检查扶阳罐边缘有无缺损,性能是否良好	5	2	1	0	少备一项扣1分;未检查边缘一项扣2分,未插电源扣2分,最高扣5分
环境与患者准备	7	病室整洁、光线明亮,室内温度适宜	2	1	0	0	未进行环境准备扣2分;准备不全扣1分
		协助患者取舒适体位	2	1	0	0	未进行体位摆放扣2分;体位不舒适扣1分
		暴露治疗部位皮肤,注意保暖,保护隐私	3	2	1	0	未充分暴露治疗部位扣1分;未保暖扣1分;未保护隐私扣1分
操作过程	49	核对医嘱	2	1	0	0	未核对扣2分;内容不全面扣1分
		确定治疗部位	5	4	2	0	未确定治疗部位扣5分;部位不准确扣2分
		扶阳罐插电源预热5 min,先涂抹精油,再结合推、点、刮等不同手法正旋、反旋、摇振罐体作用于皮肤肌肉组织	10	8	4	0	未预热扣4分;未涂精油扣2分;操作方法不对扣4分
		治疗时用力要均匀,由轻到重,以患者能耐受为度	10	8	4	0	未遵循由轻到重原则扣5分;治疗力量不均扣5分
		观察治疗部位皮肤,询问患者感受,以患者舒适随时调整治疗力量	4	3	2	1	未观察皮肤扣2分;未询问患者感受扣1分;未及时调整治疗手法扣1分
		治疗完毕,清洁局部皮肤	4	2	0	0	未消毒罐体扣2分;未清洁皮肤扣2分
		协助患者取舒适体位,整理床单位	4	2	0	0	未安置体位扣2分;未整理床单位扣2分
		观察患者局部皮肤,询问患者感受	4	2	0	0	治疗后未观察皮肤扣2分;未询问患者感受扣2分
		告知相关注意事项	4	3	2	1	注意事项内容少一项扣1分,最高扣4分
		洗手,再次核对	2	1	0	0	未洗手扣1分;未核对扣1分

项目	分值	技术操作要求	评分等级				评分说明
			A	B	C	D	
操作后处置	6	用物按《医疗机构消毒技术规范》处理	2	1	0	0	处置方法不正确扣1分/项,最高扣2分
		洗手	2	0	0	0	未洗手扣2分
		记录	2	1	0	0	未记录扣2分;记录不完全扣1分
评价	6	流程合理、技术熟练、局部皮肤无损伤、询问患者感受	6	4	2	0	一项不合格扣2分,最高扣6分;出现烫伤扣6分
理论提问	10	扶阳罐的禁忌证	5	3	0	0	回答不全面扣2分/题;未答出扣5分/题
		扶阳罐的操作注意事项	5	3	0	0	
得 分							

59　温通刮痧

一、技术简介

温通刮痧疗法是一种将刮痧、艾灸、推拿、热疗结合在一起的中医护理技术。是将适宜长度的艾炷固定在温通刮痧杯内并点燃,运用不同的手法在体表进行刮拭。具有温经通络、活血化瘀、调整阴阳、扶正祛邪、消瘀散结等功效。包含单边刮法、平推法、点拨法、揉刮法、滚刮法。

(一)适应证

1.骨科疾病:网球肘、落枕、肩周炎、颈椎病、腰椎间盘突出症、腰椎管狭窄症、急性腰扭伤、慢性腰扭伤、腰肌劳损、强直性脊柱炎、风湿性关节炎等。

2.内科疾病:感冒、咳嗽、头痛、眩晕、哮喘、失眠、中风后遗症、腹胀、便秘、腹泻、胃痛等。

3.五官科疾病:耳鸣、变应性鼻炎、近视、眼周色素沉着、黄褐斑等。

4.妇科疾病:月经不调、痛经、盆腔炎、更年期综合征等。

适用于以上疾病的风寒痹阻、气滞血瘀、气血亏虚、肝肾不足、痰湿阻络等证型。

(二)禁忌证

1.出血性疾病者、感染性疾病禁用。

2.对艾烟、精油等相应药物过敏者禁用。

3.重度骨质疏松症患者慎用。

4.操作部位皮肤破损、疖肿包块者禁用。

5.月经量过多、崩漏者禁用,孕妇禁刮腹部及腰骶部。

6.既往有严重头颈部外伤病史、颈椎结核、脱位、半脱位、骨折、急性扭挫伤及需要排除骨关节的其他器质性疾病;合并有严重心、脑、肺、肾疾病者禁用。

7.有精神疾病者禁用。.

二、技术操作要求

(一)评估要点

1.病室环境及温湿度适宜。

2.操作前检查杯体及杯口光滑无破损。

3.患者基本情况、诊断、证型、临床表现、既往史、过敏史等。

4.患者治疗部位的皮肤情况,对热、痛、气味的耐受程度。

5.女性患者是否处于妊娠期。

6.患者认知能力、目前心理状况、依从性等。

（二）操作要点

1.操作前准备:温通刮痧前,被操作者平心静气,心无杂念,全身慢慢放松,进入舒适状态。操作者也需平心静气,精力集中。

2.刮拭的长度:在刮拭经络时,应有一定的刮拭长度,一般为 8~15 cm,如需要治疗的经络较长,可分段刮拭。

3.刮拭的顺序和方向:整体刮拭的顺序是自上而下、从内往外;先头面后手足、先腰背后胸腹、先上肢后下肢的顺序,逐步操作。一般先刮阳经,再刮阴经;先刮拭身体左侧,再刮拭身体右侧。（对于肢体浮肿、静脉曲张、内脏下垂的患者,可采取从下往上的逆刮法）

4.具体方法

（1）单边刮法:用温通杯的一边接触皮肤,杯口与皮肤的角度大约成15°。单边刮法是最常见的刮移方法。

（2）平推法:用温通杯的整个杯口接触皮肤,成0°,使用平推法操作时,注意按压力度要大,刮拭速度要慢。该方法适用于腰背部、臀部、大腿等肌肉丰厚部位。

（3）点拨法:温通杯的杯口与皮肤所成角度大于45°,沿经络做按摩拨动。使用点拨法操作时,注意要由轻到重逐渐加力,力度尽量要渗透到皮下组织或肌肉。该方法适用于骨缝粘连处。

（4）揉刮法:温通杯的杯口与皮肤所成角度<15°,做柔和的旋转刮拭。操作时注意刮拭力度要均匀,刮拭速度缓慢柔和。揉刮法多用于消除结节、疼痛等阳性反应,可以减轻疼痛。

（5）滚刮法:用温热的杯身做滚刮推拿。滚刮法常穿插在整个治疗过程中,适合不受力的身材单薄的患者。

5.刮拭的时间:根据患者的年龄、体质、病情、病程及刮痧的施术部位而灵活掌握刮拭时间。一般每个部位刮 3~5 min,最长不超过 20 min。对于一些不出痧或出痧少的患者,不可强求出痧,以患者感到舒适为原则。

（三）注意事项

1.操作前对患者做好充分的评估。

2.充分暴露治疗部位,注意保暖。

3.安装艾炷要固定牢固,对糖尿病、肢体麻木及感觉迟钝等患者要防止烫伤。

4.治疗过程中观察治疗部位皮肤颜色变化,及时询问患者有无不适,根据患者反应调节手法力度。

5.治疗时应保持室内温度适宜,注意保暖,避风寒。

6.治疗时刮拭力度要均匀,手法由轻到重,以局部皮肤潮红或出现痧斑、痧点即止,一般不强求出痧。

7. 对于出痧较多者,一般 3 ~ 5 d 待痧斑消退后方可进行下一次治疗。

8. 温通刮痧结束后,宜饮温水,注意避免吃辛辣、生冷、油腻食物。

9. 每次做完温通刮痧治疗,因毛孔张开需要保暖,治疗后 4 h 内不宜洗澡,避免感受风寒。

（四）操作后处置

1. 熄灭后的艾炷,应正确处置,彻底熄灭,以防复燃,发生火灾。

2. 用物按《医疗机构消毒技术规范》处理。

3. 床单、枕巾等直接接触患者的用品应每人次更换,亦可选择使用一次性床单。

4. 温通杯用酒精擦拭消毒,晾干备用,每次治疗前后,医务人员须按相关要求做好手卫生。

5. 职业防护:医务人员应遵循标准预防原则,使用物品燃烧易产生烟雾,有条件者应安装排烟系统。

6. 记录:患者的一般情况和治疗局部皮肤情况;治疗时患者的反应及病情变化;异常情况、处理措施及效果等。

（五）评价

1. 流程合理、技术熟练。

2. 患者能否理解治疗的目的,并主动配合。

3. 治疗部位是否准确,体位安排是否合理舒适。

4. 治疗后局部皮肤是否潮红;患者是否觉得温热、舒适,症状缓解。

5. 患者是否安全,有无皮肤灼伤、烧伤。

6. 疗效评价标准见《中医护理方案》各病种护理效果评价表。

（六）技术风险点及处理措施

1. 烫伤:如果治疗后出现小水疱,无须处理,会自行吸收;如果水疱较大,可用无菌注射器抽去疱内液体,覆盖无菌纱布,保持干燥,防止感染。

2. 晕刮:治疗过程中患者如感头晕、心慌等不适,应立即停止刮痧并协助患者平卧位,头部垫高,房间通风,点按内关等穴位。

三、操作流程及考核评分标准

温通刮痧操作流程

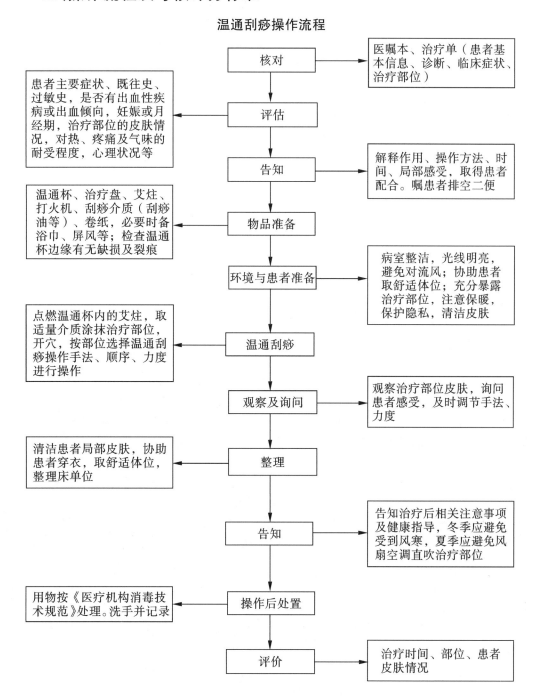

核对 → 医嘱本、治疗单（患者基本信息、诊断、临床症状、治疗部位）

评估 ← 患者主要症状、既往史、过敏史，是否有出血性疾病或出血倾向，妊娠或月经期，治疗部位的皮肤情况，对热、疼痛及气味的耐受程度，心理状况等

告知 → 解释作用、操作方法、时间、局部感受，取得患者配合。嘱患者排空二便

物品准备 ← 温通杯、治疗盘、艾炷、打火机、刮痧介质（刮痧油等）、卷纸，必要时备浴巾、屏风等；检查温通杯边缘有无缺损及裂痕

环境与患者准备 → 病室整洁，光线明亮，避免对流风；协助患者取舒适体位；充分暴露治疗部位，注意保暖，保护隐私，清洁皮肤

温通刮痧 ← 点燃温通杯内的艾炷，取适量介质涂抹治疗部位，开穴，按部位选择温通刮痧操作手法、顺序、力度进行操作

观察及询问 → 观察治疗部位皮肤，询问患者感受，及时调节手法、力度

整理 ← 清洁患者局部皮肤，协助患者穿衣，取舒适体位，整理床单位

告知 → 告知治疗后相关注意事项及健康指导，冬季应避免受到风寒，夏季应避免风扇空调直吹治疗部位

操作后处置 ← 用物按《医疗机构消毒技术规范》处理。洗手并记录

评价 → 治疗时间、部位、患者皮肤情况

温通刮痧操作考核评分标准

项目	分值	技术操作要求	评分等级 A	B	C	D	评分说明
仪表	2	仪表、姿态、着装符合护士职业要求	2	1	0	0	一项未完成扣1分
核对	2	核对医嘱	2	1	0	0	未核对扣2分;内容不全面扣1分
评估	6	临床症状、既往史、皮肤情况、过敏史、出血性疾病、是否经孕期	4	3	2	1	评估不全面扣1分/项;未评估扣4分
		对疼痛、热、气味的耐受度	2	1	0	0	未评估或评估不全面扣2分
告知	5	解释作用、操作方法、局部感受,取得患者配合	5	3	2	0	告知不全面扣2分;或未告知扣2分
用物准备	9	洗手、戴口罩	4	2	0	0	未洗手扣2分;未戴口罩扣2分
		温通杯、治疗盘、艾炷、打火机、刮痧介质(刮痧油等)、卷纸,必要时备浴巾、屏风等;检查温通杯有无缺损或裂痕(检查用物)	5	3	2	1	少备一项扣1分;未检查一项1分,最高扣5分
环境与患者准备	7	病室整洁、光线明亮,避免对流风	2	1	0	0	一项未完成扣1分;最高扣2分
		取舒适体位;暴露治疗部位皮肤,注意保暖,保护隐私;清洁皮肤	5	3	2	1	少一项扣2分;未清洁皮肤扣2分;未保护隐私扣2分,最高扣5分
操作过程	48	核对医嘱	3	2	1	0	未核对扣2分;内容不全面扣1分
		定位:明确腧穴部位,经络走向及刮痧方法	5	3	2	0	未确定治疗部位扣3分;穴位不准确扣2分
		点燃艾炷,开穴	5	3	2	0	一项不合格扣2分
		根据治疗部位选择不同的刮拭方法,刮治手法正确	10	6	4	0	握杯手法不正确扣6分;杯口与皮肤的角度不正确扣4分
		刮至局部皮肤发红或出现红紫色痧点,刮治时间合理(局部刮痧时间一般为15~20 min)	10	6	4	0	皮肤破损扣7分;时间不合理扣3分
		观察患者局部皮肤,询问患者感受	5	3	2	0	治疗后未观察皮肤扣4分;未询问患者感受扣2分
		清洁局部皮肤;协助患者取舒适体位,整理床单位	5	3	2	0	错漏一项扣1分
		告知相关注意事项	3	2	1	0	未告知扣4分;告知不全扣2分
		洗手,再次核对	2	1	0	0	未洗手扣1分;未核对扣1分
操作后处置	6	用物按《医疗机构消毒技术规范》处理	2	1	0	0	处置方法不正确扣1分,最高扣2分
		洗手	2	0	0	0	未正确手卫生扣2分
		记录部位、方法、时间、疗效,并签名	2	1	0	0	未记录扣2分;记录不完全扣1分
评价	5	操作熟练、局部皮肤无损伤、询问患者感受	5	3	2	0	一项不合格扣2分,最高扣5分;出现烫伤扣5分

项目	分值	技术操作要求	评分等级				评分说明
			A	B	C	D	
理论提问	10	温通刮痧疗法的禁忌证	5	3	0	0	回答不全面扣 2 分/题;未答出扣 5 分/题
		温通刮痧注意事项以及 5 种操作手法	5	3	0	0	
得 分							

60 易 罐

一、技术简介

易罐的原理通过排除罐中的空气而产生负压,使之吸附于皮肤表面,造成局部瘀血,以达到通经活络、行气活血、缓解疼痛的作用。在使用的时候,除了有着传统火罐的作用外,使用者还可以利用易罐吸附力强的特点,用手握住它,提起表面软组织做牵拉皮肤的运动,减轻神经、肌肉、韧带、血管和筋膜受到的压迫,刺激穴位,调节经络,有助于消除疲劳及舒缓病症带来的不适疼痛。

(一)适应证

1. 颈椎病、肩周炎、腰腿疼痛、腰椎肥大、椎间盘突出、腰三横突综合征、骨盆旋移症、髂胫束损伤、膝关节增生等。

2. 对头面部病症,如头晕头痛,面瘫,失眠,中风后遗症,脑震荡后遗症,口腔溃疡,慢性咽炎、化脓性扁桃体炎、颞颌关节功能紊乱。

3. 便秘、腹泻、胃痛、肠易激综合征、月经不调、痛经、前列腺增生症。

4. 能够消除面部鱼尾纹、唇纹、额纹、黑眼圈和眼袋。

(二)禁忌证

1. 凝血机制障碍、呼吸衰竭、重度心脏病、严重消瘦、孕妇的腹部、腰骶部及严重水肿等不宜拔罐。

2. 治疗部位皮肤有溃烂、抓伤的,不宜拔罐。

3. 大病初愈、重病、气血亏虚、饱食、饥饿状态下不宜拔罐。

二、技术操作要求

(一)评估要点

1. 病室环境及温度。

2. 主要症状、既往史、凝血机制、是否妊娠或月经期。

3. 患者体质及对疼痛的耐受程度。

4. 拔罐部位的皮肤情况。

5. 对拔罐操作的接受程度。

(二)操作要点

❖ 基本方法

1. 负压法:先把易罐放在皮肤表面,用拇指按下,直至易罐中央接触到表皮后再放手。

2. 中负压法:用双手把易罐捏扁后再接触到表皮。

3. 高负压法:把易罐往内翻,使易罐中央接触到表皮后,再把易罐外翻,使易罐边缘紧贴皮肤后放手。

❖进阶使用方法

1.闪罐:先用手指快速挤压易罐顶部使之变扁,松手后当易罐恢复原状,马上用拇指和示指对捏易罐的两边,使罐松下来。按照以上的方法,连续在保健部位周围重复,至皮肤潮红为度。

2.摇罐:把易罐吸附在保健部位后,用五指轻扣在易罐的周围,然后反复做左右的摇动。

3.抖拉罐:把2~6个易罐吸在部位后,再分别用五指轻扣在易罐的周围,把相邻的两个易罐向相反的方向拉至皮肤绷紧,持续3~5 s后,再把易罐向左右方向抖动数下,抖动的方向要相反。

（三）注意事项

1.面部、儿童、年老体弱者拔罐的吸附力不宜过大。

2.拔罐时要根据不同部位选择大小适宜的罐,检查罐口周围是否光滑,罐体有无裂痕。

3.拔罐和留罐中要注意观察患者的反应。

4.起罐后,皮肤会出现与罐口相当大小的紫红色瘀斑,为正常表现,数日方可消除,如出现小水疱不必处理,可自行吸收,如水疱较大,消毒局部皮肤后,用注射器吸出液体,覆盖消毒敷料。

（四）操作后处置

1.用过后的易罐,应正确处置。

2.用物按《医疗机构消毒技术规范》处理。

3.床单、枕巾等直接接触患者的用品应每人次更换,亦可选择使用一次性床单。

4.一次性使用的治疗巾应一人一用一更换,头面部、下肢及足部应区分使用。每次治疗前后,医务人员须按相关要求做好手卫生。

5.职业防护:医务人员应遵循标准预防原则。

6.记录:患者的一般情况和拔罐局部皮肤情况;拔罐时患者的反应及病情变化;异常情况、处理措施及效果等。

7.由于罐内空气负压吸引的作用,局部皮肤会出现与罐口相当大小的紫红色瘀斑,此为正常表现,数日方可消除。治疗当中如果出现不适,及时通知护士。

8.拔罐后可饮一杯温开水,夏季拔罐部位忌风扇或空调直吹。

（五）评价

1.流程合理、技术熟练。

2.患者能否理解易罐的目的,并主动配合。

3.施治部位是否准确,体位安排是否合理舒适。

4.治疗后局部皮肤是否潮红或瘀斑;患者是否觉得舒适,症状缓解。

5.患者是否安全,有无皮肤损伤。

6.疗效评价标准见《中医护理方案》各病种护理效果评价表。

（六）技术风险点及处理措施

1.拔罐不耐受:拔罐和留罐中要注意观察患者的反应,患者如有不适感,应立即起罐;严重者可让患者平卧,保暖并饮温水或糖水,还可按压内关、合谷、太阳、足三里等穴。

2.水疱:拔罐过程中如出现小水疱不必处理,可自行吸收;如果水疱较大,可用无菌注射器抽去疱内液体,覆盖无菌纱布,保持干燥,防止感染。

三、操作流程及操作考核标准

易罐操作流程

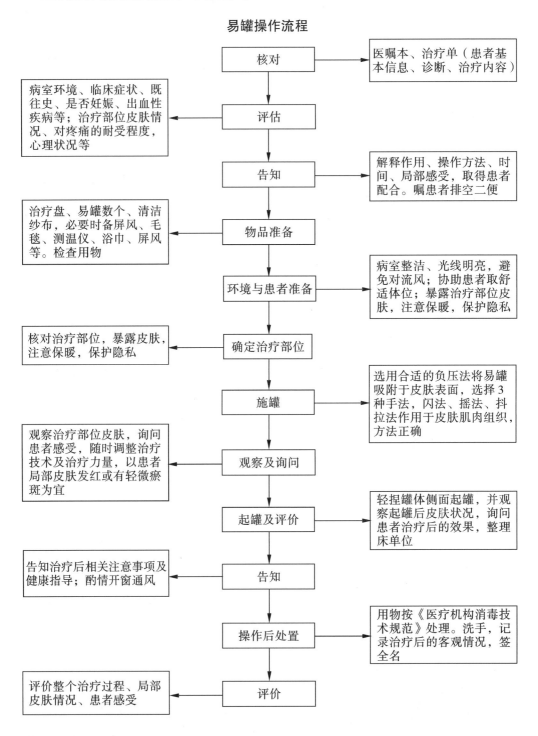

核对 → 医嘱本、治疗单（患者基本信息、诊断、治疗内容）

病室环境、临床症状、既往史、是否妊娠、出血性疾病等；治疗部位皮肤情况、对疼痛的耐受程度，心理状况等 ← 评估

告知 → 解释作用、操作方法、时间、局部感受，取得患者配合。嘱患者排空二便

治疗盘、易罐数个、清洁纱布，必要时备屏风、毛毯、测温仪、浴巾、屏风等。检查用物 ← 物品准备

环境与患者准备 → 病室整洁、光线明亮，避免对流风；协助患者取舒适体位；暴露治疗部位皮肤，注意保暖，保护隐私

核对治疗部位，暴露皮肤，注意保暖，保护隐私 ← 确定治疗部位

施罐 → 选用合适的负压法将易罐吸附于皮肤表面，选择3种手法，闪法、摇法、抖拉法作用于皮肤肌肉组织，方法正确

观察治疗部位皮肤，询问患者感受，随时调整治疗技术及治疗力量，以患者局部皮肤发红或有轻微瘀斑为宜 ← 观察及询问

起罐及评价 → 轻捏罐体侧面起罐，并观察起罐后皮肤状况，询问患者治疗后的效果，整理床单位

告知治疗后相关注意事项及健康指导；酌情开窗通风 ← 告知

操作后处置 → 用物按《医疗机构消毒技术规范》处理。洗手，记录治疗后的客观情况，签全名

评价整个治疗过程、局部皮肤情况、患者感受 ← 评价

易罐操作考核评分标准

项目	分值	技术操作要求	评分等级				评分说明
			A	B	C	D	
仪表	2	仪表端庄、戴表	2	1	0	0	一项未完成扣1分
核对	2	核对医嘱	2	1	0	0	未核对扣2分;内容不全面扣1分
评估	7	临床症状、既往史、是否妊娠、出血性疾病等	4	3	2	1	一项未完成扣1分
		施罐部位皮肤情况,对温度、疼痛的耐受程度	3	2	1	0	一项未完成扣1分
告知	3	解释作用、操作方法、局部感受,取得患者配合	3	2	1	0	一项未完成扣1分
用物准备	5	洗手,戴口罩	2	1	0	0	未洗手扣1分;未戴口罩扣1分
		备齐并检查用物	3	2	1	0	少备一项扣1分;未检查一项扣1分,最高扣3分
环境与患者准备	7	病室整洁、光线明亮,避免对流风	2	1	0	0	未进行环境准备扣2分;准备不全扣1分
		协助患者取舒适体位	2	1	0	0	未进行体位摆放扣2分;体位不舒适扣1分
		暴露施罐部位皮肤,注意保暖,保护隐私	3	2	1	0	未充分暴露治疗部位扣1分;未保暖扣1分;未保护隐私扣1分
操作过程	52	核对医嘱	2	1	0	0	未核对扣2分;内容不全面扣1分
		确定治疗部位	4	2	0	0	未确定治疗部位扣4分;不准确扣2分
		检查易罐边缘有无缺损,性能是否良好	4	2	0	0	未检查边缘扣2分,最高扣4分
		选择3种手法,方法正确	12	8	4	0	每种手法不对扣4分;距离不符合要求扣4分
		治疗时用力要均匀,由轻到重,以患者能耐受为度	8	4	0	0	未遵循由轻到重原则扣4分;治疗力量不均扣4分
		观察治疗部位皮肤,询问患者感受,以患者舒适随时调整治疗力量	4	3	2	1	未观察皮肤扣2分;未询问患者感受扣1分;未及时调整治疗手法扣1分
		治疗完毕,清洁局部皮肤	4	2	0	0	未消毒罐体扣2分;未清洁皮肤扣2分
		协助患者取舒适体位,整理床单位	4	2	0	0	未安置体位扣2分;未整理床单位扣2分
		观察患者局部皮肤,询问患者感受	4	2	0	0	治疗后未观察皮肤扣2分;未询问患者感受扣2分
		告知相关注意事项,酌情开窗通风	4	3	2	1	注意事项内容少一项扣1分,最高扣2分;未酌情开窗扣2分
		洗手,再次核对	2	1	0	0	未洗手扣1分;未核对扣1分

项目	分值	技术操作要求	评分等级				评分说明
			A	B	C	D	
操作后处置	6	用物按《医疗机构消毒技术规范》处理	2	1	0	0	处置方法不正确扣 1 分/项,最高扣 2 分
		洗手	2	0	0	0	未洗手扣 2 分
		记录	2	1	0	0	未记录扣 2 分;记录不完全扣 1 分
评价	6	流程合理、技术熟练、局部皮肤无损伤、询问患者感受	6	4	2	0	一项不合格扣 2 分,最高扣 6 分
理论提问	10	易罐的禁忌证	5	3	0	0	回答不全面扣 2 分/题;未答出扣 5 分/题
		易罐的注意事项以及 3 种操作手法	5	3	0	0	
得 分							

61　中药水疗

一、技术简介

中药水疗是利用不同温度、压力的中药药液,利用液体的物理性质以不同方式作用于人体,以达到保健、预防、治疗和康复目的的方法。对人体的作用主要有温度刺激、机械刺激和化学刺激。

中药水疗按其温度可分为热水疗(39 ℃以上)、温水疗(37~38 ℃)、不感温水疗(34~36 ℃)、低温水疗(26~33 ℃)和冷水疗(<26 ℃)。

(一)适应证

1.热水疗适应证:风湿、类风湿性关节炎的患者。

2.温水疗适应证:脊髓损伤所致的不完全截瘫、各种骨折后遗症、肩周炎、共济失调等症,脑血管意外所致的偏瘫与低温水浴或冷水浴交替使用。

3.不感温水疗适应证:脊髓损伤所致的不完全截瘫、失眠。

4.低温水疗适应证:脑血管意外所致的偏瘫(感觉缺失)与温水浴交替使用。

5.冷水疗:脑血管意外所致的偏瘫(感觉较差)与温水浴交替使用。

(二)禁忌证

1.心肾功能代偿不全、活动性肺结核、恶性肿瘤和恶病质,身体极度衰弱和各种出血倾向者。

2.有开放性创口、感染性病灶并已化脓破溃时禁用。

3.心肺功能障碍、急性脑血管意外、二级以上高血压、重度贫血、动脉硬化症、急性传染病等禁用。

4.饭前饭后半小时内、饥饿、过度疲劳、体质特别虚弱者禁用。

5.糖尿病、妊娠期妇女及月经期等慎用。

6.药物过敏者禁用。

二、技术操作要求

(一)评估要点

1.治疗室环境,温度适宜。

2.患者的神志情况、耐受度、心理状况、配合程度。

3.患者主要症状、既往史、药物过敏史。

4.患者全身状况及功能情况,选择合适的操作方法及适宜的温度(如热水疗法、温水疗法、冷水疗及冷热交替疗法)等。

5.评估患者局部皮肤情况:有无各种皮肤病、皮肤损伤等。

（二）操作要点

1. 治疗床铺防水巾，水温计测中药液温度，温度符合要求，协助患者取适宜的体位，做好解释，暴露患肢，注意保暖，保护隐私。

2. 根据评估情况，在中药液中沿局部经络走向进行手法按摩，同时观察和询问患者。

3. 根据评估结果，必要时备好冷水，水温计监测水温，温度符合要求，进行冷热交替疗法。

4. 中药水疗时间 15~20 min。

（三）注意事项

1. 告知患者、家属，如有不适，及时告知医务人员。

2. 操作环境温暖舒适、关闭门窗，避免对流风。

3. 中药水疗后，不宜使用肥皂、浴液、浴露等，以免影响药效。

4. 注意中药液及冷疗的温度，根据个人耐受度合理调整。

5. 按摩力度根据患者的个人感受进行调整。

6. 中药水疗过程中多观察患者情况，如有不适，及时报告医师，遵医嘱进行处理。

（四）操作后处置

1. 用物按《医疗机构消毒技术规范》处理。

2. 床单、枕巾等直接接触患者的用品应每人次更换，亦可选择使用一次性物品。

3. 一次性使用的药液袋、治疗巾应一人一用一更换，头面部、下肢及足部应区分使用。每次治疗前后，医务人员须按相关要求做好手卫生。

4. 职业防护：医务人员应遵循标准预防原则。

5. 记录：患者的一般情况和中药水疗后局部皮肤情况，注意避风保暖；治疗时患者的反应及病情变化；异常情况、处理措施及效果等。

（五）评价

1. 是否掌握安全的药液温度、正确的用药时间、保暖方法及中药水疗操作方法。

2. 患者是否感觉舒适、无烫伤。

3. 操作的熟练度如何，是否达到预期目标。

4. 患者无不良反应，对此操作的满意度如何。

5. 疗效评价标准见《中医护理方案》各病种护理效果评价表。

（六）技术风险点及处理措施

1. 低血糖反应：患者出现头晕、胸闷、心慌、气促等症状时，应立即停止中药水疗，喝糖水或热水，平卧，更换干衣服，避风保暖。

2. 皮肤过敏反应：患者皮肤出现皮疹、瘙痒、水疱等症状时，要停止中药水疗，并给予相应的抗过敏处理。

3. 烫伤：如果出现小水疱，无须处理，会自行吸收；如果水疱较大，可用无菌注射器抽去疱内液体，覆盖无菌纱布，保持干燥，防止感染。

三、操作流程及考核评分标准

中药水疗操作流程

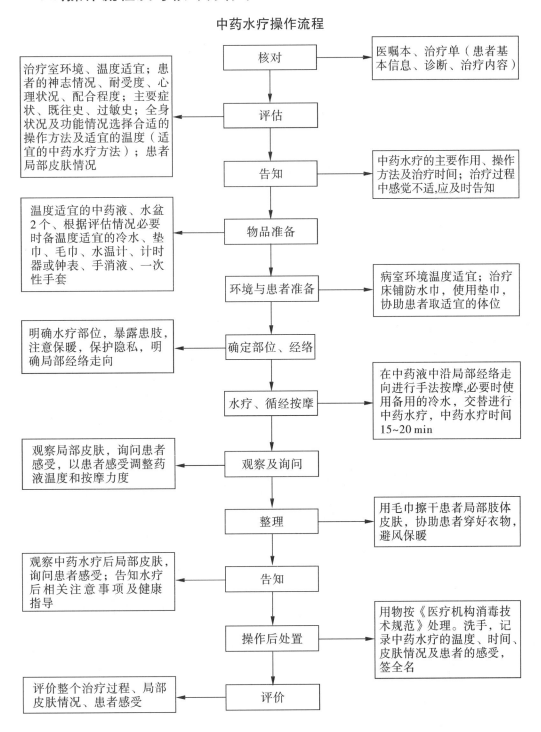

治疗室环境、温度适宜；患者的神志情况、耐受度、心理状况、配合程度；主要症状、既往史、过敏史；全身状况及功能情况选择合适的操作方法及适宜的温度（适宜的中药水疗方法）；患者局部皮肤情况 ← 评估

核对 → 医嘱本、治疗单（患者基本信息、诊断、治疗内容）

告知 → 中药水疗的主要作用、操作方法及治疗时间；治疗过程中感觉不适,应及时告知

温度适宜的中药液、水盆2个、根据评估情况必要时备温度适宜的冷水、垫巾、毛巾、水温计、计时器或钟表、手消液、一次性手套 ← 物品准备

环境与患者准备 → 病室环境温度适宜；治疗床铺防水巾，使用垫巾，协助患者取适宜的体位

明确水疗部位，暴露患肢，注意保暖，保护隐私，明确局部经络走向 ← 确定部位、经络

水疗、循经按摩 → 在中药液中沿局部经络走向进行手法按摩,必要时使用备用的冷水，交替进行中药水疗，中药水疗时间15~20 min

观察局部皮肤，询问患者感受，以患者感受调整药液温度和按摩力度 ← 观察及询问

整理 → 用毛巾擦干患者局部肢体皮肤，协助患者穿好衣物，避风保暖

观察中药水疗后局部皮肤,询问患者感受；告知水疗后相关注意事项及健康指导 ← 告知

操作后处置 → 用物按《医疗机构消毒技术规范》处理。洗手,记录中药水疗的温度、时间、皮肤情况及患者的感受,签全名

评价整个治疗过程、局部皮肤情况、患者感受 ← 评价

中药水疗操作考核评分标准

项目	分值	技术操作要求	A	B	C	D	评分说明
仪表	2	仪表端庄	2	1	0	0	一项未完成扣1分
核对	2	核对医嘱	2	1	0	0	未核对扣2分;内容不全面扣1分
评估	6	治疗室环境、温度适宜,主要症状、既往史、药物过敏史	3	2	1	0	一项未完成扣1分,未评估不给分
		患者的神志情况、耐受度、心理状况、配合程度;患者全身状况及功能情况,选择合适的操作方法及适宜的温度(适宜的中药水疗方法);患者局部皮肤情况	3	2	1	0	一项未完成扣1分,最高扣3分,未评估不给分
告知	5	中药水疗的主要作用、操作方法及治疗时间;治疗过程中感觉不适,应及时告知	5	4	3	2	一项未完成扣1分,最高扣3分
用物准备	8	温度适宜的中药液、水盆2个、根据评估情况必要时备温度适宜的冷水、垫巾、毛巾、水温计、计时器或钟表、手消液、一次性手套	5	4	3	2	一项不合适扣1分,中药液温度不正确扣3分,最高扣3分
		备齐并检查用物	3	2	1	0	少备一项扣1分;未检查一项扣1分,最高扣2分
环境与患者准备	10	病室环境温度适宜;治疗床铺防水巾,使用垫巾	2	1	0	0	未进行环境准备扣2分;准备不全扣1分
		协助患者取舒适体位	2	1	0	0	未进行体位摆放扣2分;体位不舒适扣1分
		明确水疗部位,暴露患肢,注意保暖,保护隐私,明确局部经络走向	6	4	3	2	未做到一项扣1分;未明确经络走向扣4分
操作过程	50	核对医嘱	2	1	0	0	未核对扣2分;内容不全面扣1分
		在中药液中沿局部经络走向进行手法按摩,必要时使用备用的冷水,交替进行中药水疗,中药水疗时间15~20 min	32	27	22	14	手法不准确最高扣8分;局部经络走向不准确最高扣8分;时间不准确扣3分,最高扣18分
		过程中观察局部皮肤情况,询问患者有无不适	6	4	3	1	未观察局部皮肤情况扣3分,未询问患者扣2分,最高扣5分
		用毛巾擦干患者局部皮肤,取舒适卧位	2	1	0	0	未用毛巾擦干患者局部皮肤扣1分;未协助患者取舒适卧位扣1分
		协助患者穿好衣物,避风保暖	2	1	0	0	未协助患者穿好衣物扣1分;未保暖扣1分
		告知相关注意事项	4	3	2	1	注意事项内容少一项扣1分,最高扣3分
		洗手,再次核对	2	1	0	0	未洗手扣1分;未核对扣1分

项目	分值	技术操作要求	评分等级				评分说明
			A	B	C	D	
操作后处置	6	用物按《医疗机构消毒技术规范》处理	2	1	0	0	处置方法不正确扣 1 分/项,最高扣 2 分
		洗手	2	0	0	0	未洗手扣 2 分
		记录	2	1	0	0	未记录扣 2 分;记录不完全扣 1 分
评价	5	流程合理、技术熟练、局部皮肤无损伤、询问患者感受	5	4	2	0	一项不合格扣 2 分;未评价扣 5 分;出现烫伤扣 5 分
理论提问	6	中药水疗的适应证、禁忌证	3	2	1	0	回答不全面扣 1~2 分/题;未答出扣 3 分/题
		中药水疗的注意事项	3	2	1	0	
得　分							

62 中药熏洗

一、技术简介

中药熏洗是借助中药煎煮后的药液对全身或患处进行先熏后洗的一种中医外治方法。此疗法是借助药力和热力,通过皮肤、黏膜,促使腠理疏通、脉络调和、气血流畅,从而达到温经散寒、通络止痛、祛风止痒、祛风除湿、清热解毒、防病治病的目的。

(一)适应证

1. 风寒湿痹所致的关节疼痛、肿胀、屈伸不利,血栓闭塞性脉管炎、中风恢复期的手足肿胀等。

2. 皮肤类疾病,如皮肤瘙痒症、湿疹、阴囊潮湿等。

3. 肛肠类疾病,如肛裂、肛窦炎、肛周湿疹、肛门瘙痒和痔疮等。

4. 妇科疾病,如会阴部瘙痒、痛经、闭经等。

5. 减轻眼科疾病引起的眼结膜红肿、痒痛、糜烂等症状。

6. 可以激发人体正气,增强抗病能力,防病保健、减肥美容等。

(二)禁忌证

1. 有开放性创口、感染性病灶并已化脓破溃时禁用。

2. 心肺功能障碍、出血性疾病、急性脑血管意外、二级以上高血压、心脏病患者、重度贫血、动脉硬化症、急性传染病等禁用。

3. 饭前饭后半小时内、饥饿、过度疲劳、体质特别虚弱者禁用。

4. 糖尿病、妊娠期妇女及月经期等慎用。

5. 药物过敏者禁用。

二、技术操作要求

(一)评估要点

1. 病室环境,温度适宜。

2. 患者基本情况、诊断、证型、临床表现、既往史、过敏史等。

3. 熏洗部位的皮肤情况。

4. 患者的体质及对热的耐受程度,是否耐受较长时间的体位。

5. 女性患者是否处于妊娠期、月经期。

6. 患者认知能力、目前心理状况、依从性等。

(二)操作要点

1. 将一次性熏洗袋套入熏洗容器内,倒入药液,温度为 50～70 ℃,先用药热气熏蒸患处 5～10 min,待药液温度降至 39～42 ℃时,嘱患者将患处置于熏洗容器内,浸泡患处 10～20 min。

2. 将熏洗部位浸泡于药液中,以熏洗部位皮肤均匀发红发热、全身微微汗出为宜。

（三）注意事项

1. 浸泡水温不宜太高,40 ℃左右为宜,要求热而不烫,浸泡时间不能太长,最好控制在 20～30 min。

2. 糖尿病、肢体动脉闭塞性疾病或干性坏疽者,熏蒸的温度不可超过 70 ℃,浸泡时药液温度不可超过 38 ℃,时间为 15 min。

3. 餐前餐后半小时内不宜进行熏洗。

4. 汗出较多时,嘱患者适当饮用温开水,熏洗过程中,应关闭门窗,避免感受风寒。

5. 熏洗后不能马上睡觉,及时穿好袜子进行保暖,待全身热度缓缓降低后再入睡效果最好。

6. 熏洗过程中应加强巡视,注意观察患者的面色、呼吸、汗出等情况,如出现红疹、瘙痒、头晕、心慌等异常症状,立即停止熏洗,报告医师,遵医嘱配合处理。

（四）操作后处置

1. 用物按《医疗机构消毒技术规范》处理:药液及内置一次性药浴袋应一人一用一更换,不可重复使用。避免药液遗撒容器内。泡洗容器一人一用一清洁,使用后清洗和消毒。污染后用含有效氯 500 mg/L 的消毒剂,消毒刷洗后干燥保存。

2. 床单、毛巾等直接接触患者的用品应每人次更换。每次治疗前后,医务人员须按要求做好手卫生。

3. 职业防护:医务人员应遵循标准预防原则,防止烫伤,科室常规备用烫伤膏。

4. 记录:患者熏洗时间、局部皮肤情况;中药熏洗时患者的反应及病情变化;异常情况、处理措施及效果等。

（五）评价

1. 流程合理、技术熟练。

2. 患者能否理解中药熏洗的目的,并主动配合。

3. 患者体位是否合理舒适。

4. 熏洗药液温度是否适宜,是否注意保暖;患者是否觉得舒适,症状缓解。

5. 患者是否安全,有无皮肤烫伤。

6. 疗效评价标准见《中医护理方案》各病种护理效果评价表。

（六）技术风险点及处理措施

1. 若发生胸闷、心慌、局部瘙痒等情况,应立即停止治疗,遵医嘱对症处理。

2. 烫伤:如果泡洗后出现小水疱,无须处理,会自行吸收;如果水疱较大,可用无菌注射器抽去疱内液体,覆盖消毒纱布,保持干燥,防止感染。

三、操作流程及考核评分标准

中药熏洗操作流程

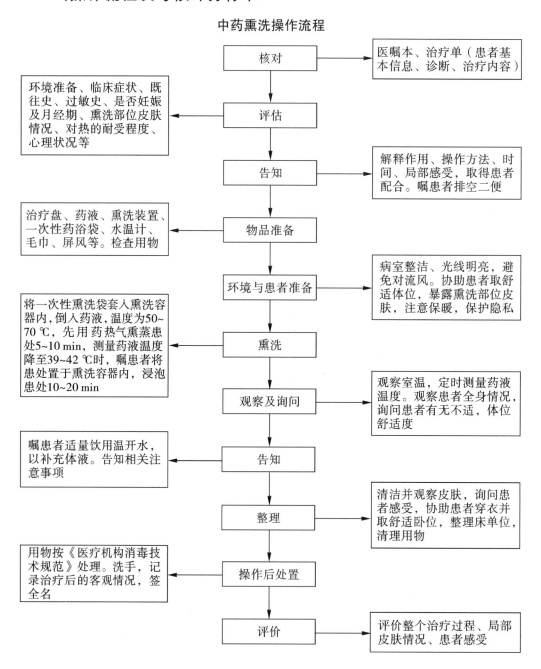

中药熏洗操作考核评分标准

项目		分值	技术操作要求	评分等级				评分说明
				A	B	C	D	
仪表		2	仪表端庄、戴表	2	1	0	0	一项未完成扣1分
核对		2	核对医嘱	2	1	0	0	未核对扣2分;内容不全面扣1分
评估		6	临床症状、既往史、过敏史、是否妊娠或月经期	4	3	2	1	一项未完成扣1分,最高扣4分
			泡洗部位皮肤情况、对热的耐受程度	2	1	0	0	一项未完成扣1分
告知		4	解释作用、操作方法、局部感受,取得患者配合	4	3	2	1	一项未完成扣1分
用物准备		6	洗手,戴口罩	2	1	0	0	未洗手扣1分;未戴口罩扣1分
			备齐并检查用物	4	3	2	1	少备一项扣2分;未检查扣2分,最高扣4分
环境与患者准备		7	病室整洁、调节室内温度,关闭门窗	2	1	0		未进行环境准备扣2分;准备不全扣1分
			协助患者取舒适体位	2	1	0		未进行体位摆放扣2分;体位不舒适扣1分
			暴露泡洗部位皮肤,保暖,注意保护隐私	3	2	1	0	未充分暴露部位扣1分;未保暖扣1分;未保护隐私扣1分
操作过程	泡洗	22	核对医嘱	2	1	0	0	未核对扣2分;内容不全面扣1分
			测量药液温度,温度50~70℃左右,将患处至于熏洗容器之上用药热气熏蒸5~10 min	6	3	0	0	未测药液温度扣6分;药液温度不准确扣3分
			根据熏洗部位选择合适药液量:全身熏洗水位在膈肌以下,局部熏洗浸过患处	10	8	4	2	动作生硬扣2分;选择药液量不正确扣4分;熏洗部位不准确扣4分
			测量药液温度降至39~42℃时,遵医嘱确定浸泡时间,一般10~20 min	4	0	0	0	熏洗时间不准确扣4分
	观察	29	定时测量药液温度、询问患者感受	4	2	0	0	未测量药温扣2分;未询问患者感受扣2分
			室温适宜	4	0	0	0	未观察室温是否适宜扣4分
			观察患者全身情况:面色、呼吸、汗出及局部皮肤情况	8	6	4	2	未观察扣2分
			询问患者有无不适,体位舒适度	3	2	0	0	未询问扣2分;体位不舒适扣1分
			告知相关注意事项	2	1	0	0	未告知扣2分;内容不全扣1分
			清洁并观察皮肤,询问患者感受	3	2	1	0	一项未完成扣1分
			协助患者着衣,取舒适体位,整理床单位	3	2	1	0	未协助患者着衣扣1分;未安置体位扣1分;未整理床单位扣1分
			洗手,再次核对	2	1	0	0	未洗手扣1分;未核对扣1分

项目	分值	技术操作要求	评分等级				评分说明
			A	B	C	D	
操作后处置	6	用物按《医疗机构消毒技术规范》处理	2	1	0	0	处置方法不正确扣1分/项,最高扣2分
		洗手	2	0	0	0	未洗手扣2分
		记录	2	1	0	0	未记录扣2分;记录不完全扣1分
评价	6	流程合理、技术熟练、局部皮肤无损伤、询问患者感受	6	4	2	0	一项不合格扣2分,最高扣6分;出现烫伤扣6分
理论提问	10	中药熏洗的作用	5	3	0	0	回答不全面扣2分/题;未答出扣5分/题
		中药熏洗的注意事项	5	3	0	0	
得　分							

63　中药蒸汽浴

一、技术简介

中药蒸汽浴是指在中医基础理论的指导下,选择适宜的药物配伍,煎煮后产生药蒸汽,利用皮肤吸收、渗透、排泄作用的特性,来中药熏蒸患者全身或局部以达到治疗、预防疾病的一种中医传统外治法,具有疏通腠理、祛风除湿、温经通络、清热解毒等作用。

(一)适应证

1.妇科、外科、皮肤科、儿科等疾病引起的疼痛、炎症、水肿、瘙痒等症状。

2.类风湿关节炎、强直性脊柱炎等风湿性疾病引起的关节疼痛、肿胀、屈伸不利等症状。

3.颈椎病、腰椎间盘突出、膝关节骨关节炎等骨科疾病引起的疼痛、炎症、水肿等症状。

4.感冒、咳嗽、失眠、中风及截瘫引起的肌张力增高、糖尿病及周围神经病变引起的肢体感觉障碍、小儿脑性瘫痪等病症。

5.美体减肥、防病保健,促进人体经络疏通、气血调和,从而达到防病治病、强身健体的功效。

(二)禁忌证

1.高血压、心脏病、急性脑血管疾病、动脉硬化症、重度贫血等禁用。

2.一般空腹、过饱、醉酒、极度疲劳和对中药蒸汽浴恐惧者应慎用。

3.女性患者妊娠期、月经期禁用。

4.某些传染性皮肤病、昏迷、抽搐,或身体极度衰竭、形瘦骨立等禁用。

5.年龄过大或体质特别虚弱者,有开放性伤口、感染性病灶等禁用。

6.对中药成分过敏者、经常性的皮肤过敏者禁用。

7.无自制能力的人,如精神病患者等禁用。

二、技术操作要求

(一)评估要点

1.患者基本情况、诊断、证型、临床表现、既往史、过敏史等。

2.病室环境、温度适宜,保护患者隐私。

3.患者用餐情况、体质及中药熏蒸部位皮肤情况。

4.患者对热的耐受程度,中药熏蒸治疗仪性能。

5.女性患者是否处于妊娠期、月经期。

6.患者认知能力、目前心理状况、依从性等。

(二)操作要点

1.根据患者病情遵医嘱辨证选用中药。

2.调节设定中药熏蒸治疗仪参数,包括时间和温度,进行预热,预热温度为42～

45 ℃。遵医嘱确定中药熏蒸部位,铺一次性中单,待达到设定温度后,协助患者进入中药熏蒸舱,并盖好舱门。根据患者感受调节温度,设定时间 30 min,开始中药熏蒸。

3. 中药熏蒸过程中,及时根据患者感受调节温度。随时观察患者神志、面色、皮肤及汗出情况,询问有无胸闷、心慌等不适,如有不适,应立即停止,保证安全。

4. 中药熏蒸结束,打开舱门,协助患者出舱,并及时擦干药液和汗液,更换衣物,以防着凉。

（三）注意事项

1. 中药熏蒸前告知患者操作方法、局部感受,取得患者配合。

2. 协助患者取舒适卧位:原则上要充分暴露中药熏蒸部位皮肤,注意保暖,保护隐私。

3. 中药熏蒸前清洁治疗部位皮肤。

4. 一次性中单应大小合适、透气性良好,不影响药物渗透皮肤,以保证疗效。

5. 中药熏蒸过程中密切观察患者有无胸闷、心慌等症状,冬季注意保暖。中药熏蒸完毕应及时擦干药液和汗液,更换衣物,避免直接吹风。嘱患者饮温开水或淡盐水 200 mL,避免出汗过多引起脱水。

6. 老人、儿童及急症患者应用专人陪护,适当降低温度,缩短治疗时间。

7. 中药熏蒸治疗仪使用时应远离电磁辐射干扰源,如短波、微波、CT、核磁等高频设备,否则会引起治疗仪性能不稳定,影响使用。

（四）操作后处置

1. 中药熏蒸完毕,待药液温度下降,排出药液,用清水冲洗中药熏蒸舱,并用 500 mg/L 含氯消毒溶液擦拭中药熏蒸舱内患者接触处,彻底消毒方可再次使用。与患者直接接触的中药熏蒸锅定时用 0.5% 过氧乙酸溶液喷洒消毒,中药熏蒸室每晚紫外线照射 1 h,紫外线灯应按国家相关规范安装和使用,定期进行辐照强度监测。

2. 用物按《医疗机构消毒技术规范》处理。一次性使用的中单应一人一用一更换。每次治疗前后,医务人员须按要求做好手卫生。

3. 职业防护:医务人员应遵循标准预防的原则。

4. 记录:患者的一般情况和中药熏蒸部位皮肤情况;中药熏蒸时患者的反应及病情变化;异常情况、处理措施及效果等。

（五）评价

1. 流程合理、技术熟练。

2. 患者能否理解中药熏蒸的目的,并主动配合。

3. 中药熏蒸部位是否准确,体位安排是否合理舒适。

4. 中药熏蒸后局部皮肤是否潮红;患者是否觉得温热、舒适,症状缓解。

5. 患者是否安全,有无皮肤烫伤、心慌、胸闷等不适。

6. 疗效评价标准见《中医护理方案》各病种护理效果评价表。

（六）技术风险点及处理措施

1. 低血糖反应:中药熏蒸过程中如出现头晕、胸闷、心慌、气促等,应立即停止,告知医生,饮少量糖水或热水,平卧休息片刻,注意保暖。

2. 过敏:若出现皮疹、瘙痒等,要停止中药熏蒸,遵医嘱给予相应抗过敏处理。

3. 烫伤:如果治疗后出现小水疱,无须处理,会自行吸收;如果水疱较大,可用无菌注射器抽去疱内液体,覆盖无菌纱布,保持干燥,防止感染。

三、操作流程及考核评分标准

中药熏蒸操作流程

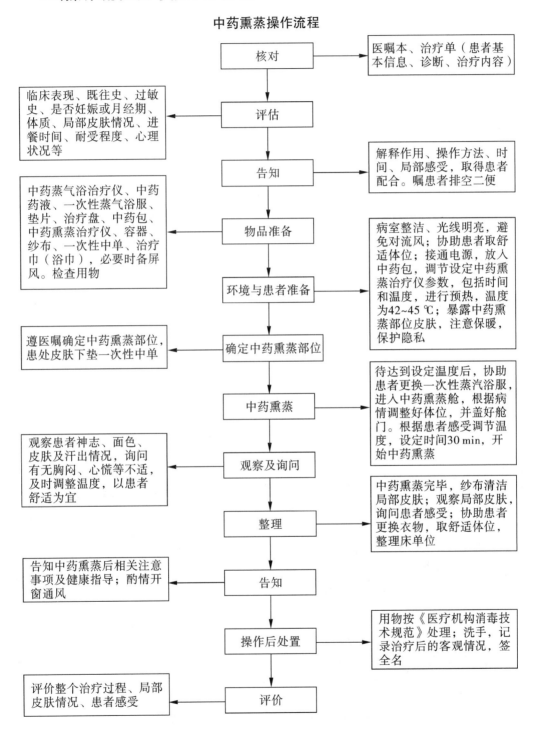

核对 → 医嘱本、治疗单（患者基本信息、诊断、治疗内容）

临床表现、既往史、过敏史、是否妊娠或月经期、体质、局部皮肤情况、进餐时间、耐受程度、心理状况等 ← 评估

告知 → 解释作用、操作方法、时间、局部感受，取得患者配合。嘱患者排空二便

中药蒸气浴治疗仪、中药药液、一次性蒸气浴服、垫片、治疗盘、中药包、中药熏蒸治疗仪、容器、纱布、一次性中单、治疗巾（浴巾），必要时备屏风。检查用物 ← 物品准备

环境与患者准备 → 病室整洁、光线明亮，避免对流风；协助患者取舒适体位；接通电源，放入中药包，调节设定中药熏蒸治疗仪参数，包括时间和温度，进行预热，温度为42~45 ℃；暴露中药熏蒸部位皮肤，注意保暖，保护隐私

遵医嘱确定中药熏蒸部位，患处皮肤下垫一次性中单 ← 确定中药熏蒸部位

中药熏蒸 → 待达到设定温度后，协助患者更换一次性蒸汽浴服，进入中药熏蒸舱，根据病情调整好体位，并盖好舱门。根据患者感受调节温度，设定时间30 min，开始中药熏蒸

观察患者神志、面色、皮肤及汗出情况，询问有无胸闷、心慌等不适，及时调整温度，以患者舒适为宜 ← 观察及询问

整理 → 中药熏蒸完毕，纱布清洁局部皮肤；观察局部皮肤，询问患者感受；协助患者更换衣物，取舒适体位，整理床单位

告知中药熏蒸后相关注意事项及健康指导；酌情开窗通风 ← 告知

操作后处置 → 用物按《医疗机构消毒技术规范》处理；洗手，记录治疗后的客观情况，签全名

评价整个治疗过程、局部皮肤情况、患者感受 ← 评价

中药熏蒸操作考核评分标准

项目	分值	技术操作要求	评分等级				评分说明
			A	B	C	D	
仪表	2	端庄,戴表	2	1	0	0	一项未完成扣1分
核对	2	核对医嘱	2	1	0	0	未核对扣2分;内容不全面扣1分
评估	7	主要症状、既往史、过敏史、是否妊娠	4	3	2	1	一项未完成扣1分
		体质及局部皮肤情况、进餐时间	3	2	1	0	一项未完成扣1分
告知	4	解释目的、操作方法、熏药时间、局部感受,取得患者配合	4	3	2	1	一项未完成扣1分
用物准备	5	洗手,戴口罩	2	1	0	0	未洗手扣1分;未戴口罩扣1分
		备齐并检查用物	3	2	1	0	少备一项扣1分;未检查一项扣1分,最高扣3分
环境与患者准备	11	病室整洁、光线明亮,避免对流风	2	1	0	0	未进行环境准备扣2分;准备不全扣1分
		协助患者取舒适体位	2	1	0	0	未进行体位摆放扣2分;体位不舒适扣1分
		接通电源,放入中药包,调节设定中药熏蒸治疗仪参数,包括时间和温度,进行预热,预热温度为42~45 ℃	4	2	0	0	一项未完成扣2分
		暴露中药熏蒸部位皮肤,注意保暖,保护隐私	3	2	1	0	未充分暴露中药熏蒸部位扣1分;未保暖扣1分;未保护隐私扣1分
操作过程	47	核对医嘱	2	1	0	0	未核对扣2分;内容不全面扣1分
		确定中药熏蒸部位	4	2	0	0	未确定中药熏蒸部位扣4分;部位不准确扣2分
		将一次性中单垫于患处皮肤下,保护患者隐私	2	1	0	0	未垫中单扣1分;未保护患者隐私扣1分
		待达到设定温度后,协助患者进入中药熏蒸舱,并盖好舱门,根据患者感受调节温度	8	6	4	0	未达到设定温度开始治疗扣6分;舱门未及时关闭扣4分;未根据患者感受调节温度扣4分
		设定时间30 min,开始中药熏蒸	2	0	0	0	未调节时间扣2分
		观察患者神志、面色、皮肤及汗出情况,询问温度是否合适,有无胸闷、心慌等不适	8	4	2	0	观察内容少一项扣2分,最高扣8分;未询问患者感受扣4分
		温度恒定,患者感觉舒适	4	2	0	0	温度不恒定扣4分;患者不舒适扣2分
		中药熏蒸完毕,清洁患者皮肤	3	1	0	0	未清洁皮肤扣3分
		观察局部皮肤有无烫伤、过敏等,询问患者感受	4	2	0	0	未观察皮肤扣2分;未询问患者感受扣2分
		协助患者更换衣物,取舒适体位,注意保暖,整理床单位	4	2	1	0	未安置体位扣1分;未保暖扣1分;未整理床单位扣1分

项目	分值	技术操作要求	评分等级				评分说明
			A	B	C	D	
操作过程	47	告知相关注意事项,酌情开窗通风	4	3	2	1	注意事项内容少一项扣1分,最高扣2分;未酌情开窗扣2分
		洗手,再次核对	2	1	0	0	未洗手扣1分;未核对扣1分
操作后处置	6	用物按《医疗机构消毒技术规范》处理	2	1	0	0	处置方法不正确扣1分/项,最高扣2分
		洗手	2	0	0	0	未洗手扣2分
		记录	2	1	0	0	未记录扣2分;记录不完全扣1分
评价	6	流程合理、技术熟练、局部皮肤无烫伤、询问患者感受	6	4	2	0	一项不合格扣2分,最高扣6分;出现烫伤扣6分
理论提问	10	中药熏蒸的禁忌证	5	3	0	0	回答不全面扣2分/题;未答出扣5分/题
		中药熏蒸的注意事项	5	3	0	0	
得　分							

第三章 中医特色护理技术风险管控

1 中医护理技术风险管控实施方案

中医护理技术在临床使用中具有操作方便、适用范围广、疗效显著、经济实用、容易接受等特点,受到广大患者的认可。但是临床实际操作过程不当会导致安全隐患,为保障患者安全,规避临床操作中的各种风险,更好地为患者提供技术服务,特制定中医护理技术风险管控实施方案。

一、中医护理技术风险管控总体要求

(一)培养护理人员的责任心

培养护士职业责任感,加强职业道德素养培训,提高抗风险能力,使护理人员对自己的行为有一定自我认识,增强护理人员的责任心。

(二)提高护士安全风险防范意识

提高护士整体的风险意识水平,降低不良事件发生率。每年通过不同形式对护士进行安全教育,特别是法律知识的培训,注重提高护士安全风险防范意识,树立法律意识,依法执业,避免不良事件的发生。

(三)合理配置护理人力资源

解决护理人员人力不足的问题,对护理人员岗位进行调整,护士长弹性排班,根据工作量大小、风险强度以及患者危重程度等对护理人员进行合理分配。因需设岗,加强护理操作培训,保证护理人员能迅速掌握护理操作,缓解人力资源不足情况。

(四)加强管理,完善工作制度及操作流程

严格执行医院各项规章制度和操作常规,不断完善中医护理技术操作考核标准,强化护理人员对操作流程的理解和掌握,加强对中医技术操作规程的学习,做好三查七对,严格遵循护理程序,保障操作的安全性。

（五）制定中医护理技术准入制度，难度分级和人员准入管理规定

完善中医护理技术准入制度，对新技术、新项目的开展、应用和推广实施科学、有效的管理。对中医护理技术进行难度分级，制定各类技术准入标准，并做好准入人员管理。

（六）加强中医知识及技能培训

加强全院护理人员中医护理基本理论、基础知识、基本技能培训，特别是对于中医知识及技能欠缺的护理人员。通过培训与考核，提高护理人员中医知识及技能的综合水平，达到熟练掌握专科常见中医护理技术操作方法的目的，降低因个人能力、工作经验的差异所导致不良事件发生率。

（七）建立中医护理不良事件上报制度

建立健全中医护理操作不良事件上报制度，加强护理质量环节管理，及时发现护理工作过程中出现的差错和制度上的不足，减少不良事件发生，降低对患者的伤害，防患于未然。

（八）完善中医治疗环境建设，优化中医治疗风险管控器具

完善中医特色治疗室建设，保持空气清新，开展灸类技术时完善排烟设备；及时开窗通风，但应避免直接风吹患者，避免受凉。治疗室要完善消防设施，增加灭火器、消防水桶等，确保中医护理操作环境的安全性。合理使用中医护理技术风险防控用具，如防火布、测温仪等，并不断地创新、优化防控用具，最大程度地保障中医护理技术安全性。

（九）加强患者及家属的健康宣教

加强护患沟通，对患者及其家属详细讲解操作的目的，针对操作过程中容易出现的风险进行讲解，根据患者的自身情况进行个性化宣教，加强患者及其家属的安全风险防范意识，提高其护理治疗依从性，保障安全。

（十）积极发展培养中医护理人才

鼓励中医护理人才的培养，积极发挥他们在临床护理上的教学及管理作用，建设并储备中医护理知识丰富的领导团队，规范中医护理技术操作，降低不良事件发生率，提高中医护理安全质量。

（十一）做好护理实习生带教工作

严格把关实习护士的操作技能，做到放手不放眼，避免给患者带来伤害。

二、各类中医护理技术风险点

（一）热疗类

1. 烫伤。
2. 烧坏衣物。
3. 引发火灾。

（二）罐类

1. 晕罐。
2. 烫伤。
3. 疼痛。
4. 皮肤破损。

（三）刮痧类

1. 晕板。
2. 疼痛。
3. 皮肤损伤。

（四）贴敷类

1. 药物过敏。
2. 胶布过敏。
3. 皮肤破损。
4. 皮炎。

（五）电子仪器类

1. 电击不适。
2. 烫伤。

（六）针刺类

1. 感染。
2. 局部血肿。
3. 晕针、弯针、断针。
4. 神经损伤。
5. 药物过敏。

（七）推拿类

1. 皮肤损伤。

2. 皮下出血。

3. 疼痛。

（八）其他

1. 交叉感染。

2. 冻伤。

3. 低血糖。

4. 晕厥。

三、各类中医护理技术风险点管控要点

（一）热疗类

1. 操作前对患者各项情况进行认真细致的评估,如患者基本情况、诊断、证型、临床表现、既往史、过敏史、治疗部位的皮肤情况、对热和疼痛的耐受程度、依从性等。

2. 治疗前告知患者操作方法、局部感受,取得患者配合,告知患者治疗期间不要随意改变体位,以免烫伤。治疗过程中,加强巡视,观察患者治疗部位的皮肤情况,及时询问患者有无不适。

3. 根据治疗部位,选择合适的防火布、防火毯、温控仪、高温技术警示标识等,防止烫伤及火灾的发生,备烧伤膏。

4. 使用中药时,治疗前使用测温仪测温,控制好药物的温度;使用定时器,严格控制治疗时间。

5. 特殊治疗过程中应有专人负责,如火龙灸、脐火疗法等,要求操作者治疗全程不能离开。

6. 灸类治疗过程中及时处理艾灰,避免艾灰烫伤患者皮肤,损坏衣物。

7. 治疗过程中,加强巡视,观察患者治疗部位的皮肤情况,及时询问患者有无不适。如有烧灼、热烫的感觉,不能耐受时,应立即停止治疗。

8. 对于局部知觉减退及体弱的患者、膝关节、肩关节等脂肪包裹少的部位,需谨慎控制治疗的温度、时间、刺激量等。

9. 做好终末处置工作:熄灭后的艾条,应正确处置,彻底熄灭,以防复燃,发生火灾。

（二）罐类

1. 操作前仔细检查器具的完整性,如是否平滑、有无裂痕等,防止器具破损,造成皮肤损伤。

2. 吸附及推罐的力度视患者皮肤情况而定,避免造成患者皮肤过度摩擦。

3. 根据治疗部位,选择合适的防火布、防火毯等,防止烫伤及火灾的发生,备烧伤膏。

4. 使用火罐时,保证酒精棉球干湿度适宜,止血钳夹紧酒精棉球,点燃后勿在患者身体正上方晃动,用后及时灭火。

5. 严格把握留罐时间,及时起罐,起罐手法正确,避免强力牵拉造成的疼痛。

6.治疗过程中,加强巡视,观察患者治疗部位的皮肤情况,及时询问患者有无不适。如有吸力过紧等情况,及时调整拔罐强度。

（三）刮痧类

1.刮痧前详细评估患者基本情况,掌握刮痧禁忌证,如年老体弱、有出血倾向者、过度饥饱、过度疲劳等。

2.检查刮具边缘是否光滑,在选定部位涂抹刮痧油,减少对皮肤的损伤。

3.力度以患者能够承受为度,禁用暴力。

4.刮痧过程中随时保持与患者的沟通,询问患者有无不适,观察病情及局部皮肤颜色变化,随时调节手法及力度,发现异常情况(如晕板)及时处理。

（四）贴敷类

1.操作前详细评估患者相关情况:如有无胶布、中药或其他过敏史。过敏体质者或对药物、敷料成分过敏者慎用。

2.注意药物性能、药理作用、剂量、有效期、配伍禁忌、不良反应和过敏反应。

3.可使用防过敏胶布、纱布等;如需加热,治疗前使用测温仪测温,控制好药的温度;根据药物不同,控制好贴敷时间。

4.操作过程中认真观察患者皮肤状况,告知患者出现皮肤瘙痒、红肿等现象及时与医护人员联系。颜面部慎用有刺激性的药物贴敷。严防有强烈刺激性的药物及有毒药物误入口、鼻、眼内。

5.对于可引起皮肤发疱、溃疡的药物掌握好禁忌证,如糖尿病患者、孕妇及瘢痕体质者禁用。贴敷部位皮肤有创伤、溃疡者禁用。

6.刺激性强、毒性大的药物,贴敷腧穴不宜过多,贴敷面积不宜过大,贴敷时间不宜过长。

7.对于幼儿、久病、体弱者一般不贴刺激性强、毒性大的药物。同时注意贴敷面积不宜过大、时间不宜过久,并在贴敷期间注意病情变化和有无不良反应。

8.去除敷料时,手法宜轻,可使用盐水湿润后去除,避免皮肤损伤。

（五）电子仪器类

1.按规定对仪器定期进行保养,保持机器的正常性能。机器损坏、线路损耗及时进行维修,避免机器漏电造成的安全事故。

2.治疗过程中,加强巡视,观察患者治疗部位的皮肤情况,及时询问患者有无不适。如有烧灼、热烫的感觉,不能耐受时,应立即停止治疗。

3.对于局部知觉减退的患者或体弱的患者,需谨慎控制治疗的温度、时间、刺激量等。

（六）针刺类(如腕踝针、皮内针、放血疗法、穴位注射等)

1.操作前对患者各项情况进行认真细致的评估,如患者基本情况、治疗部位的皮肤情况、凝血机制、依从性等。

2. 严格检查针刺器具、注射器的完整性,选择合适针具;一次性针具必须一人一用一废弃,防止感染。

3. 严格遵医嘱执行注射药量,注射时避开血管丰富部位,避免将药物注入关节腔、脊髓腔和血管内,避开神经干。

4. 严格按照无菌技术操作要求进行针刺,避免感染。

5. 进针手法正确,避免进针不当刺破血管或针尖尖端带钩,损伤血管及神经。针刺点要尽量避开血管、伤口或瘢痕等部位。

6. 熟练掌握腧穴的定位和注射的深度。

7. 治疗过程中,加强巡视,观察患者治疗部位的皮肤情况,及时询问患者有无不适。对于感染者应做到早期发现、早期治疗。

(七)推拿类

1. 操作前对患者各项情况进行认真细致的评估,告知患者操作方法、局部感受,取得患者配合。

2. 操作前应修剪指甲,以免损伤患者皮肤。

3. 为减少阻力,提高疗效,术者手上可蘸水、滑石粉、石蜡油、姜汁、酒等润肤介质。

4. 治疗过程中注意观察患者全身情况,如出现面白肢冷或剧烈疼痛,应立即停止操作。

5. 手法应熟练,并要求柔和、有力、持久、均匀,运动能达组织深部,禁用暴力和相反力,以防组织损伤。

(八)其他

1. 操作用物严格按照《中医医疗技术相关性感染预防与控制指南》进行处置。

2. 床单、枕巾等直接接触患者的用品应每人次更换,亦可选择使用一次性床单。一次性使用的治疗巾应一人一用一更换,头面部、下肢及足部应区分使用。每次治疗前后,医务人员须按要求做好手卫生,遵循标准预防原则。

3. 使用冷敷疗法时,冰袋不能与皮肤直接接触。操作过程中观察皮肤变化,特别是靠近关节、皮下脂肪少的患者,注意观察末梢血运。如发现皮肤苍白、青紫,应停止冷敷。

4. 治疗前详细评估患者基本情况,掌握禁忌证,如年老体弱、有出血倾向者、过度饥饱、过度疲劳等。

5. 治疗过程中随时保持与患者的沟通,询问患者有无不适,观察病情变化,发现异常情况(如低血糖、晕厥等)及时处理。

2　中医特色护理技术准入制度

为加强中医特色护理新技术、新项目管理,促进护理技术的提高和持续发展,保障护理安全,根据护理工作需要,对中医特色护理技术准入的开展、应用及推广实施科学、有效的管理,特制定本制度。

一、新技术、新项目定义

新技术、新项目主要是指临床各护理单元以治病防病为目的、在我院首次开展的新措施、新方法、新技术。同时,鼓励科室通过引进新的中医特色护理技术或新的中医类设备或利用原有中医类设备开展的新技术。

二、新技术、新项目准入的必备条件

1. 各科室申报开展的中医特色护理新技术、新项目必须符合国家相关法律法规和卫生行政主管部门制定的各项规章制度。

2. 拟开展的新技术、新项目应具有先进性、科学性、有效性、安全性、效益性。

3. 拟开展的新技术、新项目不得违背伦理道德标准。

4. 拟开展的新技术、新项目应征得患者本人的同意,严格遵守知情同意原则。

三、新技术、新项目应用管理

1. 科室要对相应技术进行严格管理,不符合规范要求的严禁应用于临床。新技术具有下列情形之一的,禁止应用于临床。

(1)临床应用安全性、有效性不确切。

(2)存在重大伦理问题。

(3)该技术已经被临床淘汰。

(4)未经临床研究论证的护理新技术。

2. 备案审批要求:对于在实施过程中,技术难度大、风险高,对医疗机构的服务能力、人员水平有较高专业要求,需要设置限定条件的;需要消耗稀缺资源的;涉及重大伦理风险的技术必须实施备案管理。科室首先应当按照相关医疗技术临床应用管理规范进行自我评估,并分别报至医院中医护理学组、护理部及伦理委员会进行再评估,审批后符合条件的方可开展临床应用。

四、新技术、新项目申报流程

1. 开展新技术、新项目的科室,应认真填写《新技术、新项目准入申报表》,经科室讨论审核,科主任、护士长签字同意后报送护理部。

2.在《新技术、新项目准入申报表》中应就以下内容进行详细的阐述。

(1)拟开展的新技术、新项目目前在国内外或其他省、市医院临床应用基本情况。

(2)临床应用意义、适应证和禁忌证。

(3)详细介绍技术操作规范和操作流程,并对社会效益、经济效益进行科学预测。

(4)拟开展新技术、新项目的科室人员资质、人力配备和设施等。

(5)详细阐述可预见的风险评估以及应对风险的处理预案。

五、新技术、新项目准入审批流程

1.中医护理学组负责对申报的新技术、新项目进行初步审查,主要审查内容为:新技术、新项目负责人、人员资质是否符合申报条件;新技术、新项目是否符合申报范围;《新技术、新项目准入申报表》填写是否完整;其他相关申报材料是否齐全。

2.初审符合条件的新技术、新项目,由护理部复审,看是否符合国家相关法律法规和规章制度、诊疗规范及操作常规;是否具有可行性、安全性和效益性;所涉及的医疗仪器是否已具备开展新技术和新项目的条件;参与人员的专业能力和资质是否能够满足开展该新技术和新项目需要;是否有护理技术风险防范预案和(或)技术意外处置流程,对可能造成的不良后果、并发症及相应的防范措施等。

3.经过审核、备案允许开展的新技术、新项目,方可正常开展应用。

六、新技术、新项目实施过程的管理

科室主任、护士长负责监督科室新技术、新项目的实施,出现下列情形之一者,立即终止该技术,并上报护理部。

1.该技术被卫生健康行政部门废除或者禁止使用。

2.从事该技术的主要专业技术人员或关键设备、设施及其他辅助条件发生变化,不能正常临床应用。

3.发生与该技术直接相关的严重不良后果。

4.该技术存在医疗质量和医疗安全隐患。

5.该技术存在新近发现的伦理缺陷。

6.该技术临床应用效果与申请时不相符。

7.新近证实为未经临床研究论证的技术。

8.省级以上卫生健康行政部门规定的其他情形。

七、新技术、新项目监督管理

1.护理部作为新技术、新项目主管部门,负责对全院开展的护理新技术、新项目进行全程监督与管理;不定期督导新技术、新项目实施进度。申报科室年终上交新技术、新项目开展情况的统计并进行总结分析。

2.各科室严禁未经审批自行开展新技术、新项目,由此引起的医疗或医学伦理上的缺陷、纠纷、事故,由当事人及其科室承担全部责任。

3 中医特色护理技术难度分级和人员准入管理规定

为进一步规范中医护理技术应用,加强中医护理技术临床应用管理,按照《医疗技术临床应用管理办法》及其他法律法规和规章制度的要求,根据中医护理技术操作的难度及风险,操作人员的技术和能力水平,开展与其技术能力相适应的中医护理技术服务,以保证中医护理技术临床运用的科学性、安全性、规范性,降低医疗护理风险,保障患者安全。现制定中医特色护理技术难度分级和人员准入管理规定。

一、中医特色护理技术分类

护理部组织梳理本院开展的中医特色护理技术项目,根据中医护理技术操作复杂性、中医理论知识难度、风险性、专科性,将中医护理技术分为一、二、三类等。中医理论知识难度小、操作简单、风险性低、专科性低的中医护理技术可列为一类;中医理论知识难度较大、操作较复杂、风险性较高、专科性较强的中医护理技术可列为二类;中医理论知识难度大、操作复杂、风险性高、专科性强的中医护理技术可列为三类。

二、各类中医护理技术操作人员准入标准

(一)一类中医护理技术

1. 难度系数:低。
2. 技术分类标准:中医理论知识难度小、操作简单、风险性低、专科性低。
3. 人员准入条件
(1)层级:N0 级及以上。
(2)知识目标:经过 6 个月以上中医理论(30 学时)与技能系统培训(20 学时)。
(3)考核:通过科室考核小组考试。
4. 考核要求
(1)成立科室考核小组。
1)组长:科室护士长。
2)成员:科室总带教、主管护师及以上职称护理人员、院内中医护理学组组员。
(2)考核内容及标准。
1)理论:此类中医护理技术相关的中医药知识理论,成绩≥70 分。
2)操作:此类中医护理技术现场实操,成绩≥90 分。

(二)二类中医护理技术

1. 难度系数:中。

2. 技术分类标准:中医理论知识难度较大、操作较复杂、风险性较高、专科性较强。

3. 人员准入条件

(1)层级:N1 级及以上。

(2)知识目标:经过 1 年以上中医理论(50 学时)与技能系统培训(50 学时)。

(3)考核:通过科室考核小组考试。

4. 考核要求

(1)成立科室考核小组。

1)组长:科室护士长。

2)成员:科内考核小组成员及 1~2 名院内考核小组成员。

(2)考核内容及标准。

1)理论:此类中医护理技术相关的中医药知识理论,成绩≥70 分。

2)操作:此类中医护理技术现场实操 ,成绩≥90 分。

(三)三类中医护理技术

1. 难度系数:高。

2. 技术分类标准:中医理论知识难度大、操作复杂、风险性高、专科性强。

3. 人员准入条件

(1)层级:N2 级及以上。

(2)知识目标:经过 2 年以上中医理论(100 学时)与技能系统培训(100 学时)。

(3)考核:取得院外专项资质证书或通过院内专项考核小组考试。

4. 考核要求

(1)成立院内专项考核小组。

1)组长:护理部主任。

2)成员:中医护理门诊坐诊护士长、院内中医护理学组各分组组长。

(2)考核内容及标准。

1)理论:此类中医护理技术相关的中医药知识理论,成绩≥70 分。

2)操作:此类中医护理技术现场实操,成绩≥90 分。

(四)其他

参加省级或国家级中医护理治疗专科护士培训并获得结业证书的人员,可根据实践基地学习的中医护理技术项目进行人员准入。

三、各类中医护理技术和准入人员管理规定

1. 护理部每年梳理我院开展的中医护理技术项目,对新开展技术操作过程复杂性、中医理论知识难度、风险性、专科性进行分类。

2. 一类中医护理技术每个科室准入人员要达到 100%,二类中医护理技术每个科室准入人员要达到 80%,三类中医护理技术每个科室准入人员 2~3 名,人员可以交叉,考核资料科室留档,准入人员护理部备案。

3. 各类中医护理技术准入人员考核每 2 年进行 1 次,根据考核结果,更新准入人员名单。获得技术准入资格后,护理人员在本院范围内调动科室时,该项技术的准入资格延续有效。

4. 高类别技术准入人员可以进行低类别中医护理技术操作,但低类别技术准入人员不可以进行高类别中医护理技术操作。

5. 不符合准入要求的护理人员不得独立操作该类中医护理技术。

6. 一类、二类中医护理技术操作人员需经过科室组织的培训和考核并在科室备案。三类中医护理技术操作准入人员需通过护理部组织的培训和考核并在护理部备案。

4　中医特色护理技术风险清单

类别	风险点	风险等级	风险因素	预防	处理
热疗类	烫伤	高风险	1.操作前未进行认真细致的评估。2.未及时巡视患者。3.患者治疗期间随意改变体位。4.未使用风险防控用具。	1.操作前对患者各项情况进行认真细致的评估,如患者基本情况、诊断、证型、临床表现、既往史、过敏史、治疗部位的皮肤情况、对热和疼痛的耐受程度、依从性等。2.对初次接受治疗者,应做好说明解释工作。选择舒适的体位以便配合治疗,治疗期间不要随意改变体位。3.治疗过程中,加强巡视,观察患者治疗部位的皮肤情况,及时询问患者有无不适。如有烧灼、热烫的感觉,不能耐受时,应立即停止治疗。4.特殊治疗,如火龙灸、督灸等治疗过程中应有专人负责,要求操作者治疗全程不能离开。5.根据治疗部位,选择合适的防火布、防火毯、温控仪、温度报警器、高温技术警示标识等,防止烫伤发生。备烧伤膏。6.对于局部知觉减退及体弱的患者、膝关节、肩关节等脂肪包裹少的部位,需谨慎控制治疗的温度、时间、刺激量等。7.治疗过程中及时处理艾灰,避免艾灰烫伤患者皮肤。	1.立即暂停该项治疗。2.立即通知主管医生或值班医生,报告烫伤情况,认真及时执行医嘱,如使用烫伤膏等。3.如果灸后出现小水疱,无须处理,可自行吸收。4.如果水疱较大,可用无菌注射器抽去疱内液体,覆盖无菌纱布,保持干燥,防止感染。
	烧坏衣物、引发火灾	高风险	1.火焰未完全熄灭。2.艾灰脱落。	1.灸类治疗过程中及时处理艾灰,避免艾灰烫伤患者皮肤,损坏衣物。2.根据治疗部位,选择合适的防火布、防火毯、高温技术警示标识等,防止火灾的发生。3.做好终末处置工作:熄灭后的艾条,应正确处置,彻底熄灭,以防复燃,发生火灾。4.治疗过程中,加强巡视。5.选择舒适的体位以便配合治疗,治疗期间不要随意改变体位。	1.烧坏衣物较轻者,及时扑救,以避免进一步伤害患者,减少物品损失。2.火势较大时,立即呼救,使用现有灭火器材,组织人员积极扑救。判断火势情况及时上报医院保卫科,必要时呼叫119。3.立即将患者和家属引到安全区域,同时查看有无烧伤,并通知、协助医生处理。4.在保证人员安全撤离的情况下,尽量撤出易燃易爆物品,积极抢救贵重物品、设备和材料。

类别	风险点	风险等级	风险因素	预防	处理
贴敷类	药物过敏	中风险	操作前未详细评估患者相关情况,如皮肤情况、有无中药或其他过敏史等。	1. 评估患者基本情况、临床表现、既往史、过敏史等。 2. 刺激性强、毒性大的药物,贴敷腧穴不宜过多,贴敷面积不宜过大,贴敷时间不宜过长,以免刺激过大或发生药物中毒。 3. 对于幼儿、久病、体弱者一般不贴刺激性强、毒性大的药物。同时注意贴敷面积不宜过大、时间不宜过久,并在贴敷期间注意病情变化和有无不良反应。	1. 暂停治疗。 2. 评估患者过敏情况,并通知医生,遵医嘱给药,必要时配合医生抢救。 3. 安抚患者及家属。 4. 密切观察患者恢复情况,并交代患者注意局部皮肤卫生。 5. 记录患者过敏部位情况以及其他的症状和体征及处理措施。
	胶布过敏	中风险	1. 操作前未评估患者有无胶布或其他过敏史。 2. 过敏体质者未使用防过敏胶布、纱布等。	1. 评估患者基本情况、临床表现、既往史、过敏史等。 2. 评估贴敷部位的皮肤情况,可使用防过敏胶布、纱布等。 3. 敷药治疗后尽量减少出汗、注意局部防水。	1. 治疗期间防止胶布潮湿,对胶布过敏,局部出现粟粒样丘疹或痒感、红肿时,立即取下胶布和贴敷物。 2. 操作过程中认真观察患者皮肤状况。告知患者出现皮肤瘙痒、红肿等现象及时与医护人员联系。
	皮肤破损	中风险	1. 有胶布、中药或其他过敏史、过敏体质者或对药物、敷料成分过敏者。 2. 贴敷部位皮肤有创伤、溃疡。 3. 贴敷部位出现水疱或溃疡等。	1. 操作前做好对贴敷部位皮肤情况的评估,有胶布、中药或其他过敏史、过敏体质者或对药物、敷料成分过敏者应慎用。 2. 评估贴敷部位皮肤有无创伤、溃疡。 3. 观察贴敷部位是否出现水疱或溃疡等。 4. 小儿皮肤娇嫩,贴敷时间不宜过长。 5. 去除敷料时,手法宜轻,可使用盐水湿润后去除,避免皮肤损伤。	1. 贴敷部位出现水疱或溃疡者,暂停治疗,待皮肤愈后再行治疗。 2. 必要时遵医嘱用药。 3. 记录患者损伤部位情况以及其他的症状和体征及处理措施。

类别	风险点	风险等级	风险因素	预防	处理
罐类	晕罐	中风险	1.患者对拔罐缺乏了解,精神过度紧张或对疼痛特别敏感者。 2.老年、儿童、体质虚弱者。 3.空腹、熬夜及过度疲劳者,留罐数量过多,时间过长者。	1.对初次接受拔罐治疗者,应做好说明解释工作。 2.选择舒适的体位以便配合治疗。 3.空腹、过度疲劳、熬夜后不宜用罐法。 4.老年、儿童、体质虚弱及初次接受拔罐者,拔罐数量宜少,留罐时间宜短。 5.在拔罐过程中,密切观察患者病情变化,经常询问患者的感受,及时发现出现晕罐的征兆。	1.出现晕罐,立即停止操作,使患者平卧,通知主管医生或值班医生,报告病情。 2.对患者情况做出初步判断,如测量血压、脉搏、呼吸,判断患者意识等。 3.取头低足高位平卧,轻者一般休息片刻,或饮温开水后即可恢复;重者按压内关、合谷等穴,一般情况数分钟即可恢复,严重时按晕厥处理。 4.严密观察患者病情变化,记录晕倒的经过及抢救过程。
	烫伤	高风险	1.点火时酒精棉球过湿。 2.未及时巡视。 3.操作前未评估患者对热、疼痛的耐受程度等。 4.操作不当,罐口温度过高。	1.操作前做好对皮肤情况、热、疼痛耐受程度的评估。 2.根据治疗部位,选择合适的防火布、防火毯等,防止烫伤及火灾的发生。备烧伤膏。 3.拔罐手法熟练,动作要轻、快、稳、准。点火用的酒精棉球要夹紧,酒精棉球干湿度适宜,以防脱落烫伤患者皮肤。 4.勿烧罐口,燃火伸入罐内的位置,以罐口和罐底的外1/3与内2/3交界为宜。 5.罐体游走过程中观察火罐吸附情况和皮肤颜色,询问患者感受,如有不适及时起罐。 6.治疗前告知患者操作方法、局部感受,取得患者配合,告知患者治疗期间不要随意改变体位,以免烫伤。 7.治疗过程中应有专人负责,密切观察患者皮肤情况,询问患者有无不适,保证安全。	1.立即暂停该项治疗。 2.通知主管医生或值班医生,报告烫伤情况,认真及时执行医嘱,如使用烫伤膏等。 3.如果出现小水疱,无须处理,可自行吸收。 4.如果水疱较大,可用无菌注射器抽去疱内液体,覆盖无菌纱布,保持干燥,防止感染。
	疼痛	中风险	1.皮肤破损后继发感染或在炎症、皮损部位进行拔罐治疗。 2.吸附及推罐的力度过大。 3.起罐时强力牵拉等。	1.操作前做好对皮肤情况、对疼痛耐受程度及心理状况的评估。 2.操作前仔细检查器具的完整性,查看是否光滑、有无裂痕等,防止器具破损,造成皮肤损伤。 3.吸附及推罐的力度视患者皮肤情况而定,避免造成患者皮肤过度摩擦。 4.严格把握留罐时间,及时起罐,起罐手法正确,避免强力牵拉造成的疼痛。 5.治疗过程中,加强巡视,观察患者治疗部位的皮肤情况,及时询问患者有无不适。如有吸力过紧等情况,及时调整拔罐强度。	1.暂停治疗。 2.询问患者疼痛程度并检查患者皮肤状况有无破损、红肿等。 3.再次检查罐口是否平滑、有无裂痕,如有及时更换。 4.若症状较轻,休息片刻方可缓解。疼痛严重或皮肤出现破损时,首先为患者进行消毒处理,必要时加以包扎,以预防感染。若出现肿胀时,可用如意金黄散贴敷。

类别	风险点	风险等级	风险因素	预防	处理
刮痧类	晕板	中风险	1.患者精神过度紧张或对疼痛特别敏感者。2.空腹、熬夜及过度疲劳者。3.刮拭手法不当,如体质虚弱、出汗、吐泻过多或失血过多等虚证,采用了泻刮手法。4.刮拭部位过多,时间过长者。	1.对初次接受刮痧治疗者,应做好说明解释工作。2.选择舒适的体位以便配合治疗。3.空腹、过度疲劳、熬夜后不宜用刮痧法。4.根据患者体质选用适当的刮拭手法。5.治疗刮痧部位宜少而精,掌握好刮痧时间。6.在治疗刮痧过程中,要善于察言观色,经常询问患者的感受,及时发现出现晕刮的征兆。	1.出现晕刮,应立即停止刮痧治疗,使患者平卧,通知医生。2.对患者情况做出初步判断,如测量血压、脉搏、呼吸,判断患者意识等。3.取头低足高位平卧,轻者一般休息片刻或饮温开水后即可恢复;重者按压或刮拭或摩痧内关、极泉等穴,一般情况数分钟即可恢复,严重时按晕厥处理。4.严密观察患者病情变化,记录晕倒的经过及抢救过程。
	皮肤破损	中风险	1.患者治疗部位存在皮肤伤损。2.刮具存在破损等。	1.操作前做好对皮肤情况、对疼痛耐受程度及心理状况的评估。2.刮痧用力要均匀,由轻到重,以患者能耐受为度,单一方向,不要来回刮。3.检查刮具边缘有无缺损。4.一般刮至皮肤出现红紫为度,或出现粟粒状、丘疹样斑点,或条索状斑块等形态变化,并伴有局部热感或轻微疼痛。5.对一些不易出痧或者出痧较少的患者,不可强求出痧。	1.皮肤破损后做好清洁、消毒工作,并保持局部清洁、干燥。2.必要时纱布包扎,遵医嘱用药。
	感染	中风险	皮肤破损后继发感染或在炎症、皮损部位进行刮痧治疗。	1.操作前做好对皮肤情况的评估,如有无皮肤破损,有无红肿、炎症、溃疡等。2.使用过的刮具,应消毒后备用。	1.及时观察及处理,必要时遵医嘱抗感染治疗。2.感染较轻者,可消毒包扎处理或通过外用药膏进行涂抹。严重者配合医生进一步处理。3.嘱咐患者治疗期间注意清淡饮食,并及时观察患者伤口情况。4.记录患者感染部位情况以及其他的症状和体征及处理措施。

类别	风险点	风险等级	风险因素	预防	处理
针刺类	感染	高风险	1.未严格执行无菌技术操作。2.药液浓度较大,注于软组织较薄处,长时间不吸收。3.未严格执行一次性针具一人一用一废弃。	1.严格执行三查七对及无菌操作原则,使用一次性无菌注射器,操作前检查注射器情况。2.注射器的处理按消毒规范要求执行,一次性针具必须一人一用一废弃,防止感染。3.注射后用无菌干棉签按压针孔片刻。4.治疗过程中,加强巡视,观察患者治疗部位的皮肤情况,及时询问患者有无不适。5.对于感染者应做到早期发现、早期治疗。	1.及时观察及处理,必要时遵医嘱抗感染治疗。2.感染局部轻者发炎,重者化脓,甚至形成溃疡,愈合后留有瘢痕,有的发生深部脓肿,出现败血症。感染较轻者,可消毒包扎处理或通过外用药膏进行涂抹。严重者配合医生进一步处理。3.嘱咐患者治疗期间注意清淡饮食,并及时观察患者伤口情况。4.记录患者感染部位情况以及其他的症状和体征及处理措施。
	局部血肿	中风险	多由于进针不当刺破血管或针尖尖端带钩损伤组织所致。	1.操作前对患者各项情况进行认真细致的评估,如患者基本情况、治疗部位的皮肤情况、凝血机制、依从性等。2.注射时避开血管丰富部位,针刺点要尽量避开血管、伤口或瘢痕等部位。3.进针手法正确,避免进针不当刺破血管或针尖尖端带钩,损伤血管及神经。4.治疗过程中,加强巡视,观察患者治疗部位的皮肤情况,及时询问患者有无不适。	1.一般注射局部出现肿胀疼痛,继则皮下瘀紫。发生血肿时,若局部小块瘀血,一般不必处理,可自行消退。2.若出血过多,瘀肿较大,疼痛较剧者,先冷敷止血,再热敷促进瘀血消散吸收。
	神经损伤	中风险	多由于针头较粗,刺伤神经干或因药物作用致使神经麻痹。	1.注射时避开神经,避免将药物注入关节腔、脊髓腔和血管内。2.进针手法正确,避免进针不当或针尖尖端带钩,损伤神经。	1.暂停治疗,通知医生评估神经损伤程度。2.必要时遵医嘱药物治疗。如使用中药内服或熏洗以及针灸、理疗、功能锻炼等。轻者经过治疗可恢复。3.记录患者损伤部位情况以及其他的症状和体征、处理措施。
	药物过敏	中风险	操作前未详细评估患者相关情况,有无药物过敏史。	1.操作前对患者各项情况进行认真细致的评估,如患者基本情况、过敏史等。2.注意药物性能、药理作用、剂量、有效期、配伍禁忌、不良反应和过敏反应。	1.轻者局部或全身出现药疹,重者可出现过敏性休克。2.发生过敏反应时,应立即停止注射,应用脱敏药物进行治疗。3.如遇过敏性休克者需要立即抢救。

类别	风险点	风险等级	风险因素	预防	处理
电子仪器类	电击不适	中风险	1.未评估治疗皮肤情况,患者对直流电耐受能力。2.操作前未检查仪器等。	1.及时评估患者治疗部位的皮肤情况,对直流电耐受能力,对热、疼痛的耐受程度。2.治疗过程中,加强巡视,观察患者治疗部位的皮肤情况,及时询问患者有无不适。3.按规定对仪器定期进行保养,保持机器的正常性能。机器损坏、线路损耗及时进行维修,避免机器漏电造成的安全事故。4.注意室温的调节,保持室内空气流通,但应避免直接吹风,告知患者治疗过程中出现蚁爬感或锤动感属于正常现象。	1.立即切断电源。2.检查患者伤情,通知主管医生或值班医生。3.通知器械维修科,检查机器故障原因。4.保护患者受伤部位,较小烧伤涂抹烫伤膏。烧伤较重配合医生做紧急处理。5.密切观察患者伤口情况,做好护理记录。
	烫伤	中风险	1.未评估患者对热、疼痛的耐受程度。2.对于局部知觉减退及体弱的患者未降低温度等。	1.治疗过程中应有专人负责,密切观察患者皮肤情况,询问患者有无不适,嘱患者出现发红或痒及时告知,治疗后局部皮肤颜色改变或有丘疹、水疱出现时,立即停用,保证安全。2.对于局部知觉减退的患者或体弱的患者,需谨慎控制治疗的温度、时间、刺激量等。3.操作过程中认真观察患者皮肤状况,告知患者出现皮肤热烫,不能忍受及时与医护人员联系。	1.立即清除致热源。2.立即通知主管医生或值班医生,报告受伤情况,认真及时执行医嘱,如使用烫伤膏等。3.如果灸后出现小水疱,无须处理,会自行吸收。4.如果水疱较大,可用无菌注射器抽去疱内液体,覆盖无菌纱布,保持干燥,防止感染。

类别	风险点	风险等级	风险因素	预防	处理
中药直肠滴入	腹痛、腹泻	中风险	1. 中药温度低。2. 插入肛管时暴力。	1. 药液温度控制在 39～41 ℃。2. 治疗中患者如有便意,应嘱患者深呼吸,勿用力,以减慢药液滴入速度,减低腹压。	轻者遵医嘱给予中药热奄包热敷下腹部,重者立即停止治疗。
	肛门、肠道黏膜损伤	中风险	1. 插入肛管时暴力,损伤肠黏膜。2. 未协助患者取合适体位。	1. 充分评估肛门及肠道黏膜皮肤情况,选择合适型号及材质柔软的灌肠管。2. 协助患者取左侧卧位或俯卧位,双膝屈曲,若为阿米巴痢疾则取右侧卧位,双膝屈曲。3. 插入肛管时禁用暴力,勿损伤肠黏膜;如插入受阻,嘱患者进行腹式深呼吸,减轻腹压,然后再轻巧缓慢插入;如有肛管紧贴肠壁或被堵塞感时,可将肛管轻轻拔出少许,再缓缓插入或挤压滴管,使药液顺利进入。4. 治疗中患者如有便意,应嘱患者深呼吸,勿用力,减慢药液滴入速度。	1. 肠道黏膜损伤应立即停止直肠滴入,遵医嘱给予对症处理。2. 必要时禁食,待肠黏膜痊愈再继续行中药直肠滴入治疗。
	药物过敏	低风险	操作前未详细评估患者相关情况,有无药物过敏史。	1. 操作前对患者各项情况进行认真细致的评估。2. 注意药物性能、药理作用、剂量、有效期、配伍禁忌、不良反应和过敏。	1. 轻者局部或全身出现药疹,重者可出现过敏性休克。2. 发生过敏反应时,应立即停止治疗,遵医嘱对症处理。3. 如遇过敏性休克者需要立即抢救。
推拿类	皮肤损伤,皮下出血,疼痛	低风险	1. 操作前未评估皮肤情况。2. 操作中力度不合适。	1. 治疗前对患者各项情况进行认真细致的评估,告知患者操作方法、局部感受,取得患者配合。2. 操作前应修剪指甲,以免损伤患者皮肤。3. 为减少阻力,提高疗效,术者手上可蘸水、滑石粉、石蜡油、姜汁、酒等润肤介质。4. 治疗过程中注意观察患者全身情况,如其出现面白肢冷或剧烈疼痛,应立即停止操作。5. 手法应熟练,并要求柔和、有力、持久、均匀,运动能达组织深部,禁用暴力和相反力,以防组织损伤。	1. 暂停治疗,评估皮肤损伤程度。2. 询问并检查患者皮肤状况,有无破损、红肿、皮下出血等。3. 若症状较轻,可暂观察。4. 若症状严重遵医嘱对症处理。5. 记录患者损伤部位情况以及其他的症状和体征及处理措施。

类别	风险点	风险等级	风险因素	预防	处理
其他	冻伤	中风险	1.操作过程中未观察病情变化。2.未严格遵照操作流程。	1.使用冷敷疗法时,冰袋不能与皮肤直接接触。2.操作过程中观察皮肤变化,特别是靠近关节、皮下脂肪少的患者,注意观察末梢血运。3.如发现皮肤苍白、青紫,应停止冷敷。	1.立即停止治疗。2.立刻给予复温。3.对于Ⅰ度的冻伤,应当保持创面的清洁、干燥,防止压迫,数日内可以自愈。4.对于Ⅱ度冻伤的患者,创面干燥、清洁时可以用纱布进行包扎,避免局部的摩擦以及压迫。
	交叉感染	中风险	未遵循标准预防原则。	1.操作用物严格按照《中医医疗技术相关性感染预防与控制指南》进行处置。2.床单、枕巾等直接接触患者的用品应每人次更换,亦可选择使用一次性床单。一次性使用的治疗巾应一人一用一更换,头面部、下肢及足部应区分使用。3.每次治疗前后,医护人员需按要求做好手卫生,遵循标准预防原则。	及时观察及处理,必要时遵医嘱抗感染治疗。
	低血糖	中风险	1.患者自身体质。2.治疗前未进行认真细致评估。3.治疗中未观察病情变化。	1.治疗前详细评估患者基本情况,掌握禁忌证,如年老体弱、有出血倾向者、过度饥饱、过度疲劳等。2.治疗过程中随时保持与患者的沟通,询问患者有无不适,观察病情变化,发现异常情况(如心慌、出汗、晕厥等)及时处理。3.做好健康宣教,嘱患者空腹时不能进行治疗。	1.立即使患者平卧,通知医生。2.立即测量血糖,动态观察血糖水平。3.遵医嘱予以急救处理,尽快补充糖分;轻症神志清醒者,可进食糖水、含糖饮料、糖果等;病情重或神志不清者,配合医生进行抢救。4.严密观察生命体征,神志、面色变化、皮肤有无湿冷及大小便情况,记录出入量。

5　中医特色护理技术风险应急预案

一、患者烫伤的应急预案及流程

【应急预案】

1. 发现患者烫伤,立即清除致热原。

2. 立即通知主管医生或值班医生,报告烫伤情况,认真及时执行医嘱,如使用烫伤膏等。

3. 评估患者病情,紧急处理烫伤部位。如果出现小水疱,无须处理,可自行吸收;如果水疱较大,可用无菌注射器抽去疱内液体,覆盖无菌纱布,保持干燥,防止感染。

4. 记录烫伤经过、部位、面积与深度,以及其他的症状和体征及处理措施。

5. 向护士长汇报患者烫伤情况,护士长召集全科护士进行讨论,并填写中医护理技术不良事件,上报护理部。

【应急流程】

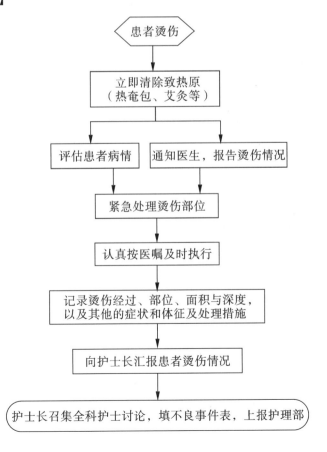

二、患者晕倒的应急预案及流程

【应急预案】

1. 立即停止操作,取头低足高位平卧,立即通知主管医生或值班医生,报告晕倒情况。

2. 对患者情况做出初步判断,如测量血压、脉搏、呼吸,判断患者意识等。

3. 协助医生检查,认真及时执行医嘱。轻者一般休息片刻或饮温开水后即可恢复。

4. 病情危重时,准备好抢救的物品、药品,按压内关、极泉等穴,配合医生抢救。

5. 严密观察患者病情变化,记录晕倒的经过及抢救过程。

6. 向护士长汇报。

【应急流程】

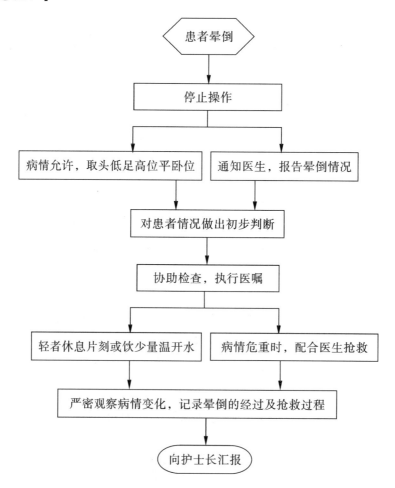

三、发生火灾的应急预案及流程

【应急预案】

1. 发现火情，立即呼救，使用现有灭火器材，组织人员积极扑救。判断火势情况及时上报医院保卫科，必要时呼叫 119。

2. 立即将患者和家属引到安全区域，同时查看有无烧伤，并通知、协助医生处理。

3. 在保证人员安全撤离的情况下，尽量撤出易燃易爆物品，积极抢救贵重物品、设备和材料。

4. 做好安全管理工作，根据治疗部位，选择合适的防火布、防火毯、温控仪、温度报警装置、高温技术警示标识等，防止火灾再次发生。

5. 做好终末处置工作。

6. 向护士长汇报火灾情况，护士长召集全科护士进行讨论，并填写中医护理技术不良事件，上报护理部。

【应急流程】

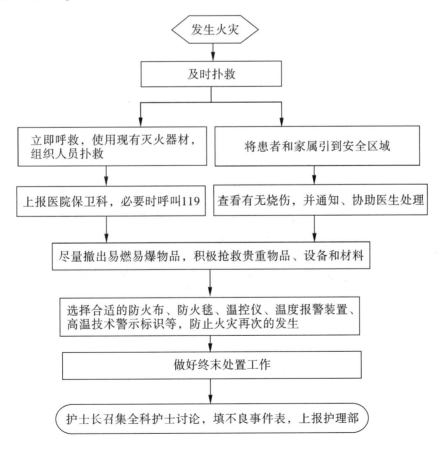

四、患者疼痛的应急预案及流程

【应急预案】

1. 患者刮痧、拔罐等治疗时出现疼痛症状,立即终止操作。
2. 询问患者疼痛程度并检查患者皮肤状况有无破损、红肿等。
3. 检查刮痧板或罐口是否有破损或不平滑,如有及时更换。
4. 若症状较轻,休息片刻方可缓解。疼痛严重或皮肤出现破损时,首先为患者进行消毒处理,必要时加以包扎,以预防感染。若出现肿胀时,可用如意金黄散贴敷。
5. 记录患者疼痛部位情况以及其他的症状和体征及处理措施。
6. 向护士长汇报。

【应急流程】

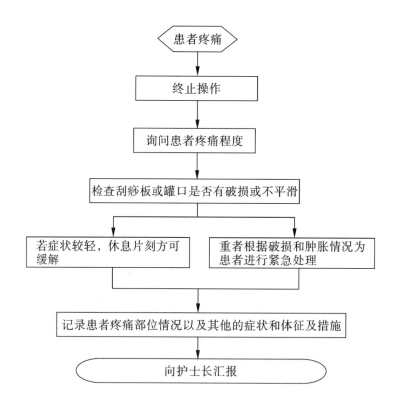

五、患者皮肤损伤的应急预案及流程

【应急预案】

1. 发现患者治疗部位(如贴敷处)皮肤损伤,立即停止此项治疗。

2. 治疗部位出现水疱或溃疡者,待皮肤愈后再行治疗。

3. 小的水疱一般不必处理,可自行吸收。大的水疱可用无菌注射器抽去疱内液体,覆盖无菌纱布,保持干燥,防止感染。

4. 皮肤破损者,应注意消毒,必要时无菌纱布覆盖,保持干燥,防止感染。

5. 记录患者损伤部位情况、其他的症状和体征、处理措施。

6. 向护士长汇报。

【应急流程】

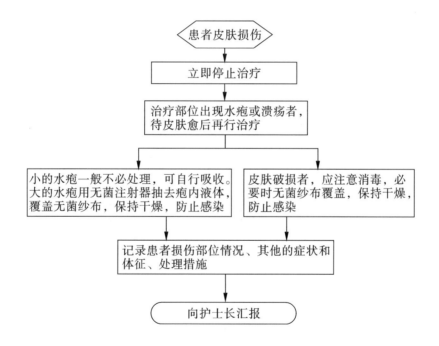

六、患者发生过敏反应的应急预案及流程

【应急预案】

1. 患者发生中药敷料成分、胶布过敏等情况时，立即停止此项治疗。
2. 评估患者过敏情况，并通知医生，遵医嘱给药，必要时配合医生抢救。
3. 安抚患者及家属。
4. 密切观察患者恢复情况，并交代患者注意局部皮肤卫生。
5. 记录患者过敏部位情况以及其他的症状和体征及处理措施。
6. 向护士长汇报。

【应急流程】

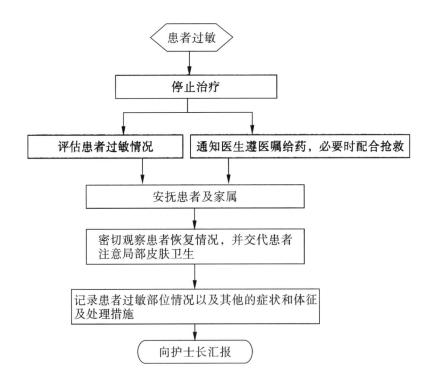

七、患者发生电击伤的应急预案及流程

【应急预案】

1.发现患者进行中医定向透药等中医仪器类治疗时,出现电击伤,立即切断电源。

2.评估患者病情,通知值班医生。

3.保护患者电击伤部位,必要时可涂抹烫伤膏。电击伤较重者配合医生做紧急处理。

4.密切观察患者病情变化,做好护理记录。

5.通知器械维修科,检查机器故障原因。

6.向护士长汇报。

【应急流程】

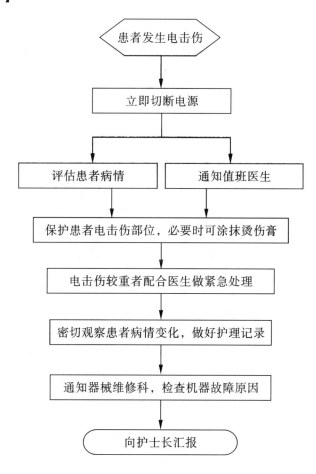

八、患者发生皮肤感染的应急预案及流程

【应急预案】

1. 发现患者治疗部位皮肤感染,立即停止此项治疗。

2. 检查患者感染情况,通知值班医生。

3. 感染较轻者,可消毒包扎处理或通过外用药膏进行涂抹,严重者配合医生进行下一步处理。

4. 嘱咐患者注意清淡饮食,并及时观察患者感染处皮肤情况。

5. 记录患者感染部位情况以及其他的症状和体征及处理措施。

6. 向护士长汇报。护士长召集全科护士进行讨论,并填写中医护理技术不良事件,上报护理部。

【应急流程】

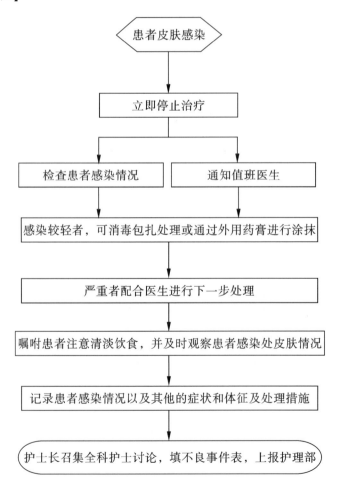

九、患者发生弯针的应急预案及流程

【应急预案】

1. 当针刺（如腕踝针等）出现弯针时，立即停止进针。

2. 与患者进行沟通，缓解患者紧张情绪，使局部肌肉放松。

3. 如针身轻度弯曲，可慢慢将针退出；若弯曲角度过大，应顺着弯曲方向将针退出。

4. 因患者体位改变所致者，应嘱患者慢慢恢复原来体位，使局部肌肉放松后，再慢慢退针，切忌强拔针、猛退针。

5. 记录弯针经过、部位与深度，以及处理措施。

6. 向护士长汇报患者弯针情况，护士长召集全科护士进行讨论。

【应急流程】

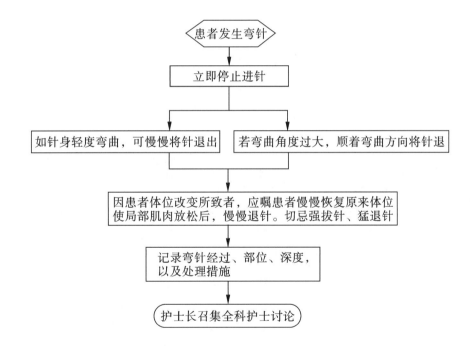

十、患者发生断针的应急预案及流程

【应急预案】

1. 当针刺出现断针时,立即停止操作。

2. 嘱患者不要紧张、乱动,以防断针陷入深层。

3. 若残端显露,可用手指或镊子取出。若断端与皮肤相平;可用手指挤压针孔两旁,使断针暴露体外,用镊子取出。如断针完全没入皮内、肌肉内,请外科会诊,在 X 线下定位,手术取出。

4. 记录断针经过、部位与深度,以及处理措施。

5. 向护士长汇报患者断针情况,护士长召集全科护士进行讨论,并填写中医护理技术不良事件,上报护理部。

【应急流程】

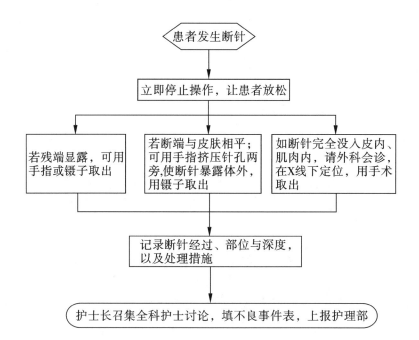

十一、患者发生冻伤的应急预案及流程

【应急预案】

1. 当患者出现冻伤时,立即停止中药冷敷等治疗。

2. 根据患者冻伤程度给予复温。

3. 对于Ⅰ度的冻伤,应当保持创面的清洁、干燥,防止压迫,数日内可以自愈。

4. 对于Ⅱ度冻伤的患者,创面干燥、清洁时可以用纱布进行包扎,避免局部的摩擦以及压迫。

5. 如果出现较大的水疱,用碘伏消毒,在无菌条件下吸尽其内的水疱液,保留水疱皮,同时应用无菌纱布进行包扎防止创面感染。

6. 向护士长汇报患者冻伤情况,护士长召集全科护士进行讨论,并填写中医护理技术不良事件,上报护理部。

【应急流程】

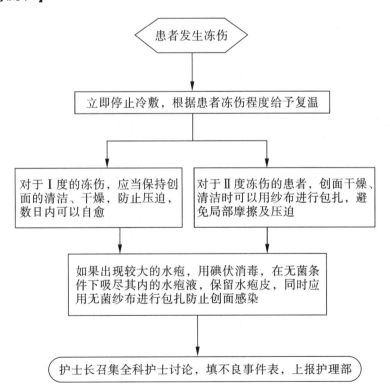

十二、患者发生低血糖的应急预案及流程

【应急预案】

1. 发现患者低血糖时,应立即使患者平卧位、保持安静,并通知医生。

2. 立即测量血糖,动态观察血糖水平,一般血糖低于 2.8 mmol/L 时出现低血糖症状。

3. 遵医嘱予以急救处理,尽快补充糖分;轻症神志清醒者,予进食糖水、含糖饮料、糖果等;病情重或神志不清者,配合医生进行抢救。

4. 安慰和照顾患者,消除不安恐惧心理,主动配合治疗。

5. 严密观察生命体征、神志、面色变化、皮肤有无湿冷及大小便情况,记录出入量。

6. 做好健康宣教,对出现低血糖症状的患者进行饮食指导。

7. 准确及时记录过程,并向护士长汇报。

【应急流程】

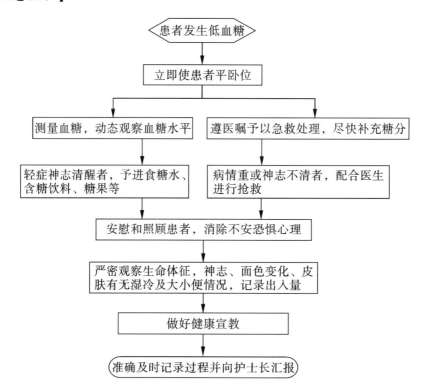

6　中医特色护理技术风险管控措施

类别	具体措施
人员资质	1.符合科室开展中医技术操作所属类别的人员资质准入要求。 2.定期参加相关培训并通过考核。
环境	1.中医特色治疗室环境干净整洁无杂物。 2.物品分类放置符合消防规范,避免对流风。 3.酒精等易燃易爆物品,严格按照相关要求存放。
消毒灭菌	1.制定有中医治疗室常用物品消毒灭菌规范。 2.严格遵照各类中医器具和物品消毒灭菌规范。 3.避免交叉感染。
评估	操作前对患者各项情况进行认真细致的评估,如既往史、过敏史、皮肤情况、对热和疼痛的耐受程度、依从性,有无糖尿病、肢体循环障碍等。掌握治疗的禁忌证。
宣教	1.操作前:向患者讲解操作方法、局部感受、配合方法等。 2.操作中:可能发生的情况需要配合的事项等。 3.操作后:可能会出现的反应,正常的和异常的,异常情况及时和护士沟通。
观察与巡视	1.各项技术严格按照操作规范进行;治疗过程中加强巡视,观察患者情况,及时询问患者有无不适,必要时停止治疗。 2.特殊治疗应有专人负责,全程不能离开,如火龙灸、脐火疗法等。 3.对于局部知觉减退及体弱的患者、特殊部位的治疗等,需谨慎控制治疗的温度、时间、刺激量等。
防控器具	1.定时器:严格控制治疗时间。 2.皮温仪:热疗过程中皮肤温度持续性监测。 3.测温仪/温度计:治疗前/中/后温度的测量。 4.防火布/隔热垫:防止皮肤烫伤及衣被的烧损。 5.温度报警器:热疗过程中皮肤温度高温报警。
终末处置	1.做好终末处置工作:如熄灭后的艾条,应正确处置,投入小口瓶内或水中,彻底熄灭,以防复燃,发生火灾。艾灰完全熄灭再清理。 2.一次性使用物品正确处理。
器具维护	1.仔细检查器具的完整性,做好清洁、消毒工作。 2.按照器具使用规范操作,避免损坏,影响性能。 3.中医治疗仪器定期保养,机器损坏、线路损耗及时维修。 4.打火枪用完及时关闭锁火开关。
应急设备	1.灭火器。 2.灭火用水。 3.毛巾。 4.烫伤膏。

7　中医特色护理技术风险防控用具

防控用具	图片	作用
皮温仪		持续性监测皮肤温度
温度报警器		监测皮肤温度(可报警)
温度监测仪		持续性监测皮肤温度

防控用具	图片	作用
红外测温仪		测量温度
笔式温度计		测量中药液体类温度
防火隔热垫		防火、防烫伤
防火布		防火、防烫伤

防控用具	图片	作用
定时器		各种操作时间监控
烫伤膏		治疗烫伤
消防水桶		储备消防用水扑救初级火灾
灭火器		用于扑救初期火灾

8 中医特色护理技术常用物品消毒规范

1. 目的：为预防医院感染，减低感染发生率，提高医疗质量，保证医疗安全。

2. 具体要求

物品名称	消毒规范
空气通风与消毒	1. 诊室应具备良好的通风、采光条件，适时进行自然通风和（或）机械通风。 2. 诊室和治疗室应定期进行空气消毒，并做好记录。 3. 接诊呼吸道传染病患者后应立即进行空气消毒，可使用空气消毒机、紫外线灯照射或其他合法达标的空气消毒产品进行空气消毒。
治疗床、治疗车、治疗柜、办公桌	1. 先清洁、再消毒，清除表面污渍后，用500 mg/L含氯消毒剂毛巾或消毒湿巾擦拭。 2. 诊桌、诊椅、诊床、地面等无明显污染时采用清水清洁为主，每天2次。如果发生血液、体液、排泄物、分泌物等污染时先用可吸附的材料去除污染物，再采用有效氯400～700 mg/L的含氯消毒液擦拭，作用30 min。 3. 传染患者血液、体液污染时：立即用2000 mg/L的含氯消毒剂作用大于30 min后，用清水毛巾擦拭干净。
刮痧板	1. 应一人一用一清洁一消毒，宜专人专用。 2. 刮具消毒方法首选由消毒供应中心集中处置。条件不具备者，流动水下清洗，必要时使用清洁剂去除油渍等附着物，然后用含有效氯500～1000 mg/L的溶液或75%酒精浸泡，大于30 min。 3. 如被血液、体液污染时应及时去除污染物，再用含有效氯2000～5000 mg/L消毒液浸泡消毒大于30 min，清水冲洗，干燥保存。 4. 感染患者用后送供应室高压蒸汽灭菌。
中医治疗仪器	1. 中药泡洗容器内置一次性足浴袋应一人一用一更换，中药泡洗容器一人一用一清洁，使用后清洗和消毒。污染后用含有效氯500 mg/L的消毒剂，消毒刷洗后干燥保存。 2. 熏蒸床每次使用后以500 mg/L含氯消毒溶液擦拭，与患者直接接触的熏蒸锅定时用0.5%过氧乙酸溶液喷洒消毒，熏蒸室每晚紫外线照射1 h。 3. 电器类应清除表面污渍后，用有效氯400～700 mg/L的含氯消毒液或75%酒精擦拭。
火龙罐	1. 火龙罐应一人一用一清洁一消毒，宜专人专用。 2. 应先用流动水刷洗，必要时使用清洁剂或75%酒精等去除油渍等附着物，然后用含有效氯500～1000 mg/L的溶液或75%酒精浸泡，浸泡时间大于30 min，再用流动水冲洗干净。遇有污染应及时去除污染物，再清洁消毒。 3. 如被血液、体液污染时应及时去除污染物，再用含有效氯2000～5000 mg/L消毒液浸泡消毒大于30 min，清水冲洗，干燥保存。

物品名称	消毒规范
玻璃罐	1. 罐具应一人一用一清洗一消毒,使用专用水池。 2. 罐具消毒方法首选由消毒供应中心集中处置。条件不具备者,流动水下清洗罐具,再将清洗后的罐具完全浸泡于有效氯 500 mg/L 的含氯消毒液加盖(罐内如存有血液、体液、分泌物等,应先去除污染,流动水下冲洗后,用医用酶洗液浸泡刷洗、清水冲洗,浸泡于有效氯 2000 mg/L 的含氯消毒液或其他同等作用且合法有效的消毒剂中),浸泡时间大于 30 min,再用清水冲洗干净,干燥保存备用。 3. 带血火罐科室清洁后送供应室统一消毒处理。
针刺类器具	1. 一次性针具必须一人一用一废弃,按损伤性医疗废物处理,直接放入耐刺、防渗漏的专用利器盒中,集中处置,严禁重复使用。 2. 可重复使用的针具,严格一人一用一灭菌,并应放在防刺的容器内密闭运输,遵照"清洗→修针→整理→灭菌→无菌保存"程序处理。
织物的清洗与消毒	1. 床单(罩)、被套、枕套、布袋等直接接触患者的用品应每人次更换,亦可选择使用一次性床单或无纺布袋等。被血液、体液、分泌物、排泄物等污染时立即更换。 2. 被芯、枕芯、褥子、床垫等间接接触患者的床上用品,应定期清洗与消毒;被污染时应及时更换、清洗与消毒。 3. **刮痧服、浴巾等一人一用一更换,用后送洗消毒。** 4. 毛巾应清洗去污后,500 mg/L 的含氯消毒剂浸泡 30 min 后,清水冲洗、晾干备用。若患处皮肤有破损,上述用品应一人一用一丢弃,如复用应达到灭菌水平。
其他	**止血钳(镊子)、探棒、防火布等直接接触患者时,用75%酒精擦拭。**

参考内容:中医医疗技术相关性感染预防与控制指南(试行)(国中医药办医政发〔2017〕22 号)。

参考文献

[1]孙秋华.中医护理学[M].北京:人民卫生出版社,2017.

[2]徐桂华,刘虹.中医护理学基础[M].北京:中国中医药出版社,2013.

[3]陈佩仪.中医护理学基础[M].北京:人民卫生出版社,2017.

[4]郑洪新.中医基础理论[M].北京:中国中医药出版社,2016.

[5]中国中医药管理局医政司.护理人员中医技术使用手册[M].北京:中医药出版社,2015.

[6]石学敏.针灸推拿学[M].北京:中国中医药出版社,1996.

[7]张素秋,刘香弟,郭敬.中医医院新入职护士培训教程[M].北京:中国中医药出版社,2019.

[8]秦元梅,杨丽霞.常用中医护理技术操作指南[M].郑州:河南科学技术出版社,2016.

[9]袁宜勤.艾灸疗法规范化操作图解[M].北京:人民军医出版社,2014.

[10]秦风华,张庆萍.针灸推拿与护理[M].北京:人民卫生出版社,2014.

[11]程凯,周立群.耳穴诊治学[M].北京:人民卫生出版社,2020.

[12]黄丽春.耳穴治疗学[M].北京:科学技术文献出版社,2017.

[13]王正.图解耳穴诊治与美容[M].北京:中国医药科技出版社,2015.

[14]张伯礼.拔罐疗法[M].北京:中国医药科技出版社,2018.

[15]王富春.灸法医鉴[M].北京:科学技术文献出版社,2009.

[16]中华中医药学会护理分会.关于公布中华中医药学会护理分会18项中医护理技术评分标准的通知[EB/OL].(2016-08-3)[2021-05-05].https://www.cacm.org.cn/zhzyyxh/jjdt/201608/d8e0b917505542a0a05552f28105bd21.shtml.

[17]高树中.中医脐疗大全[M].济南:济南出版社,2021.

[18]单南英,冯运华,郑平,等.中医护理常规技术操作规程[M].北京:中国中医药出版社,2006.

[19]国家中医药管理局.中医医疗技术相关性感染预防与控制指南[EB/OL].[2017-07-06].http://www.satcm.gov.cn/bangongshi/zhengcewenjian/2018-03-24/838.html.

[20]张琳.图解常见病中药外治疗法[M].北京:化学工业出版社,2017.

[21]刘革新.中医护理学[M].北京:人民卫生出版社,2017.

[22]石学敏,王拥军.针灸推拿学高级教程[M].北京:人民军医出版社,2014.

[23]石学敏.针灸学[M].北京:中国中医药出版社,2007.

［24］王莹莹,杨金生.痧证文献整理与刮痧现代研究［M］.北京:中国中医药科技出版社,2015.

［25］张秀勤,郝万山.全息经络刮痧宝典［M］.北京:北京出版社,2020.

［26］王士贞.中医耳鼻咽喉科学［M］.北京:中国中医药出版社,2007.

［27］赵鑑秋.三字经派小儿推拿宝典［M］.青岛:青岛出版社,2009.

［28］王之虹.推拿学［M］.北京:人民卫生出版社,2007.

［29］中华中医药学会.中医护理常规技术操作规程［M］.北京:中国中医药出版社,2006.

［30］于天源.按摩推拿学［M］.北京:中国协和医科大学出版社,2003.

［31］金宏柱.推拿学［M］.北京:人民卫生出版社,2007.

［32］刘洋.推拿学［M］.北京:高等教育出版社,2005.

［33］曹仁发.中医推拿学［M］.北京:人民卫生出版社,2006.

［34］戴俭国.推拿学［M］.济南:山东科学技术出版社,1988.

［35］金宏柱.推拿学临床［M］.上海:上海中医药大学出版社,2001.

［36］王华兰.推拿学［M］.北京:人民军医出版社,2004.

［37］周力.推拿学［M］.北京:中国中医药出版社,2002.

［38］王瑞祥,陈忠明,王文博.中国民间疗法［M］.北京:中国中医药出版社,2011.

［39］郑修霞.妇产科护理学［M］.北京:人民卫生出版社,2018.

［40］田从豁,臧俊岐.中国灸法集粹［M］.沈阳:辽宁科学技术出版社,1987.

［41］邱天道.邱天道泥灸十六讲［M］.北京:军事医学科学出版社,2009.

［42］郭彧 译注.周易［M］.北京:中华书局,2006.

［43］沈雪勇,刘存志.经络腧穴学［M］.北京:中国中医药出版社,2021.

［44］国家中医药管理局、国家卫生健康委员会.关于印发《中医病证分类与代码》和《中医临床诊疗术语》的通知［EB/OL］.（2020－11－16）［2021－05－05］.http://www.gov.cn/zhengce/zhengceku/2020－11/24/content_5563703.htm.

［45］刘光瑞.中国民间火熨术［M］.成都:四川科学技术出版社,2008.

［46］张伯礼,周丹,郭义,等.皮内针疗法［M］.北京:中国医药科技出版社,2018.

［47］彭小苑,黎小霞.实用温通刮痧疗法［M］.广州:广东科技出版社,2021.

［48］世界中医药学会联合会.热敏灸技术操作规范［M］.北京:中医古籍出版社,2019.

［49］陈日新,陈明人,康明非,等.热敏灸实用读本［M］.2版.北京:人民卫生出版社,2020.

［50］中华中医药学会.中医治未病技术操作规范（五）［M］.北京:中国中医药出版社,2019.

［51］马宝璋,齐聪.中医妇科学［M］.北京:中国中医药出版社,2012.

［52］国家标准化管理委员会.标准化基础知识培训教材［M］.北京:中国标准出版社,2004.